AF642209

GABRIELE KIESLING

PHYSIOTHERAPIE FÜR ZU HAUSE

Bibliografische Information der Deutschen Nationalbibliothek
Die Deutsche Nationalbibliothek verzeichnet diese Publikation in der Deutschen Nationalbibliografie. Detaillierte bibliografische Daten sind im Internet über https://dnb.de abrufbar.

Für Fragen und Anregungen
info@m-vg.de

Wichtige Hinweise
Dieses Buch ist für Lernzwecke gedacht. Es stellt keinen Ersatz für eine individuelle medizinische Beratung dar und sollte auch nicht als solcher benutzt werden. Wenn Sie medizinischen Rat einholen wollen, konsultieren Sie bitte einen qualifizierten Arzt. Der Verlag und die Autorin haften für keine nachteiligen Auswirkungen, die in einem direkten oder indirekten Zusammenhang mit den Informationen stehen, die in diesem Buch enthalten sind.

Ausschließlich zum Zweck der besseren Lesbarkeit wurde auf eine genderspezifische Schreibweise sowie eine Mehrfachbezeichnung verzichtet. Alle personenbezogenen Bezeichnungen sind somit geschlechtsneutral zu verstehen.

Originalausgabe
5. Auflage 2025
© 2018 by riva Verlag, ein Imprint der Münchner Verlagsgruppe GmbH
Türkenstraße 89
80799 München
Tel.: 089 651285-0

Alle Rechte, insbesondere das Recht der Vervielfältigung und Verbreitung sowie der Übersetzung, vorbehalten. Kein Teil des Werkes darf in irgendeiner Form (durch Fotokopie, Mikrofilm oder ein anderes Verfahren) ohne schriftliche Genehmigung des Verlages reproduziert oder unter Verwendung elektronischer Systeme gespeichert, verarbeitet, vervielfältigt oder verbreitet werden. Wir behalten uns die Nutzung unserer Inhalte für Text und Data Mining im Sinne von § 44b UrhG ausdrücklich vor.

Redaktion: Anke Wellner-Kempf
Umschlaggestaltung: Marc-Torben Fischer
Umschlagabbildungen: Nils Schwarz
Fotos: alle Bilder von Nils Schwarz außer S. 28 shutterstock/Mitskevich Uladzimir, S. 171 Roswitha Kaster
Illustrationen: S. 16 shutterstock/adike (bearbeitet von Marc-Torben Fischer), S. 17 Marc-Torben Fischer, S. 22, 25 iStock/wetcake, S. 23, 52 Gabriele Kiesling, S. 24 iStock/Ivcandy (bearbeitet von Marc-Torben Fischer), S. 26 iStock/newannyart, S. 36 shutterstock/stihii, S. 38 iStock/Ivcandy (bearbeitet von Marc-Torben Fischer)
Layout: Maria Wittek
Satz: Satzwerk Huber, Germering
Druck: Balto Print UAB, Litauen
Printed in the EU

Wir produzieren nachhaltig
www.m-vg.de

ISBN Print 978-3-7423-0615-9
ISBN E-Book (EPUB, Mobi) 978-3-7453-0161-8

Weitere Informationen zum Verlag finden Sie unter
www.riva-verlag.de
Beachten Sie auch unsere weiteren Verlage unter
www.m-vg.de

GABRIELE KIESLING

PHYSIOTHERAPIE FÜR ZU HAUSE

Häufige Beschwerden selbst behandeln – mit über 90 Übungen aus der Faszien-Physiotherapie

riva

*Für alle,
die mich auf meinem physiotherapeutischen Weg
begleitet, beraten und auch immer wieder einmal
infrage gestellt haben.*

INHALT

GELEITWORT

VON DR. ROBERT SCHLEIP

Das Interesse an den Faszien hat in den vergangenen Jahren stetig zugenommen, sowohl auf wissenschaftlicher Ebene als auch in der breiten Öffentlichkeit. Das freut mich, denn aufgrund meiner Beschäftigung mit dem spannenden Gewebe bin ich schon seit vielen Jahren davon überzeugt, dass gesunde Faszien ein wichtiger Schlüssel für ein aktives Leben ohne Verletzungen und Schmerzen sind.
Der wichtigste Grund für das gewachsene Interesse an den Faszien ist der Umstand, dass moderne Messverfahren in der Bindegewebsforschung einige hochinteressante Eigenschaften des faszialen Gewebes ans Licht gebracht haben.
Mit unserer Fascia Research Group an der Universität Ulm haben wir das Glück, von der internationalen Aufbruchsstimmung auf diesem neuen interdisziplinären Forschungsfeld ergriffen und von Anfang an mit den aktuellsten Trends, Fragestellungen, aber auch Überraschungen hautnah konfrontiert zu sein.
Eine der spannendsten Entdeckungen der letzten Jahre ist zum Beispiel die Erkenntnis, dass Faszien in hohem Maße mit sensiblen Nervenendigungen besiedelt sind und so auch Schmerzen generieren können. Da erscheint der Rückenschmerz in einem ganz anderen Licht. Nicht nur Schmerzen, auch ein Großteil der Bewegungseinschränkungen haben oft ursächlich mit den Faszien zu tun. Faszien können durch Bewegungsmangel oder bei körperlicher Überlastung verkleben und verfilzen.
Heute ist zudem klar, dass Faszien bei der muskulären Kraftübertragung eine weit größere Rolle spielen als früher angenommen und dass sie sich – dank ihrer glattmuskelähnlichen Zellen – selbst aktiv zusammenziehen können. Relativ neu ist auch die Erkenntnis, dass Faszien und Propriozeption – unser sechster Sinn – sehr eng miteinander zusammenhängen. Für die Wahrnehmung unseres Körpers scheinen die Faszien mit Ihren unzähligen Rezeptoren tatsächlich die wichtigste Empfindungsquelle zu sein.
Mit großer Freude bin ich daher der Einladung der Autorin gefolgt, ihrem Buch zu diesem Thema einige einleitende Worte beizufügen. Gabriele Kiesling hat mir den Begriff der Faszien-Physiotherapie nähergebracht. Wir kamen rasch überein, diese von ihr begründete Methode genau zu beschreiben. Ohne die praktische Anwendung und Umsetzung wären unsere wissenschaftlichen Studien in gewisser Weise Stückwerk.
Es freut mich besonders, dass Gabriele Kiesling als überaus erfahrene und erfolgreiche Physiotherapeutin ein Buch zu diesem Thema liefert, in dem sie diese Zusammen-

hänge fundiert und zugleich anschaulich präsentiert. Der vorliegende Titel vermittelt unter anderem einen sehr guten, allgemeinverständlichen Einblick in die neuesten Erkenntnisse über die Bedeutung der Faszien für unsere Gesundheit. Neben vielen interessanten Informationen gibt es Ihnen zahlreiche Übungen an die Hand, mit denen Sie selbst das Richtige für Ihre Gesundheit tun können. Gut möglich, dass dieses exzellente Buch es schafft, Sie als Leser nicht nur für die Faszien begeistern, sondern auch zur Erprobung der hier gegebenen praktischen Tipps und Empfehlungen im Alltag zu motivieren. Das würde mich sehr freuen. Und – da bin ich mir ganz sicher – Ihren Körper auch. Jeder hat seine Gesundheit und sein Wohlbefinden ein Stück weit selbst in der Hand. Ich würde sogar so weit gehen zu sagen: Wir sind so alt – oder so jung – wie unsere Faszien.

Dr. Robert Schleip
Direktor Fascia Research Group, Universität Ulm

GELEITWORT

VON KLAUS EDER

Ein Buch über Faszien-Physiotherapie von Gabriele Kiesling, was für eine wunderbare Idee! In einem Meer von Faszien-Büchern fehlte bisher genau dieses Kiesling-Konzept. Niemand ist immer zu 100 Prozent gesund. Das weiß ich nur zu gut aus dem Bereich des Leistungssports. Gestern wollten Sie noch »Bäume ausreißen«, heute schmerzt die Schulter. Selbst mir als Sportphysiotherapeut stoßen Unfälle zu, wie vor einigen Jahren beim Länderspiel des DFB gegen Österreich in München. Als ich zu einer Behandlung auf das Spielfeld lief, stürzte ich. Die Folge waren unangenehme Schmerzen und Bewegungseinschränkungen. So war ich also selbst einmal an der Reihe, meine Spezialübungen anzuwenden und im Anschluss daran meine Fitness wieder aufzubauen. Da zeigt sich, welche Vorteile die Systematik der Faszien-Physiotherapie bietet. Sie steigt genau dort ein, wo Ihr körperlicher Zustand es erlaubt. Nach und nach lernen Sie wie beim Klavierspiel die gesamte Tastatur Ihrer Selbstbehandlungsmöglichkeiten kennen: bei Schmerzen Schmerzentlastung, bei Bewegungseinschränkung Mobilisation, bei myofaszialen Verkürzungen Dehnung. Wichtig ist, dass man nie zu früh mit dem Krafttraining beginnt und danach zurückkehrt zu seinem Lieblingssport.

Das vorliegende Buch ist ein Glücksfall für Sie als Anwender. Die präzisen Übungsanleitungen mit eindeutigen Abbildungen zeigen Ihnen genau, wie Sie vorgehen müssen. Das Grundlagenwissen der Autorin in Manueller Therapie, medizinischer Trainingstherapie und parietaler Osteopathie in Kombination mit ihren aktuellen wissenschaftlichen Erkenntnissen als Faszienexpertin der Fascial Research Group der Universität Ulm bieten die ideale Voraussetzung für diese Veröffentlichung. Ihre langjährige Kompetenz im Anleiten und Festigen in der Physiotherapie spiegeln sich in diesem Kiesling-Konzept herausragend wieder. Wir brauchen fachmännische Anleitung in Wort und Bild, um eine Übung sicher durchführen zu können. Bei vereinfachten Darstellungen mit »Strichmännchen und Co.« schleichen sich schnell Fehler ein oder man ist sich unsicher, wie die Übungen korrekt ausgeführt werden, und unterlässt dann lieber die so wichtigen Selbsthilfeprogramme. Mit diesem Buch können Sie sicher sein, immer und überall das Richtige für sich zu tun. Toll ist auch die Idee der »Top Twelve«. Mit diesen Übungen sind Sie nicht auf festgelegte Übungszeiten oder -räume angewiesen, sondern können Ihre Spezialübungen in Wartesituationen im Laufe des Tages immer wieder mal einstreuen. Das spart Zeit und macht auch noch Freude.

Ich empfehle dieses Buch Physiotherapeuten, Osteopathen und Körpertherapeuten, aber auch Ärzten. Erweitern Sie Ihr Behandlungsspektrum, geben Sie Ihren Patienten dieses Anwender-Fachbuch weiter. Keine Angst – die Patienten gehen Ihnen nicht verloren. Eher im Gegenteil werden sie das darin vermittelte Wissen als Mehrwert erkennen und Sie in Ihrer Fachkompetenz umso mehr wertschätzen.
Ich kenne Gabriele Kiesling schon seit weit mehr als 30 Jahren. Wir absolvierten gemeinsam die Ausbildung in Manueller Therapie. Damals nannten wir Faszien noch Bindegewebe und arbeiteten schon in jener Zeit sehr erfolgreich mit unseren Händen. Dank des großartigen Wissens unserer norwegischen Lehrtherapeuten erlernten wir bereits medizinische Trainingstherapie (MTT). Es ist die Liebe zu unserem wunderbaren Beruf, die uns immer wieder zum kollegialen Austausch zusammenführt, wie etwa beim Faszien-Symposien 2017 in Montabaur und Ulm. Immer wieder gibt es neue, wichtige Diskussionsthemen.

Alles Gute wünsche ich diesem Buch und der Autorin Gabriele Kiesling und weiterhin viel Schaffenskraft!

Klaus Eder
Physiotherapeut

VORWORT

Wer krank ist, muss zum Arzt, so die gängige Meinung. Doch was machen Sie, wenn es zwickt, Sie sich aber nicht wirklich krank fühlen? Können Sie sich in diesem Fall nicht vielleicht selbst helfen, um Ihr Unwohlsein zu überwinden? Ja, eindeutig. Die Faszien-Physiotherapie versetzt Sie in die Lage, sich in vielen Fällen mit natürlichen Mitteln selbst zu behandeln. Damit gehört sie zur Naturmedizin. Elementare Komponenten wie Druck, Zug, Wärme, Kälte, Ruhe und Bewegung können in vielen Fällen körperlichen Unwohlseins auf ganz natürliche Art helfen – lange bevor Operationen oder sogar Medikamente erforderlich werden.

Beim Wort Physiotherapie denken viele Menschen, sie gingen zur Behandlung, erhielten dort passiv eine Anwendung, würden also ausschließlich manuell behandelt. Moderne qualifizierte Faszien-Physiotherapie ist jedoch viel mehr als das, viel mehr als auf einem Rezept Platz hat. Ihr Ziel ist es, Menschen langfristig zur Selbstständigkeit im Umgang mit ihrem Körper zu befähigen. Das spart nicht nur dem Gesundheitswesen Kosten, sondern verleiht dem Einzelnen auch Autonomie im Hinblick auf seine Körpergesundheit.

Im engeren Sinne handelt es sich bei der Faszien-Physiotherapie um eine Form der Tertiärprävention, um die Möglichkeit, bereits vor dem Ausbruch einer Krankheit aktiv zu werden. Die Anleitungen in diesem Buch versetzen Sie in die glückliche Lage, auch beim Wiederauftreten einer Symptomatik oder ihrer Verschlechterung in Zukunft selbst zu handeln. Immer gilt es natürlich, zuerst die der Symptomatik zugrunde liegende

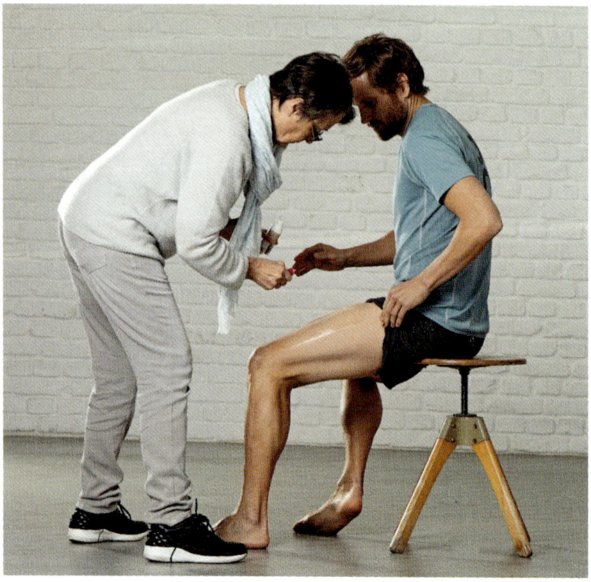

Ursache herauszufinden, also nicht nur das Symptom anzugehen. Der Fragebogen »Mein Physiocheck« hilft Ihnen, sich über die Ursache Ihrer Beschwerden Klarheit zu verschaffen. Auf dieser Grundlage können Sie anschließend Ihr Übungskonzept selbst gezielt ausrichten. Vorbeugen durch Wissen und Handeln, so lautet die Devise.

Wussten Sie, dass nach Aussagen der deutschen Ärztekammer jeder Deutsche 17,5-mal pro Jahr zum Arzt geht? Mich erschrecken solche Statistiken. Doch wir erleben heute einen Paradigmenwechsel: weg von

medizinischer Symptom- und Reparaturmedizin hin zu ursächlicher Eigenverantwortung und Selbstheilung.[1] Mit diesem Buch sind Sie dafür gut gerüstet.
Der Besuch zahlreicher Kongresse und Fachsymposien, etwa die Medica in Düsseldorf, das Expertenforum Montabaur, das Faszien-Fachsymposium in Ulm im Jahr 2017 sowie die FIBO 2018 in Köln, haben mir neue faszien-physiotherapeutische Erkenntnisse gebracht. Mich inspirieren auch die Begeisterung, der Respekt und der unbedingte Wille vieler Beteiligter, ihr Wissen über die Bedeutung und die Funktion der Faszien stetig zu erweitern. Mein Anliegen in der Faszien-Physiotherapie ist es, Wissenschaft in die therapeutische Arbeit zu übersetzen.
Dieses relativ neue Faszienwissen und meine fast 50-jährige Berufserfahrung mit stets aktuellem Fachwissen und neuen Behandlungsmethoden, aber auch mein Umgang mit Patienten sind die Grundlage für dieses Buch.

Ich wünsche Ihnen viel Erfolg und Freude auf Ihrem ganz persönlichen Weg zu Heilung und Gesundheit mithilfe der Faszien-Physiotherapie.

Gabriele Kiesling

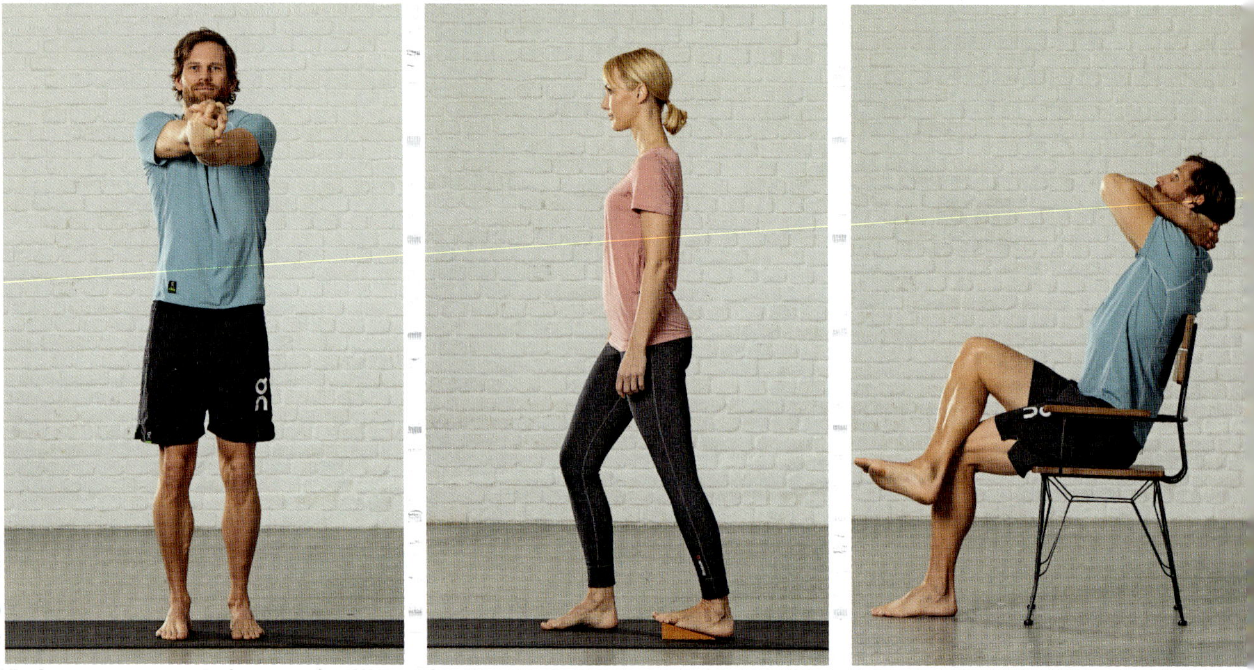

EINFÜHRUNG

Faszien sind das Binde- oder Verbindungsgewebe in unserem gesamten Körper. Eigentlich nichts modisch Neues, aber auch längst kein alter Hut! Folgen Sie mir in die geheimnisvolle Welt der Faszien. Über Aufbau und Funktion der Faszien sowie vieles Wissenswertes mehr informiere ich Sie systematisch in diesem Buch.

WISSEN IST DER ERSTE SCHRITT ZUR BESSERUNG

Ein »alter Knacker«, der sich viel bewegt und Sport treibt, hat eine jugendlichere Faszien-Architektur als ein »junger Stubenhocker«! Ist das nicht fantastisch? Schmerzfreie, regelmäßige Bewegung macht es möglich.
Zunächst möchte ich Ihnen wichtige Grundlagen für die Selbsteinschätzung Ihrer Beschwerden vermitteln. Dieses Wissen wird Sie befähigen, Ihren Körper mit den richtigen Maßnahmen gezielt zu verbessern, und Sie motivieren, diese auch umzusetzen. Sie werden sehen, dass sich auch stärkere Beschwerden gut selbst behandeln lassen, wenn man es richtig macht. Ich zeige Ihnen Übungen, die Sie immer und überall durchführen können, und Sie werden überrascht feststellen, dass Sie sich mit etwa zehn Übungen besser fühlen. Wichtig bei der Selbstbehandlung ist immer die Kontinuität.
Selbstverständlich lassen sich mit meiner Faszien-Physiotherapie nicht alle Beschwerden selbst behandeln. Daher nenne ich Ihnen Symptome und Kontraindikationen, die Sie ärztlich oder physiotherapeutisch abklären sollten, um ernsthafte Gesundheitsrisiken auszuschließen. Befragen Sie bei auftretenden Beschwerden aber zunächst einmal sich selbst.
Faszien-Neuroorthopädie hilft heilen. Sie befasst sich mit reversiblen, also umkehrbaren Beschwerden des Faszien-Muskel- und Skelettsystems. Sie unterscheidet die orthopädischen Symptome (z. B. Rückenverbiegungen) von neurologischen (z. B. Beinlähmung) und erkennt gleichzeitig die Verknüpfungen dieser beiden körperlichen Systeme. Dies ermöglicht ihr, bessere Erklärungen für die Ursache von Beschwerden zu finden. In diesem Buch vermittele ich Ihnen einige notwendige Erkenntnisse und Grundsätze der Neuroorthopädie und mache Sie bis zum Ende der Lektüre zum wissenden Fachmann Ihres Körpers.

WERDEN SIE IHR EIGENER PHYSIOTHERAPEUT

Mithilfe der Anleitungen in diesem Buch werden Sie gründlich lernen, Faszien-Physiotherapie eigenständig und auf medizinisch gesicherter Grundlage durchzuführen.
Da ich aus meiner langjährigen Berufserfahrung weiß, dass präzise Anweisungen erforderlich ist, um ein Eigentraining auf sicherer Basis zu ermöglichen, erhalten Sie genaue Anleitungen in Bild und Text, die es Ihnen ermöglichen, sich die Übungen schnell einzuprägen und anhand detaillierter Abbildungen präzise einzuüben. Achten Sie unbedingt auf die genaue Ausführung der Übungen. Unter dem Stichwort »Aufgepasst« finden Sie zu jeder Übung Hinweise auf eventuelle Risiken.

In einer kleinen RCT-Studie (Methodisch kontrollierte Testung/Randomized Controlled Trial) habe ich für das Deutsche Institut für Qualität in der Physiotherapie (diqp) die Wirksamkeit meiner Methode untersuchen lassen. Es sind eindeutige Bilder und verständliche Textbeschreibungen nötig, um Körperübungen gesichert, eigenständig und richtig durchführen zu können. Im Gegensatz zu schematischen, wenig aussagekräftigen »Strichmännchen-Zeichnungen« und Ähnlichem wurde mein Kiesling-Konzept sehr positiv bewertet. Die Faszien-Physiotherapie erlaubt Ihnen jederzeit und überall zu üben.
Am Anfang werden Sie natürlich nicht gleich alle Übungen auf einmal machen. Wenn Sie aber erste Erfolge spüren, werden Sie Lust bekommen, auch die anderen Übungen kennenzulernen. Sie können unbesorgt loslegen: Keine der aufgeführten Übungen hat eine Kontraindikation.

WARUM FASZIEN-PHYSIOTHERAPIE?

Erst in den letzten zehn Jahren sind Faszien so richtig in das Blickfeld der internationalen Forschung gerückt. Moderne Messverfahren, wie zum Beispiel hochaufgelöste Ultraschalldiagnostik, die direkte Bindegewebsforschung, neue bildgebende Verfahren und viele andere Methoden unserer Fascia Research Group an der Universität in Ulm, haben hochinteressante Erkenntnisse geliefert, die auch meine Faszien-Physiotherapie auf eine neue Grundlage gestellt haben. So sollten in der Physiotherapie Schmerzen tunlichst vermieden werden und die wichtigen faszialen Anteile bei der muskulären Kraftübertragung Berücksichtigung finden. Diese Erkenntnisse sind auch in die Übungen in diesem Buch eingeflossen.

EIN ALTER HUT?

Unser großes fasziales System ist wie ein sechster Sinn. Schon 1899 hatte der Begründer der Osteopathie Andrew Still erkannt: »Wenn man mit den Faszien arbeitet, behandelt man die Zweigstellen des Gehirns, und nach den allgemeinen Geschäftsregeln haben die Zweigstellen gewöhnlich die gleichen Eigenschaften wie die Zentrale. Also warum sollte man die Faszien nicht mit dem gleichen Respekt behandeln wie das Gehirn selbst?«[2]
An dieser grundsätzlichen Erkenntnis hat sich bis heute nichts geändert. Wenn wir den Körper mit den Händen berühren oder uns gezielt bewegen, wird unmittelbar ein Feuerwerk von Reaktionen ausgelöst. Viele davon laufen über das Rückenmark und das Gehirn (Zentrale) ab. Dort werden sie exakt bewertet und dort wird eine passende Antwort gefunden. Durch eine sorgfältige und gezielte Auswahl der Übungen

können Sie also entscheidend beeinflussen, mit welchen Reaktionen Ihr Körper antwortet, und seine Systeme auf diese Weise wieder stabilisieren.

ANATOMIE UND PHYSIOLOGIE DER FASZIEN

Unser Körper ist wie ein Taucheranzug ganz und gar von Faszien umhüllt, aber auch von ihnen durchdrungen. Mit einer Dicke von 0,3 bis 3 Millimetern durchziehen und umhüllen sie unser Gehirn, unsere Organe, unsere Muskeln und unsere Knochen. Selbst jede einzelne Zelle unseres Körpers hat fasziale Anteile. Insgesamt machen sie beim Erwachsenen ein Gewicht von rund 20 Kilogramm aus – etwa ein Drittel seines Körpergewichts.

Dieses Binde- oder Verbindungsgewebe besteht unter anderem aus kollagenen, festen Anteilen und elastischen, saftigen Strukturen. Alle diese Strukturen arbeiten in einem dreidimensionalen System zusammen, sodass der französische Chirurg und Faszienforscher Jean-Claude Guimberteau von der »Architektur« des menschlichen Fasziengewebes spricht.[3] Ihm sind wunderbare endoskopische Videoansichten der Faszien im menschlichen Körper zu verdanken. Professor Carla Stecco veröffentlichte 2016 den ersten wichtigen Faszienatlas.[4] Diese beiden Arbeiten haben meine Beurteilung der Faszien und deren Funktion revolutioniert. Durch ihre neuartigen bildgebenden Verfahren haben sie die Faszien-Anatomie und die Faszien-Bewegungen sichtbar gemacht. Jetzt können wir gewissermaßen unter unsere Haut sehen und genau beobachten, wie unser Fasziengewebe sich bei Druck und Zug verhält und wandelt. Sie können sich das im Internet ansehen!

Die längste Faszienbahn verläuft von unseren Fußsohlen über den Rücken bis zum Kopf. Jede Störung dieser Verbindung kann direkt am Schadensort oder auch indirekt an einem entfernteren Ort Beschwerden verursachen.

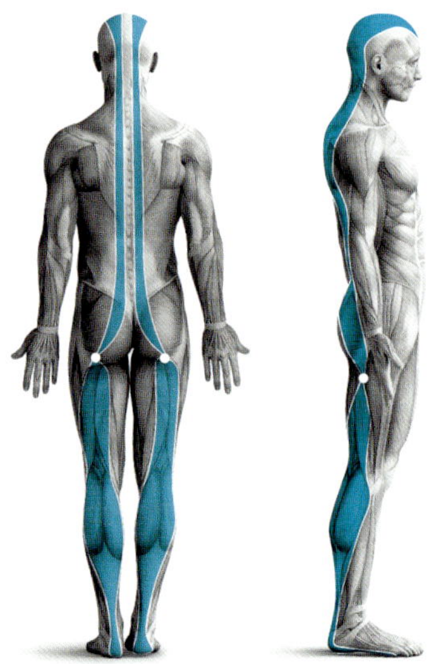

FUNKTION DER FASZIEN

Faszien sind zugfest und elastisch. Sie haben aufgrund ihrer wasserhaltigen, zellulären Strukturen, wie ein Wasserkissen, eine optimale Dämpfungsfunktion. Das riesige Netzwerk der Rezeptoren empfängt Signale durch Veränderungen des chemischen Milieus, von Temperatur, Schmerz, Druck oder Zug. Dr. Robert Schleip, der renommierte deutsche Faszienforscher, bezeichnete bereits vor über zehn Jahren diese freien Nervenenden mit ihrer Rezeptionsfähigkeit als den sechsten Sinn, das »wichtigste Organ unserer Wahrnehmung«. Damals ging er schon von einer großen Anzahl freier Nervenendigungen aus. Heute sind schon 100 Millionen Sensoren erkannt.[5] Diese spielen eine entscheidende Rolle für unsere Stoffwechselvorgänge und unsere Regulationsprinzipien.

Die Leistungsfähigkeit unseres Körpers hängt im Wesentlichen von drei Systemen ab: dem Blutkreislauf (kardiovaskuläres System), dem Stoffwechsel (Immunsystem) und dem Bewegungsapparat (muskuloskelettales System). Ebenso wichtig ist aber auch die Integrität (Unversehrtheit) und Flexibilität (Beweglichkeit) des Fasziennetzwerkes. Die Funktionsweise unseres Körpers lässt sich mit dem sogenannten Tensegrity-Modell veranschaulichen. Dieser Begriff aus der Architektur setzt sich aus den englischen Wörtern »tension« (Spannung) und »integrity« (Integrität) zusammen. Das Modell zeigt, wie die festen Körperbestandteile (Knochen) durch flexible »Seile« (Sehnen, Muskeln, Bänder) einerseits miteinander verbunden, andererseits aber auch auf Abstand zueinander gehalten werden. Stimmt deren Stellung und Spannung, ist alles

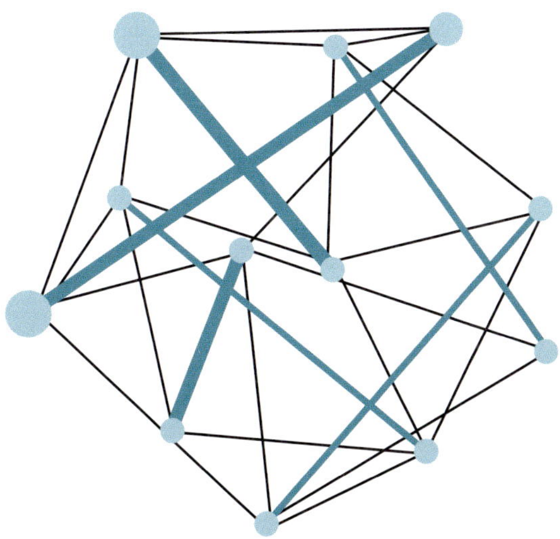

Die Integrität und Spannung des Fasziennetzwerkes ist an diesem Modell sichtbar. Knochen (dunkelblaue Linien) arbeiten als stabile Züge mit den elastischen Zügen der Faszien, Muskeln, Sehnen und Bänder (schwarze Linien) flexibel und belastbar zusammen.

in Ordnung. Erschlafft oder reißt aber eines dieser »Seile«, hat das gravierende Auswirkungen auf das körperliche Gesamtsystem.
Die Faszien und sogar unser Gehirn sind ein Leben lang regenerationsfähig, sodass sich auch leichte Arthrosen durch Faszien-Physiotherapie behandeln lassen – nicht so jedoch gravierende Abnutzung bei der zu operierenden Arthrose. Je nach Schwere der Degeneration benötigen die Faszien drei bis zwölf Monate, um sich zu regenerieren. Das ist doch sehr motivierend, selbst an diesem Wunderwerk Verbesserungen zu erzielen.

FASZIEN MÖGEN KEINEN STRESS

Stress ist der Hauptverursacher einer negativen Spannungserhöhung im gesamten Faszienwerk. Er hat fatale Auswirkungen auf die Gesundheit, zumal er häufig in Verbindung mit säureüberschüssiger Ernährung, falschen Trainingsprinzipien oder generellem Bewegungsmangel mit einseitigen Bewegungsstereotypen auftritt, die seine negativen Auswirkungen zusätzlich verstärken. Die Folge sind lokale Schmerzen. Während Orthopäden früher die Faszien als »Aschenputtelgewebe« bezeichneten und also als ziemlich unnütz ansahen, wissen wir heute, dass insbesondere die große Rückenfaszie, die sich vorwiegend im Lendenbereich befindet, die größte Schmerzbeteiligung bei weichteilbedingten Rückenerkrankungen hat.
Schmerzen, Bewegungseinschränkungen und Funktionsverlust im Körper sind auf Übersprossungen (Crosslinks) und Quervernetzungen der Faszien zurückzuführen. Dies kann man sich als eine Art »Faszienverfilzung« des kollagenen Netzwerkes vorstellen. Als Konsequenz können sich auch myofasziale Triggerpunkte im Muskelsystem ausbilden. Die renommierte Faszien-Forscherin Professor Helene Langevin

MYOFASZIALE TRIGGERPUNKTE

Myofasziale Triggerpunkte und ihre Auswirkungen wurden bereits in den 1960er-Jahren von den renommierten amerikanischen Rheumatologen Janet G. Travell (Leibärztin von John F. Kennedy) und David G. Simons entdeckt und erforscht. Es handelt sich um schmerzhafte Muskel- und Faszienmaximalpunkte, kugelähnliche oder spindelartige Verklebungen im myofaszialen Gewebe. Der Körper bildet diese stets in Überforderungssituationen, wie zu starker Belastung, Stress oder einem einseitigen Bewegungsstereotyp aus. Dieses Wissen und die Auffindbarkeit der Triggerpunkte geben uns die Gelegenheit, sie zum Beispiel durch Druck, Zug, Wärme oder Dehnung wieder aufzulösen.[7]

beschrieb erstmalig die interessanten Wechselwirkungen von myofaszialen Trigger- und Akupunkturpunkten und ihre schmerzreduzierende und entspannende Wirkung auf die Körperfaszien.[6] Ihren Arbeiten verdanke ich wichtige Rückschlüsse für meine gezielte Faszien-Physiotherapie-Behandlung und Ihre Selbstbehandlung.

GRUNDLAGEN UND METHODEN DER FASZIEN-SELBSTBEHANDLUNG

Viele dieser wissenschaftlichen Erkenntnisse sind die Grundlage meiner Faszien-Physiotherapie. Methoden der Faszien-Selbstbehandlung, die Sie im Folgenden noch detaillierter kennenlernen werden, sind unter anderem:

1. Faszien-physiotherapeutischer Körpercheck: Selbstuntersuchung (siehe Seite 34–47)
2. Strategie der medizinischen Selbstbehandlung der Faszien (siehe Seite 50–52)
   - Schmerzentlastung
   - Autotraktion
   - Manuelle Selbstbehandlung der Faszien: Selbstbehandlung mit der Minifaszienrolle, Unterdruckbehandlung mit dem Faszienfreund und Crosstaping
   - Automobilisation
   - Autostabilisation
   - Dehnung
   - Kräftigung
   - Koordination
3. Top Twelve zur Intergration der Selbstbehandlung in Ihren Alltag (siehe Seite 166–170)

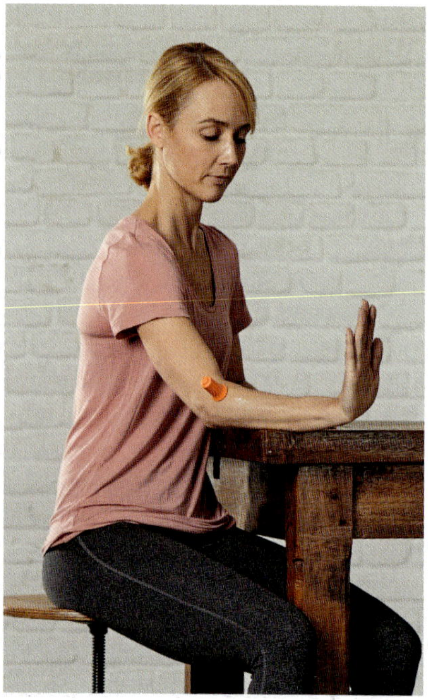

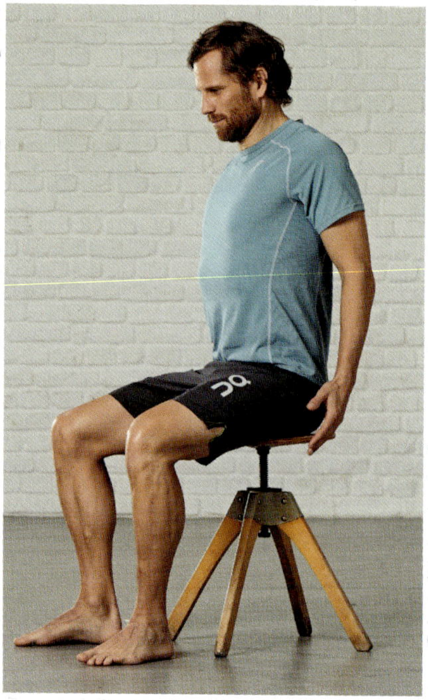

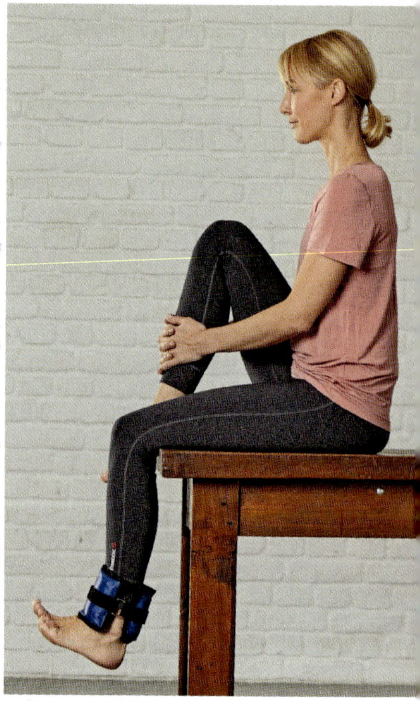

ANATOMISCHE GRUNDLAGEN

Ein Anatomiestudium ist nicht nötig – einige gezielte Kenntnisse über Aufbau und Funktion Ihres Körpers helfen, Ihre Faszien gesund und frisch zu halten. Durch die Vermeidung von Verbiegungen, Fehlbelastungen und den daraus resultierenden Verspannungen lernen Sie sich immer wieder aufs Neue selbst zu korrigieren.

DIE GESUNDE WIRBELSÄULENHALTUNG

Unsere Wirbelsäule ist ein Meisterwerk der Natur, reagiert jedoch äußerst sensibel auf Fehlhaltungen und -belastungen und gefährdet auf diese Weise unsere Fasziengesundheit. So führt eine übermäßige Rundung der Brustwirbelsäule im Sitzen mit einem »Handynacken« zu einer extrem hohen Belastung nicht nur für die Bandscheiben der Wirbelsäule, sondern auch für das fasziale Netzwerk im gesamten Körper. Auch falsche Sit-ups mit einer stark gerundeten Brustwirbelsäule belasten die Bandscheiben in der Lendenwirbelsäule enorm. Achten Sie daher immer wieder auf eine geeignete Haltung und Bewegung für Ihre Fasziengesundheit.
Nachfolgend sehen Sie die Wirbelsäule und verschiedene Alltagspositionen. Für Ihre Faszien ist die gesunde Ausgangsstellung der Wirbelsäule optimal. Jede Abweichung der Form, aber auch eine Über- oder Unterbeweglichkeit setzt die Faszien unter Spannung, da sich die Zug- und Haltesituation verändern.

Ihre Wirbelsäule hat einen wunderbar funktionellen Aufbau, weil sie so federn und stabilisieren kann. Den Hohlausbiegungen in Hals- und Lendenbereich steht die Rundausbiegung der Brustwirbelsäule zur Seite. Rufen Sie sich im Laufe des Tages diese Idealform immer wieder vor Augen, um kleine Korrekturen an Ihrer Körperhaltung vorzunehmen, die Ihre Faszien entlasten.

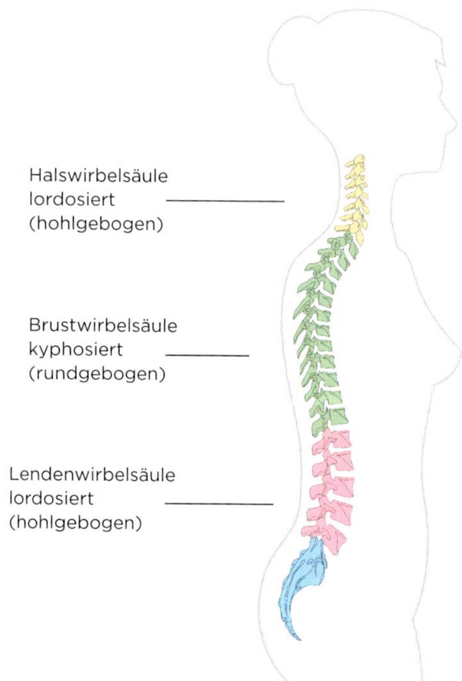

GESUNDE HALTUNG, GESUNDE BEWEGUNG

Der aufrechte Gang und Stand erfordern ein gesundes Maß an Gelenkfunktion, Fasziengesundheit, Muskelbalance und neurologischer Steuerung. Faktoren, die die Haltung dauerhaft negativ beeinflussen, wie beispielsweise einseitige körperliche Tätigkeit, Verletzungen, Erkrankungen am Haltungs- und Bewegungsapparat bis hin zu neurologischen Erkrankungen, können bedeutsame Störungen verursachen. So zeigen sich nach längerem Gebrauch von Handys »WhatsApp-Daumen« oder nach langen Überkopfarbeiten Symptome wie Schwindel oder Schulter-Nacken-Beschwerden. Eine gesunde Haltung setzt die normale Beweglichkeit der Wirbelsäule voraus.

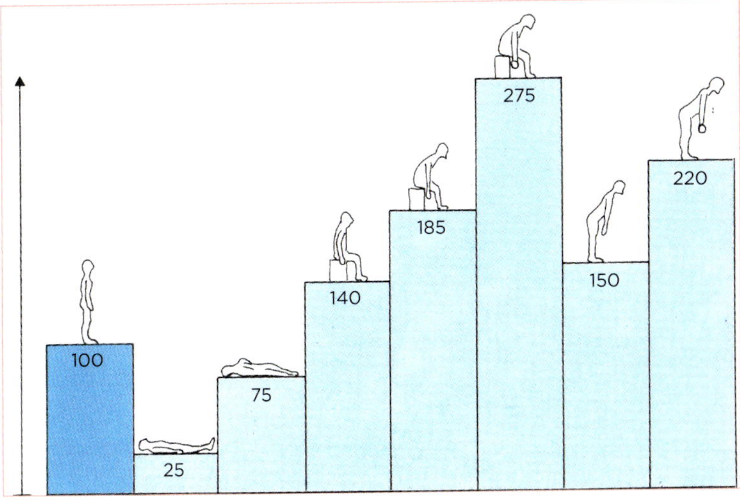

Das Balkendiagramm zeigt an, wie hoch die Belastung der jeweiligen Haltungen für die Wirbelsäule ist: 100 bedeutet Normbelastung, die Werte darunter Entlastung, darüber Überbelastung. Sitzen ist belastender als Stehen. Liegen entlastet die Lendenwirbelsäule entscheidend.

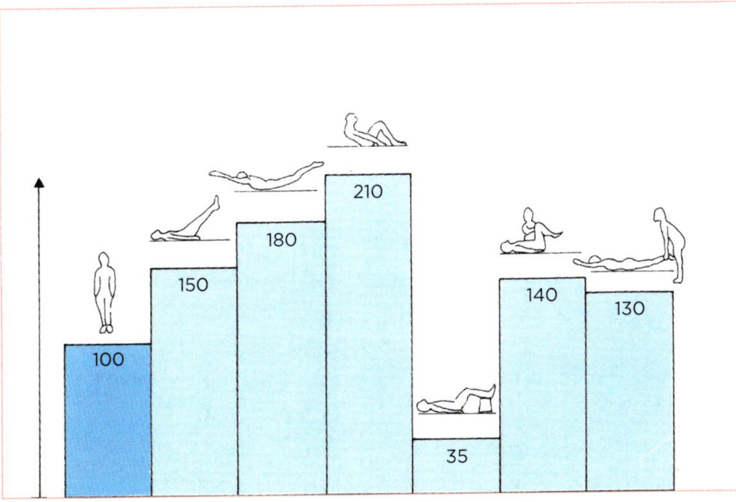

Die Übungen mit Werten über 100 stellen für Ihre Lendenwirbelsäule eine extreme Belastung dar. Vermeiden Sie sie nach Möglichkeit. Gerades Stehen (linker Balken) entspricht der Normbelastung. Die Entlastungslagerung mit Stufe (dritter Balken von rechts) bedeutet Entspannung für Ihre Lendenwirbelsäule.

Das bedeutet: Sie können im Stehen eine imaginäre senkrechte Linie von Ihrem Ohr über Ihre Schulter und Ihre Hüfte bis zum Außenknöchel ziehen (siehe auch Fleche-Test Seite 44). Jede Abweichung von diesem Lot bedeutet eine Haltungsveränderung, auf die der gesamte Haltungs- und Bewegungsapparat - Faszien, Skelett, Muskeln und die neurologische Steuerung - reagieren muss. Achten Sie

- beim Stehen auf eine lockere Ausgangshaltung, bei der die Knie nicht überstreckt und die Innenkante der Füße unbelastet sein sollen.
- beim Sitzen auf die gleichmäßige Druckbelastung Ihrer Sitzbeine. Das Brustbein soll leicht nach vorn oben zeigen. Es gibt keine ungeeigneten Sitzmöbel, sondern höchstens eine unangepasste Sitzhaltung.
- beim Liegen auch in der Seitenlage darauf, dass Ihr Kopf ausreichend abgestützt ist, sodass die Wirbelsäule in ihrer gesamten Länge, vom Kopf bis zum Steißbein, parallel zur Unterlage liegt.

Im Stand sollte eine imaginäre senkrechte Linie vom Ohr über die Schulter und die Hüfte bis zum Außenknöchel verlaufen. Abweichungen von dieser Linie weisen auf Fehlhaltungen hin.

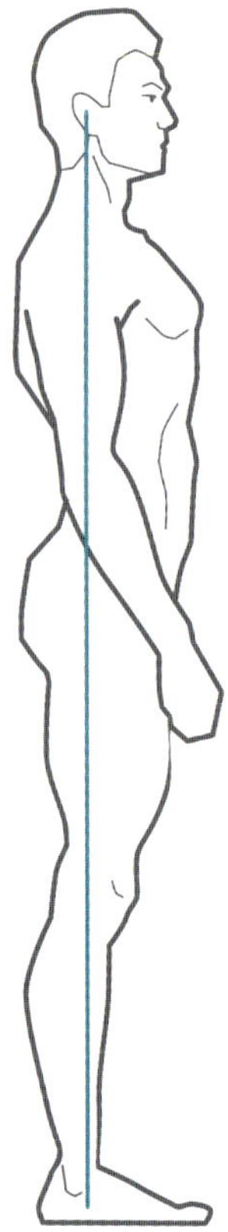

AKTIVITÄTEN IM ALLTAG

Während des gesamten Tages sollte Ihre Wirbelsäule möglichst in ihrer physiologisch normalen Mittelstellung bleiben. Das bedeutet, dass nicht nur das Stehen und Gehen, sondern auch Aktivitäten wie Heben und Bücken wirbelsäulen- und fasziengerecht ausgeführt werden sollten.

Die beschriebenen Ausgangsstellungen einzuhalten ist wichtiger als ein aufwendiges Faszien-Fitnesstraining! Denn was nutzen Ihnen 20 bis 60 Minuten Körpertraining, wenn Sie die übrige Zeit des Tages – oft weit mehr als 15 Stunden – in den die Faszien belastenden Körperhaltungen verbringen?

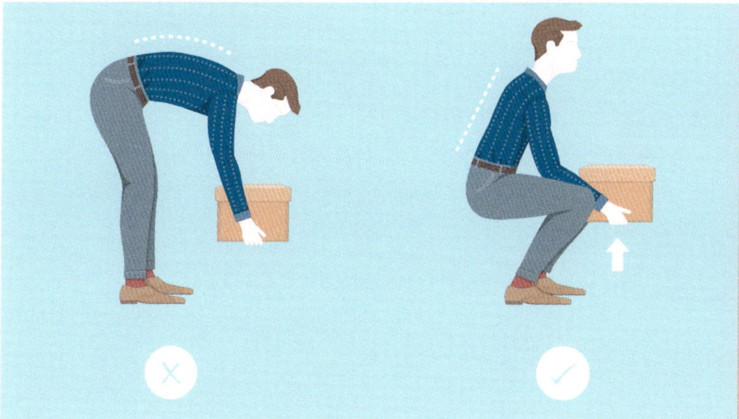

Halten Sie Ihren Rücken bei allen Aktivitäten, die im Laufe eines Tages anfallen, möglichst gerade. Ihre Faszien werden es Ihnen danken.

DIE BEINACHSEN

Für Ihre Fasziengesundheit kommt den Beinachsen eine ganz besondere Bedeutung zu. Kleinste Veränderungen ihrer Stellung können sich erheblich auf die Kraftverteilung Ihrer Beine, auf die Beckengelenke und Ihre Wirbelsäule auswirken. Nicht selten haben sogar Kopfbeschwerden wie Schmerzen, Tinnitus und vieles mehr ihre Ursache in einer Fehlstellung der Bein- und Fußachsen. Aufgrund ihrer Beckenform neigen Frauen zu X-Beinen, Männer zu O-Beinen. Häufig treten auch Unterschiede zwischen der rechten und der linken Beinachse auf.
Bei einer gesunden Körperhaltung ruhen im Stand zwei Drittel des Körpergewichtes auf den Fersen, der Rest verlagert sich über die Fußaußenseite und das Quergewölbe

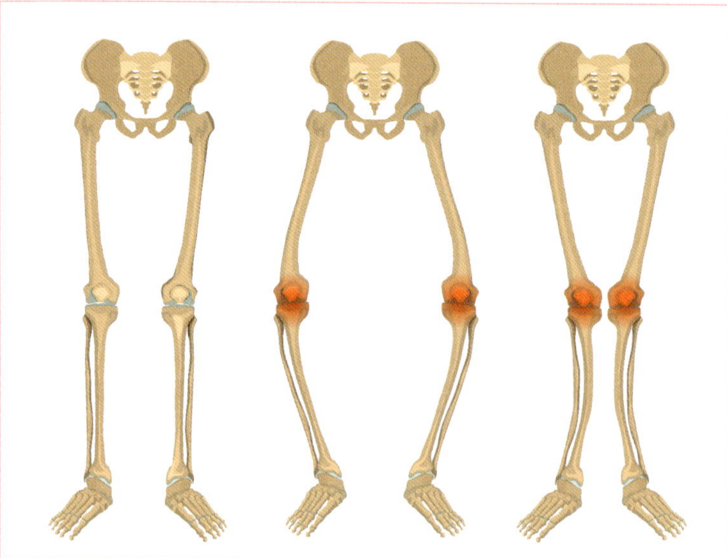

Links sind Ihre Beine optimal belastet. Die Beinachsenstellungen in der Mitte und rechts können zu Schmerzen und zu Fehlfunktionen in den Gelenken führen.

zum großen Zeh hin. Somit bleibt die Fußinnenkante relativ unbelastet. Das Längsgewölbe des Fußes kommt in eine gesunde Aufspannung. Sie können diese gesunde Fußstellung fördern, indem Sie sich Ihre Fußfaszie (auch Plantarfaszie genannt) regelmäßig frei rollen (siehe Seite 68).

ANALYSIEREN SIE IHRE HALTUNG

Lassen Sie sich beim Gehen von hinten mit einem Handy in Zeitlupe filmen. Sehen Sie sich anschließend das Video auch in Zeitlupe an, um Ihren Gang zu analysieren. Achten Sie dabei auf die Silhouette Ihrer Beininnenseiten. Sind die Beinumrisse wirklich symmetrisch? Stellen Sie Abweichungen fest, üben Sie Ihr Gangbild neu ein. Nehmen Sie nach einem Monat ein zweites Video auf und vergleichen Sie die beiden Aufnahmen. Können Sie einen Zusammenhang zwischen einer Haltungsänderung und einer Linderung Ihrer Beschwerden feststellen?

AUS DER PRAXIS

Ein Ausrutscher mit Folgen

Ein 59-jähriger Zahnarzt kam mit einer Beckenringstörung in meine Behandlung. Er klagte über verschiedene Symptome. Auslöser war höchstwahrscheinlich ein beruflich bedingter Bewegungsstereotyp, denn er wiederholte bestimmte Bewegungen unentwegt: Immer wieder musste er sich zum Patienten drehen und sich zu ihm vorneigen. Nach erfolgreicher Physiotherapie konnte er wieder beschwerdefrei arbeiten. Er erlernte ein speziell auf seine Bedürfnisse abgestimmtes Programm, das er in sein Notfallrepertoire aufnahm, sodass er sich von diesem Zeitpunkt an auch selbst behandeln konnte.
Einige Zeit danach brach er zu einer längeren Segeltour auf. An einem Abend erreichte mich ein Anruf aus dem Ausland. Was war passiert? Seine Frau war am Apparat und berichtete, dass ihr Mann an Bord ausgerutscht war. Er habe danach starke brennende Schmerzen in der rechten Gesäßhälfte und im Rücken bekommen und sei jetzt wie »blockiert«. Sie mache sich Sorgen, ob das eine Bandscheibenerkrankung sein könne. »Sollen wir nach Deutschland kommen?«, war nun die bange Frage. Zum Glück hatten sie ein Lagerungskeilkissen dabei und so empfahl ich, dass ihr Mann die bei mir erlernten Übungen auf dem Keilkissen ausführte. Gleichzeitig sollte er mit Einreibungen mit einer Arnikasalbe beginnen und sich vor kaltem Wind schützen. Diese Maßnahmen waren so wirkungsvoll, dass die beiden drei Tage später ihre Reise fortsetzen konnten.

ÜBER- UND UNTERBEWEGLICHKEIT

Die Unterbeweglichkeit (Hypomobilität) wird definiert als verringerte Gelenkbeweglichkeit. Diese kann durch erbliche oder erworbene Strukturveränderung im Gelenk und/oder den umgebenden faszialen Strukturen bedingt sein. Die Beweglichkeit lässt sich mit Maßnahmen verbessern, die das betroffene Gelenk mobilisieren, oder durch Dehnen und Lösen seiner myofaszialen Strukturen.
Bei einer Überbeweglichkeit (Hypermobilität) liegt eine vergrößerte Gelenkbeweglichkeit um teilweise unphysiologische, also nicht normale Gelenkachsen und -ebenen, vor. Die Strukturen rund um die Gelenke sind daher aufgrund eines andauernden Zugs überbeansprucht. In diesen Fällen ist es notwendig, das myofasziale Gleichgewicht durch Stabilisierung und Kräftigung der Faszien wiederherzustellen.

Überbeweglichkeit ist nicht erstrebenswert, sondern kann Ausdruck von Gelenkfehlfunktionen, Instabilität oder Muskelfehlsteuerung sein.

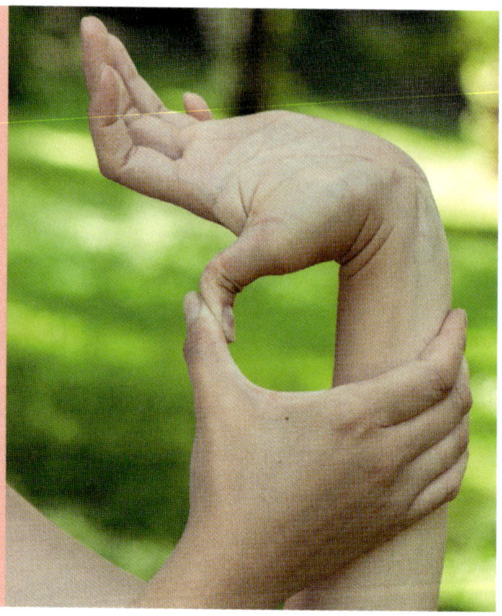

KOHÄRENZ ALS WOHLGEFÜHL

Ein wichtiger Aspekt bei der Selbstbehandlung ist die Frage, sind wir krank oder gesund? Wenn wir uns als krank empfinden, ist es besonders wichtig, Faszien-Physiotherapie anzuwenden. Ist unsere Gesundheit wiederhergestellt, können wir beschwingt unseren Lieblingsbewegungen oder unserem Lieblingssport nachgehen. Wir werden immer gesünder und entfernen uns so weiter vom Krankheitsgeschehen.

Aaron Antonovsky hat dafür den Begriff der Kohärenz geprägt. Diese bedeutet das Empfinden von Zusammenhang und Stimmigkeit in Bezug auf die eigenen Gesundheitsressourcen.[8] Je ausgeprägter das Kohärenzgefühl einer Person ist, desto gesünder sollte sie sein. Das von Antonovsky beschriebene »salutogenetische Modell« hat drei Komponenten:

1. Das Gefühl von Verstehbarkeit, also ein wahrnehmbares Verarbeitungsmuster. Die Fähigkeit des Menschen mit Stimuli als geordnete, strukturierte Informationen umgehen zu können und diese nicht als chaotisch willkürlich und unerklärbar zu empfinden.
2. Das Gefühl der Handhabbarkeit, das wahrnehmbar-emotionale Verarbeitungsmuster. Das Ausmaß, in dem wir wahrnehmen, dass wir geeignete Ressourcen zur Verfügung haben, um den Anforderungen zu begegnen.
3. Das Gefühl der Sinnhaftigkeit und Bedeutsamkeit. Ein Mensch mit dem Erleben der Sinnhaftigkeit wird das Leben als willkommene Herausforderung begreifen.

So gesehen liegt es in unserem Erkennen und Handeln, wie wir mit Beschwerden umgehen. Eigentlich sind wir nie ganz krank oder ganz gesund. Vielmehr bewegen wir uns ständig zwischen beiden Polen. Die Mitte entspricht der altersgemäßen, ausreichenden Gesundheit. Aber kaum glauben wir, aufgrund einer besonderen Maßnahme topgesund zu sein, kann uns ein Sturz oder eine Unachtsamkeit auf die Krankheitsseite werfen. Bezogen auf die Faszien-Gesundheit ist es tröstlich zu wissen, dass die Faszien sich bis ins hohe Alter regenerieren. Es genügen drei bis zwölf Monate gezielte Faszien-Physiotherapie, um sie wieder in Schwung zu bringen. Und sobald sie in Schwung sind, setzen wir Yoga, Pilates oder Faszien-Fitness noch oben drauf.

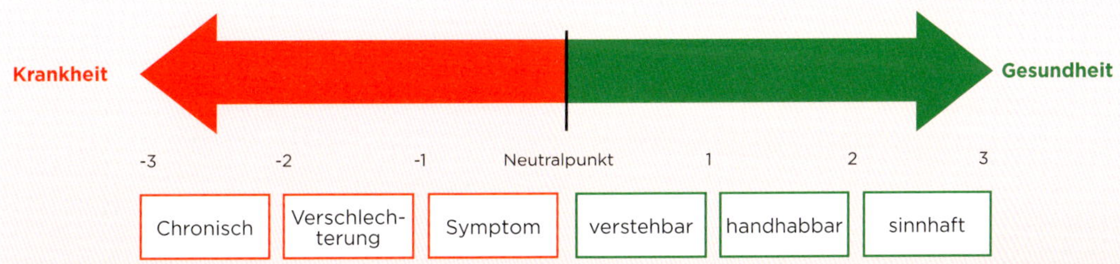

Das Gesundheitskontinuum: Ständig bewegen wir uns zwischen Krankheit und Gesundheit. Das Ziel meiner Faszien-Physiotherapie ist es, Sie zu mehr Gesundheit zu begleiten.

AUS DER PRAXIS

Gesunde Füße

Meine jetzt 76-jährige Freundin klagte über immer kalte und schmerzende Füße mit Tendenz zum Hallux valgus, links mehr als rechts. Sie trug schon jahrelang orthopädische Schuheinlagen. Ich empfahl ihr Anfang 2016 regelmäßige Fußrollungen mit der BLACKROLL® MINI und myofasziale Beindehnungen. Die Schmerzen und die kalten Füße sind seither deutlich zurückgegangen.
Die größte Überraschung allerdings erlebte der Orthopädiemechaniker: Er konnte es nicht fassen, dass sich die Fußabdrücke im Abstand von zwei Jahren nachweislich verbessert hatten. Und das bei »so alten Füßen«! Für meine Freundin ist das der beste Grund, mit dem Rollen und Dehnen nicht aufzuhören.

DYSSTRESS ERKENNEN

Dysstress ist chronisch gewordener Stress, der Stress, der uns schadet. Im Gegensatz zu Eustress – Begeisterung und Flow –, der uns beflügelt, ist der Dysstress für unsere Faszien die größte Belastung, schlimmer als säureüberschüssige Ernährung oder stundenlange Fehlhaltungen. Die faszialen Strukturen ziehen sich unter Dysstress extrem zusammen und verharren in dieser Position. Ist beispielsweise auf diese Art unsere große Rückenfaszie dauerhaft verfilzt und unbeweglich geworden, treten massive Rückenschmerzen auf. Dies ist die Hauptursache für weichteilbedingte Rückenbeschwerden.
Im Gegensatz zu unseren Rückenmuskeln erholt sich die Rückenfaszie aber nicht über Nacht. Sie hat ein autonomes Verhalten und erholt sich erst wieder, wenn der Stressor erkannt und beseitigt wurde. Schmerzen sind ebenfalls und ihrerseits Stressoren. Das führt zum berühmten »Teufelskreis«.

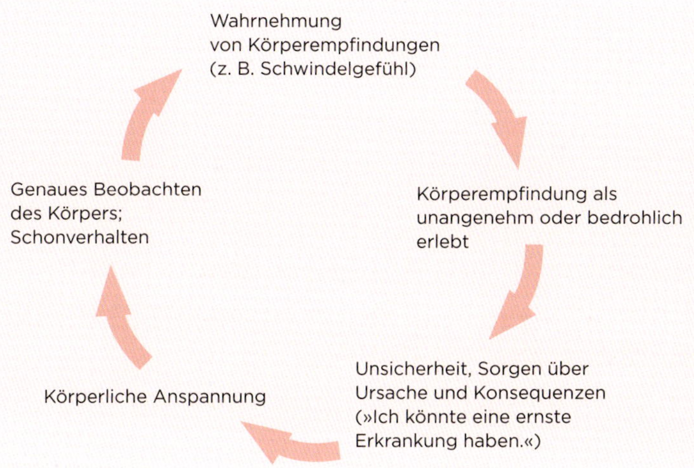

Tuefelskreis der Krankheitsängste: Unangenehme Körperempfindungen führen zu Anspannung, Stress und Schon- beziehungsweise Fehlhaltungen mit Auswirkungen auf das gesamte fasziale Körpersystem. Diese wiederum können zu Steigerungen der Körperempfindungen führen – ein Teufelskreis.

ACHTUNG

Fügen Sie sich bei einer Selbstbehandlung nie unangenehme Schmerzen zu. Ihre Faszien würden dies missverstehen und »zumachen«. Das Gleiche gilt für Anwendungen wie Massagen oder Körpertherapien. Sie wissen genau, was Ihnen guttut oder was Ihnen schadet. Ein Behandler, der darauf nicht eingeht, kann Ihnen unter Umständen mehr schaden als nützen. Sprechen Sie das unbedingt mit ihm ab!

SCHMERZEN LINDERN, »WOHLWEH« HILFT HEILEN

Wir können die Faszien als unseren sechsten Sinn bezeichnen, da dieses riesengroße Sinnesorgan unsere Körperwahrnehmung steuert. Die unseren Körper umhüllenden Faszien spüren unsere Körpersituation ganz genau auf. Egal, ob wir weich oder hart sitzen, uns etwas drückt oder anderweitig beeinträchtigt, unsere Faszien spüren es. Sie senden dann entsprechende Informationen des Wohl- oder Unwohlgefühls an das Gehirn. Dort wird die Wahrnehmung verarbeitet und wir korrigieren beispielsweise unsere Sitzposition.

In Bezug auf unser Schmerzempfinden ist dieser sechste Sinn besonders wichtig. Die richtig verstandene Schmerzwahrnehmung weist uns den Weg zur Heilung. Lassen Sie sich in Ihrer Selbstbehandlung von diesen drei Antworten Ihres Schmerzempfindens leiten:

- »Jawohl, genau da ist der Schmerzpunkt« zeigt: Die Lokalisation stimmt.
- »Das kann ich gut vertragen« heißt: Die Dosierung stimmt.
- »Es tut zwar etwas weh, aber hinterher ist es immer angenehmer und leichter als zuvor«, sagt die Erfahrung meiner Selbstbehandlung.

GRENZEN UND KONTRAINDIKATIONEN

Umgekehrt gilt es bei einer Selbstbehandlung, folgende Kontraindikationen zu beachten:

- Treten bei den myofaszialen Dehnungen leichte Spannungsschmerzen auf, so ist dies gewünscht und unbedeutend. Verspüren Sie jedoch stechende, unangenehme Gelenkschmerzen, ist zunächst eine gelenkspezifische Schmerzentlastung (siehe Seite 50) nötig. Anschließend führen Sie gelenkspezifische Mobilisationen durch und probieren die Dehnung erneut.
- Treten bei einer myofaszialen Kräftigung Schmerzen im Gegenmuskel, dem sogenannten Antagonisten auf, so muss dieser zuvor noch einmal gründlich gedehnt werden.
- Bei allen Wirbelsäulenbewegungen soll übermäßige Druckbelastung der Bandscheiben (Zwischenwirbelscheiben) vermieden werden.
- Bei Arthrosen soll übermäßige Druckbelastung in den Gelenken vermieden werden.
- Führen Sie Ihre Faszien-Physiotherapie nicht durch, wenn an einem Gelenk eine Schwellung oder Rötung vorliegt oder Sie dort übermäßige Wärme verspüren.
- Weitere Kontraindikationen sind Infektionen, Erkältungskrankheiten oder abnorme Müdigkeit.
- Bei Hautverletzungen oder Hauterkrankungen üben Sie bitte nicht mit der BLACKROLL® MINI oder dem BellaBambi® Faszienfreund.

AUS DER PRAXIS

Endlich schmerzfrei

In einem Biohotel in Kärnten kam zu meiner Faszien-Begleitung eine stark übergewichtige Gastronomin aus Tirol. Im ersten Physiocheck berichtete sie mir von starken Schmerzen, einem enormen Schweregefühl im ganzen Körper und einer Schlafstörung mit depressiven Schüben. Meine Begleitung erstreckte sich über eine tägliche Faszien-Physiotherapiestunde und zwei 90-minütige Intensivschulungen im Faszienraum des Hotels zum Thema Faszienselbstbehandlung. Hinzu kamen zwei myofasziale Behandlungen nach der von mir entwickelten Methode im Hotel-Spa.
Der Abschluss-Physiocheck zeigte eine deutliche Schmerzreduktion (4 Punkte Verbesserung auf der Schmerzskala) und das Schweregefühl hatte sich gravierend verbessert. Am meisten beeindruckte mich der begeisterte Ausruf ihrer Schwägerin, die sie nach einer Woche abholte: »Du läufst ja wieder wie früher!«

SELBSTUNTERSUCHUNG

Haben Sie in der Vergangenheit schon einmal erlebt, wie eine oberflächliche Untersuchung beim Arzt oder Physiotherapeuten auf Sie wirkt? Hat es sich für Sie auch schon einmal respektlos oder unqualifiziert angefühlt und Ihr eigentliches Problem wurde daher gar nicht erkannt? Machen Sie das doch einfach selbst! Verwenden Sie dafür den Physiocheck-Bogen von Seite 36 (am besten kopieren Sie ihn, um ihn von Fall zu Fall nutzen zu können). Nehmen Sie sich dafür ausreichend Zeit und stellen Sie sich folgende Fragen:

Was ist mir in meinem Leben schon alles zugestoßen? Drehen Sie in gewisser Weise den Spielfilm Ihres Lebens zurück. An die gravierenden Ereignisse erinnert man sich oft noch ganz genau. Was ist wann und wie passiert? Alles, woran Sie sich noch sehr gut erinnern, hat sich in Ihr Schmerzgedächtnis eingenistet. Die anderen Ereignisse, an die Sie sich heute nicht mehr genau erinnern, haben keine große Bedeutung mehr. Ihr Körper hat sie »verarbeitet«. Tragen Sie Ihre Notizen auf dem Bogen im ersten Abschnitt ein.

Im zweiten Abschnitt des Fragebogens folgt die Bewertung Ihres Ist-Zustandes: Wie fühlen Sie sich jetzt im Moment? Die sechs W-Fragen dienen Ihrer Schmerzbeurteilung und -einschätzung. Die Schmerzskala misst die Schmerzstärke von 1 = unbedeutend bis 10 = nicht auszuhalten. Wie beurteilen Sie sich? Zeichnen Sie Ihre Schmerzregionen in der Grafik ein. Bei mehreren Schmerzzuständen nehmen Sie für jede Region eine andere Farbe. Kennzeichnen Sie genau Ihren Schmerzort und gegebenenfalls auch ausstrahlende, ziehende Schmerzauffälligkeiten.

Im nächsten Abschnitt geben Sie Ihre Bewegungsstereotype im Alltag an. Welche überwiegen? Tragen Sie Ihre durchschnittlichen Tagesaktivitäten mit Prozentangaben auf dem Bogen ein.

Führen Sie anschließend die nachfolgenden sieben Selbsttests durch. Gehen Sie dabei langsam und vorsichtig vor, denn sie helfen Ihnen, etwaige Defizite wie Unmöglichkeit der Durchführung, Schmerzen und Bewegungsblockierungen aufzuspüren. Die meisten Tests sollten Sie locker bewältigen können. Treten Schwierigkeiten auf, notieren Sie diese bitte im Fragebogen.

Zum Aufspüren der Triggerpunkte und der Faszienlinien im nächsten Abschnitt ertasten Sie mit Ihrer Hand schmerzhafte Veränderungen im Körpergewebe. Folgen Sie dabei rund um Ihre Beschwerdezonen den in der Grafik angegebenen roten Punkten und blauen Linien. Oftmals spürt man an Stellen, auch fern des eigentlichen Befundes, enorm schmerzhafte Areale. Markieren Sie diese ebenfalls auf dem Bogen.

Unter »Meine Selbsteinschätzung« tragen Sie Ihre ganz persönliche Beurteilung ein wie zum Beispiel:

1. Starke Schulterschmerzen (7 auf der Schmerzskala) rechts mit Ausstrahlung bis zum Ellenbogen nach langem Fensterputzen vorgestern
2. Deutliches schmerzhaftes Ziehen (3 auf der Schmerzskala) in der rechten Wade nach achtstündiger Autofahrt
3. Im Lendenbereich Rückenschmerzen (6 auf der Schmerzskala) mit Ausstrahlung in den linken hinteren Oberschenkel nach stressiger, viel zu langer Konferenz

Unter »Ergebnis« und »Wirkung« würden Sie bei dieser Selbsteinschätzung den Fragebogen folgendermaßen weiter ausfüllen:

1. Entlastungslagerung der Halswirbelsäule, Schultertraktion, Kapseldehnung Schulter, Einreibung mit xy-Salbe. Wirkung am Tag danach: Schmerzen (5 auf der Schmerzskala). Fortsetzung der Maßnahmen
2. Hüfttraktion, Wadendehnung, Fußroller, Wadenroller. Wirkung am Tag danach: alles leichter! Fortsetzung der Maßnahmen
3. Entlastungslagerung der Lendenwirbelsäule, myofasziale Dehnung der Hamstrings, Spaghetti-Knoten und Dehnung der Rückenstrecker. Wirkung am Tag danach: Fast alles weg. Fortsetzung mit täglicher Durchführung des »Rund um die Wirbelsäule«-Zyklus

Setzen Sie ihr Protokoll entsprechend weiter fort. Beim Auftreten anderer Beschwerden nehmen Sie einen neuen Bogen. Heben Sie sich Ihre Aufzeichnungen stets auf, denn sie bieten Ihnen immer wieder einen guten Einstieg in Ihre Selbstbehandlung.

MEIN PHYSIOCHECK-BOGEN

VORGESCHICHTE

Gravierende Unfälle?

Unfälle in den vergangenen 3 Monaten?

Größere Operationen?

Sonstige Ereignisse/Erkrankungen?

BEWERTUNG DES IST-ZUSTANDS

A) SCHMERZEN?

Wo? Markieren Sie die Schmerzstellen und Schmerzverläufe in der Grafik.

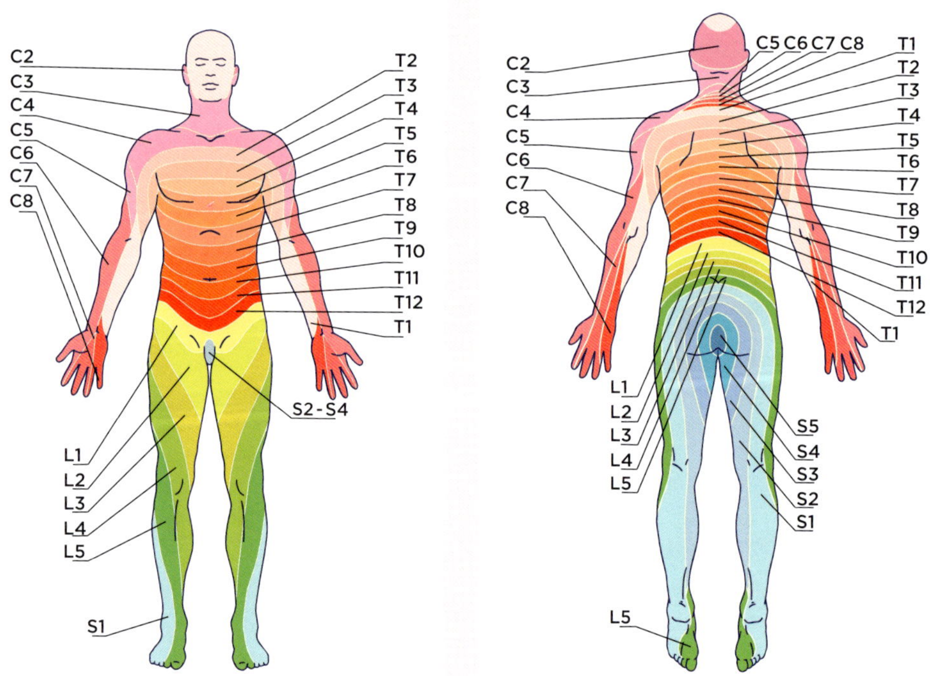

Wie? Welche Schmerzart?

Wie lange schon?

Was hilft mir?

Was verschlimmert die Schmerzen?

Wie stark sind die Schmerzen?

1	2	3	4	5	6	7	8	9	10
leicht									stark

B) BEWEGUNGSSTEREOTYPE IM TÄGLICHEN LEBEN

Sitzen

Stehen

Liegen

Arbeiten

Sport

SELBSTTESTS (SIEHE SEITE 40)

Armtest – Durchziehen

Schultertest – Schmerzhafter Bogen

Fleche-Test – Wandabstand

Vorbeugetest

Beintest

Beckenbeweglichkeit – Hip Drop

Knie-zur-Wand-Test

TRIGGERPUNKTE UND FASZIENLINIEN

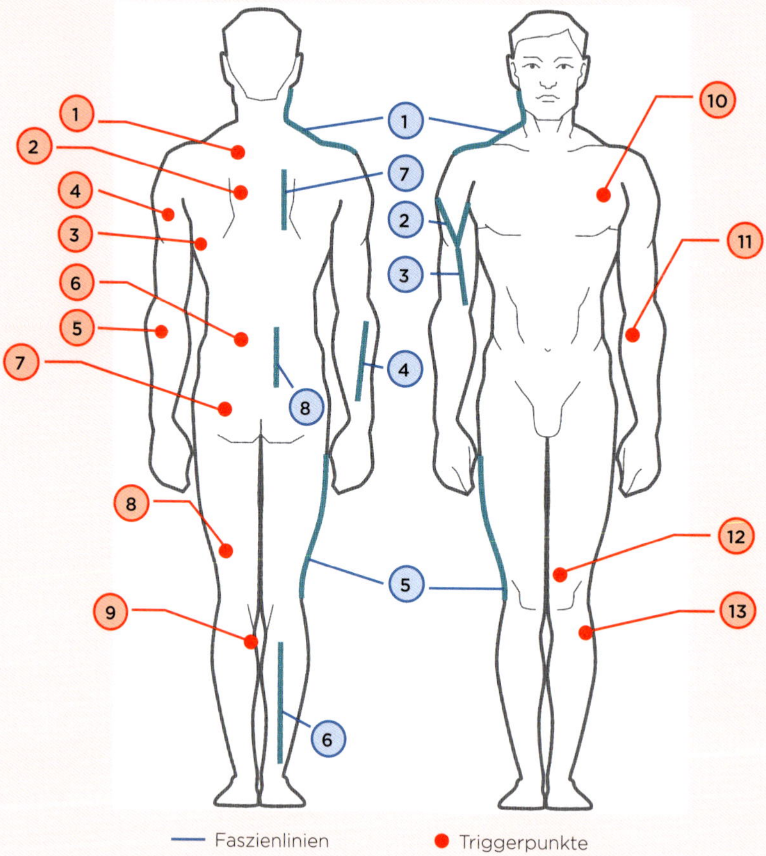

Faszienlinien

1 Nackenlinie
2 Delta V
3 Oberarmlinie
4 Unterarmlinie
5 Seitliche Oberschenkellinie
6 Wadenlinie
7 Brustwirbellinie
8 Lendenwirbellinie

Triggerpunkte

1 *M. levator scapulae* (Schulterblattheber)
2 *M. trapezius* (Nackenmuskel)
3 *M. teres minor* (Schulterblatthalter)
4 *M. deltoideus* (Kapuzenmuskel)
5 *M. extensor carpi* (Handstrecker)
6 *M. erector spinae* (Lendenstrecker)
7 *M. piriformis* (Tiefer Gesäßmuskel)
8 *M. biceps femoris* (Kniebeuger)
9 *M. popliteus* (Kniekehlenmuskel)
10 *M. pectoralis* (Großer Brustmuskel)
11 *M. flexor carpi* (Handbeuger)
12 *M. adductor* (Innenschenkelmuskel)
13 *M. peroneus* (Fußheber)

MEINE SELBSTEINSCHÄTZUNG

VERLAUFSDOKUMENTATION

Datum	Maßnahme	Ergebnis

SELBSTTESTS

ARMTEST – DURCHZIEHEN

1 Stellen sie sich aufrecht hin und überkreuzen Sie die gestreckten Arme vor dem Körper. Greifen Sie mit den Handflächen ineinander und falten Sie die Hände.

2 Ziehen Sie die Hände mit gebeugten Ellenbogen vor Ihrer Brust zwischen den Armen durch.

3 Jetzt können Sie vorn auf Ihre gefalteten Hände sehen. Dann prüfen Sie entsprechend die andere Richtung. Die Arme werden umkehrt gekreuzt; die Hände ebenso.

Aufgepasst
Führen Sie die Bewegung langsam und testend durch.

Warum
Schnelltest für Ihre Arm-Gesundheit. Sie prüfen die komplexe Gelenk- und Faszien-Mobilität von Schultern, Ellenbogen, Händen und Fingern.

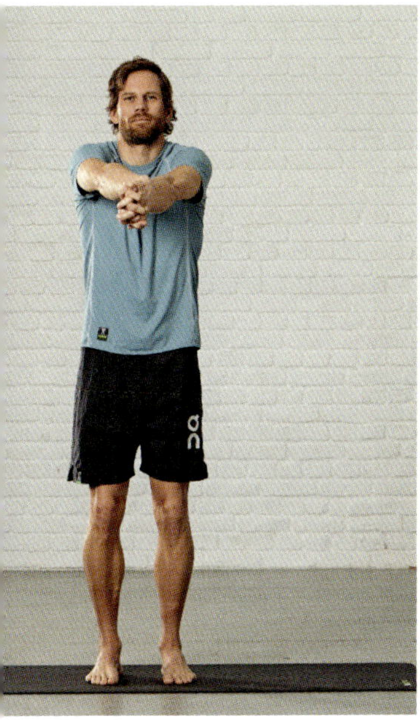

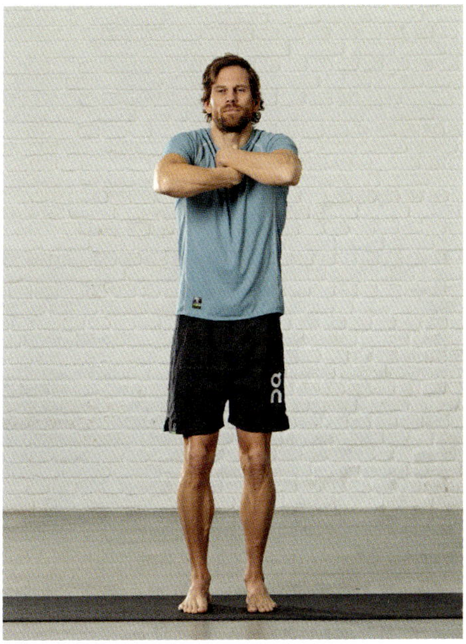

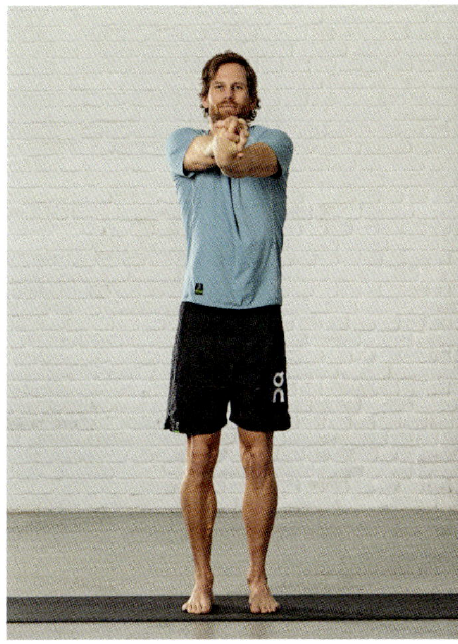

SCHULTERTEST – SCHMERZHAFTER BOGEN

1 Stellen Sie sich aufrecht hin. Die Handflächen liegen seitlich am Oberschenkel.

2 Heben Sie Ihre gestreckten Arme seitlich um 90 Grad. Die Daumen zeigen nach hinten.

3 Führen Sie die Bewegung zur Senkrechten hoch bis sich die Handflächen über dem Kopf berühren. Senken Sie die Arme seitlich wieder ab, bis die Handflächen wieder an den Oberschenkeln liegen. Der Test sollte über das gesamte Bewegungsspektrum schmerzfrei sein.

Aufgepasst
Beenden Sie den Test bei starken Schmerzen.

Warum
Mit dem Test prüfen Sie Ihren gesamten Schultergürtel und besonders die Strukturen im Schultergelenk selbst. Schleimbeutel, Bänder und Sehnen bereiten der Schulter häufig Schmerzen. Falls Sie die Bewegung gar nicht ausführen können, liegt eine Schultersteife vor.

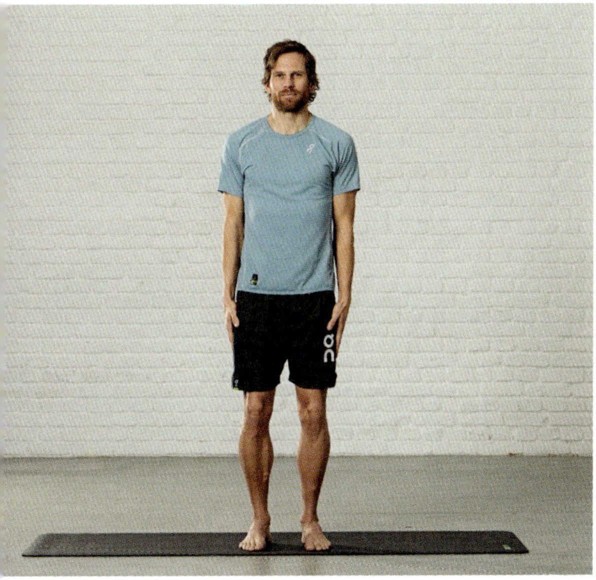

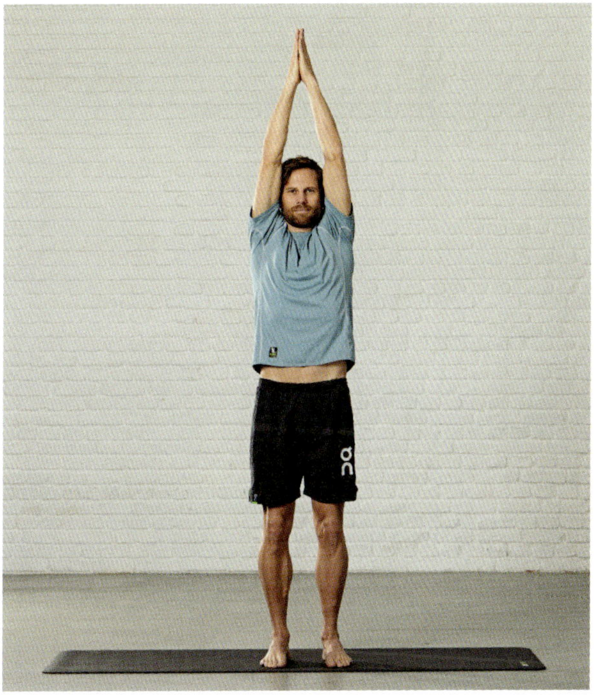

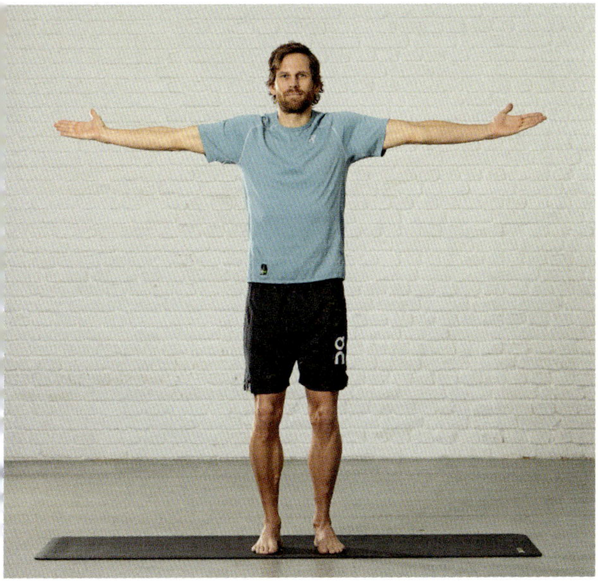

FLECHE-TEST – WANDABSTAND

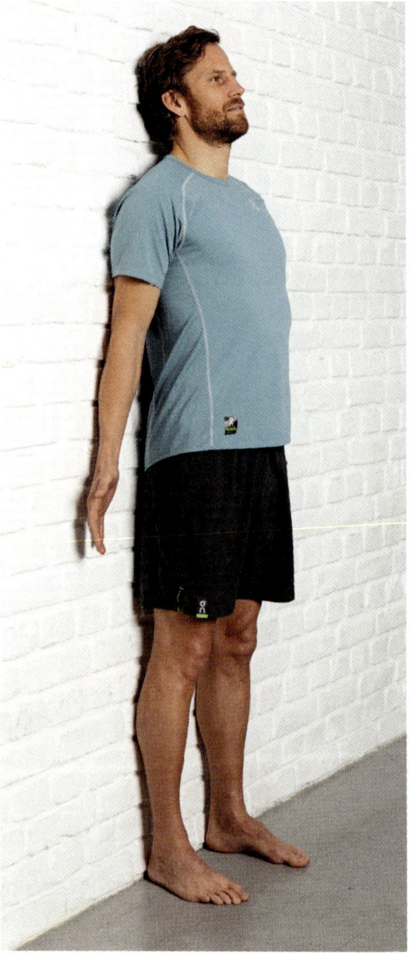

Stellen Sie sich mit dem Rücken an die Wand. Die Füße sind hüftbreit geöffnet, der ganze Körper, von den Fersen bis zum Hinterkopf, hat Wandkontakt.

Aufgepasst
Nur sanft in die vorgegebene Richtung testen.

Warum
Mit dem Test prüfen Sie Ihre senkrechte Aufrichtung der Wirbelsäule und die myofasziale Balance. Abweichungen vom aufrechten Körperlot und myofasziale Dysbalancen entstehen oft schleichend. Mit diesem Test können Sie sie erkennen.

VORBEUGETEST

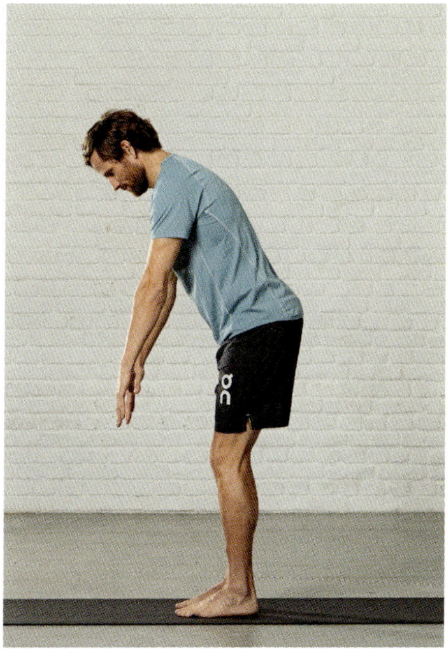

1 Stellen Sie sich aufrecht und mit hüftbreit geöffneten Beinen hin. Beugen Sie Ihren Oberkörper langsam aus der Hüfte vor; die Fingerspitzen ziehen in Richtung Fußboden.

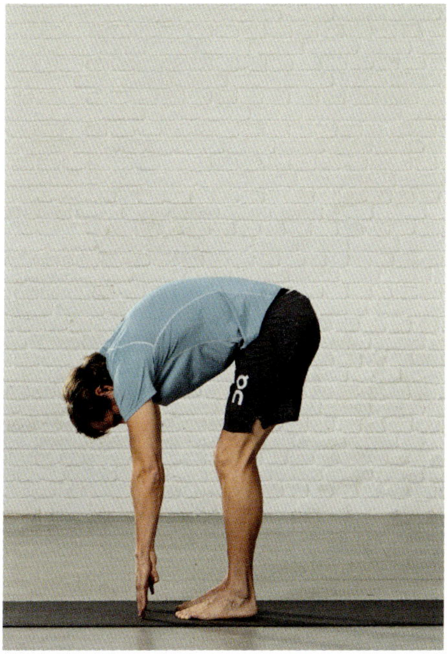

2 Beugen Sie sich so weit vor, bis die Fingerspitzen 1 bis 10 cm vom Boden entfernt sind.

Aufgepasst
Führen Sie den Test nicht bei einer akuten Bandscheibenerkrankung durch. Mit zunehmendem Alter lässt die Beweglichkeit Ihrer Wirbelsäule nach.

Warum
Mit diesem Test können Sie die Beweglichkeit Ihrer Wirbelsäulen und Ihrer großen Rückenfaszie testen.

BEINTEST

Stellen Sie sich aufrecht hin. Legen Sie Ihre Hände an die Taille. Ziehen Sie Ihre rechte Fußsohle an der Innenseite des linken Beins bis auf Kniehöhe hoch.

Aufgepasst
Das linke Knie nicht überstrecken, es bleibt leicht gebeugt. Stützen Sie sich mit einer Hand an der Wand ab, falls Sie nicht sicher stehen.

Warum
Mobilitätstest für Becken, Hüfte und Knie und ihre myofaszialen Strukturen

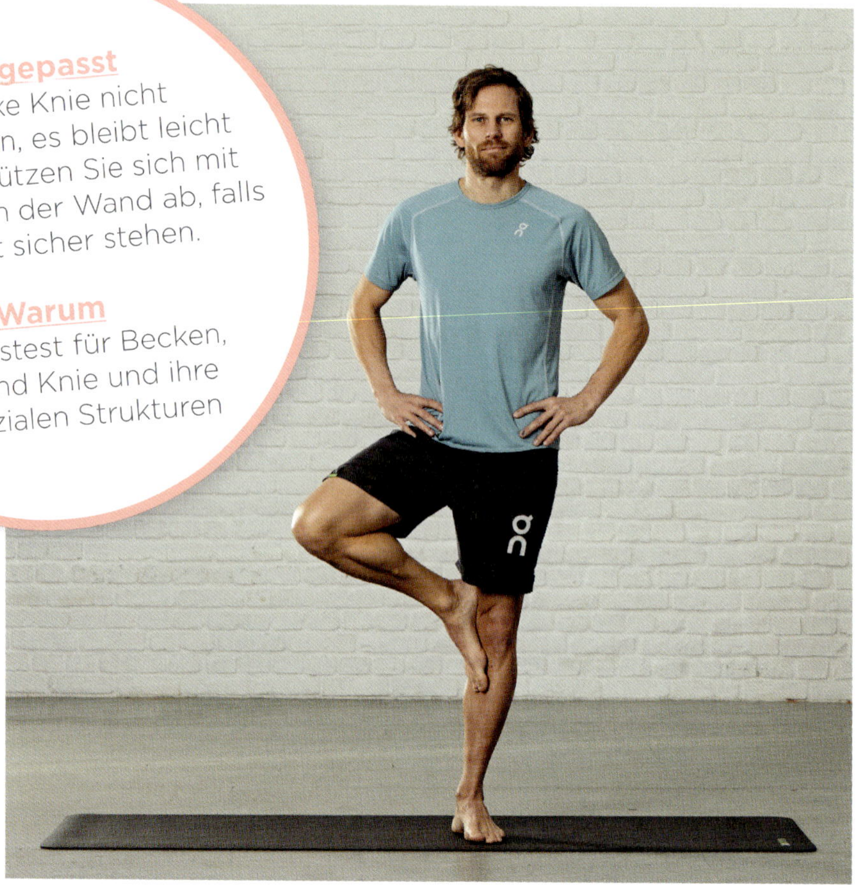

BECKENBEWEGLICHKEIT – HIP DROP

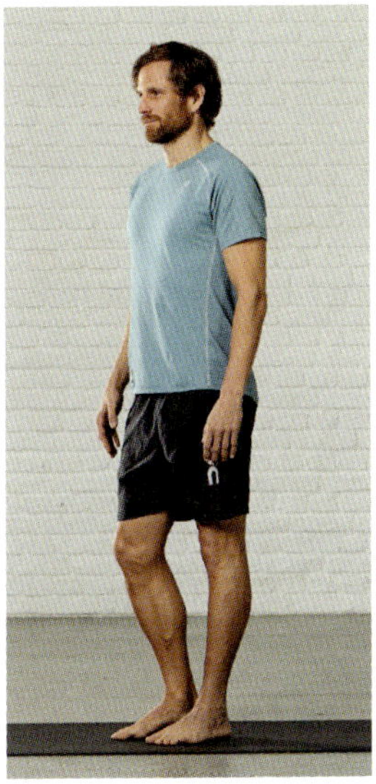

Stellen Sie sich aufrecht hin. Die Fußspitzen zeigen nach vorn. Verlagern Sie Ihr Gewicht auf das linke Bein und lassen sie das rechte Knie locker leicht nach vorn außen fallen. Den Test mit dem linken Bein wiederholen. Dreimal zu jeder Seite testen.

Aufgepasst
Das Standbein nicht überstrecken, sondern leicht gebeugt lassen.

Warum
Test der Beckenmobilität. Bei einer Beckenring-Blockierung fällt das Knie nicht so weit nach vorn außen wie auf der anderen Seite.

KNIE-ZUR-WAND-TEST

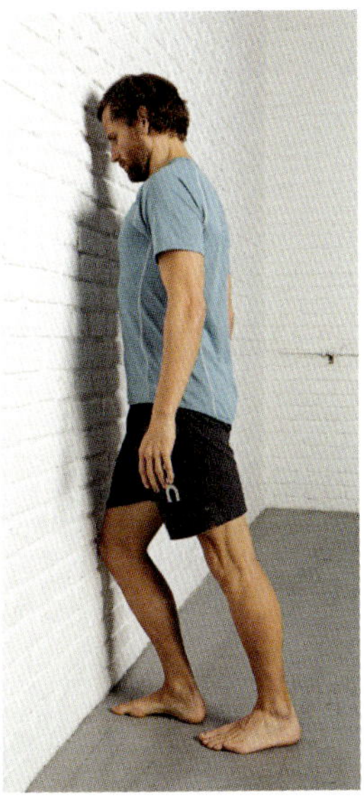

Sie stehen in leichter Schrittstellung frontal zur Wand. Die rechte Fußspitze ist zunächst 5 cm von der Wand entfernt. Drücken Sie das rechte Knie gegen die Wand, die Ferse bleibt am Boden. Wenn Sie diesen Test problemlos bestehen, vergrößern Sie den Abstand zwischen Fußspitze und Wand. Bei optimalen Beinstrukturen ist ein Abstand von 12 cm möglich.

Aufgepasst
Stützen Sie sich bei Standunsicherheit mit den Händen an der Wand ab.

Warum
Mobilitätstest für das obere Sprunggelenk und myofasziale Verkürzungen im Wadenbereich

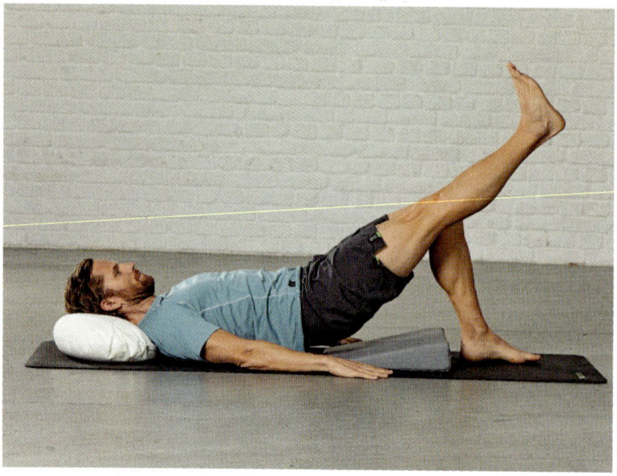

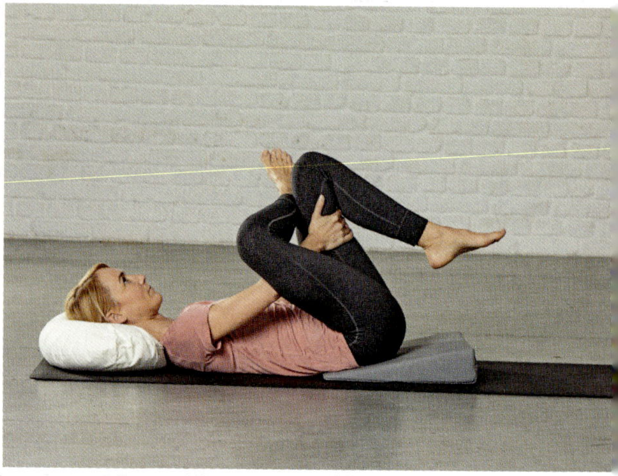

FASZIEN-PHYSIOTHERAPIE

Im letzten Kapitel haben Sie mithilfe des Physiochecks Ihren Befund erstellt und die Regionen Ihres Körpers ermittelt, die durch Schmerzen oder eine eingeschränkte – oder erhöhte – Beweglichkeit beeinträchtigt sind. In diesem Kapitel finden Sie die Übungen zur hilfreichen Selbstbehandlung.

ACHT KATEGORIEN DER SELBSTBEHANDLUNG

Mit den folgenden Übungen werden Sie zu Ihrem eigenen Faszien-Physiotherapeuten. Denken Sie stets daran, dass die Faszien der sechste Sinn Ihres Körpers sind. Spüren Sie während der Übungen aufmerksam in Ihren Körper hinein - ähnlich wie Sie es bereits beim Physiocheck getan haben, um Ihre Schmerzregionen zu ermitteln. Sie spüren am besten, was im Augenblick für Sie das Richtige ist. Achten Sie bei jeder Übung auf die exakte Ausführung und orientieren Sie sich dabei an den Fotos. Das wird anfangs noch ein wenig Konzentration und Wiederholungen erfordern, doch bald werden Ihnen die Bewegungsabfolgen so in Fleisch und Blut übergegangen sein, dass Sie diese auch mal schnell in Ihren Alltag einstreuen können. Besonders meine »Top Twelve« am Ende dieses Kapitels eignen sich dafür (siehe Seite 166).
Damit meine Grundlagen für Ihr Selbstbehandlungsprogramm für Sie auf einen Blick ersichtlich sind, habe ich meine Übungen in acht Kategorien eingeteilt - Schmerzentlastung, Autotraktion, manuelle Selbstbehandlung der Faszien, Automobilisation, Autostabilisation, Dehnung, Kräftigung und Koordination -, auf die ich nachfolgend zunächst kurz eingehen möchte.

SCHMERZENTLASTUNG

Schmerz und Stress strapazieren die Faszien so enorm, dass Schmerzentlastung für Sie das A und O ist. Im ersten Schritt benötigen die Faszien also Ruhe und Entlastung. In diesem Kapitel finden Sie für die wichtigsten Körperpartien das jeweils passende Vorgehen. Nehmen Sie 12 bis 15 Minuten lang die Entlastungspositionen ein, entspannen Sie sich und atmen Sie ruhig und gleichmäßig.

AUTOTRAKTION

Zusätzlich werden zur Schmerzentlastung wirksam Selbstzug-Übungen eingesetzt. Gelenke schmerzen oft, weil sie zu stark unter Druck stehen. Die beste Maßnahme ist dann, sie auseinanderzuziehen. Der gelenkspezifische Selbstzug entlastet die Gelenkkapsel und die umliegenden Faszien können sich entspannen und regenerieren. Der Zug sollte 1 Minute dauern, um seine Wirkung zu entfalten. Spüren Sie anschließend nach, wie Sie sich fühlen. Hat der Druck etwas nachgelassen? Wenn Sie Besserung spüren, fahren Sie mit einer manuellen Selbstbehandlung der Faszien oder einer myofaszialen Dehnung fort.

MANUELLE SELBSTBEHANDLUNG DER FASZIEN

In diesem Abschnitt finden Sie eine Vielzahl von Möglichkeiten, Ihre Faszien wirksam zu entlasten. Zunächst gilt es, auffällige Schmerzpunkte oder -zonen aufzuspüren. Häufig liegen diese Areale auch etwas vom eigentlichen Schmerzort entfernt. Beginnen Sie mit einer wohldosierten Selbstbehandlung zuerst mit Ihren Händen, dann mit der BLACKROLL® MINI oder dem Faszienfreund BellaBambi®. Behandeln Sie sich sanft durch Drücken, Verschieben, Zupfen, Herausziehen oder durch Einreibung mit einer guten Salbe wie Arnikasalbe oder einem Medizinprodukt, das Schmerzen reduziert, Entzündungen hemmt oder die Durchblutung fördert. Fünf Minuten sind oft schon ausreichend, um eine erste Besserung zu erzielen.

AUTOMOBILISATION

Die Mobilisationsbehandlung Ihrer Gelenke ist die Grundlage für die optimale Faszienspannung. Ich habe die Mobilisationen für Sie so ausgewählt, dass sie auch schmerzreduzierend wirken. Beginnen Sie zunächst mit fünf Wiederholungen und spüren Sie nach, wie die Wirkung ist. Bei gutem Erfolg können Sie später bis zu zehn Wiederholungen durchführen. Wichtig ist nicht die hohe Wiederholungsanzahl, sondern die exakte Ausführung der Mobilisationsübungen.

AUTOSTABILISATION

Die Stabilisationsbehandlung Ihrer Gelenke wirkt schmerzreduzierend und entlastet Ihre Faszien. Bei Überbeweglichkeit reguliert sie das Gelenk mit seinen myofaszialen Strukturen. Dosieren Sie die Anwendung und spüren Sie ihrer Wirkung nach, um das Gelenk auf die neue Situation einzustellen. Beginnen Sie mit fünf Wiederholungen und erhöhen Sie später, wenn sich die Gelenkstruktur etwas stabilisiert hat, auf zehn.

DEHNUNG

Die tonischen Haltemuskeln in unserem Körper halten uns aufrecht. Sie setzen sich mit der Erdanziehungskraft auseinander, sind häufig in einer Dauerspannung und neigen zur Verkürzung. Auch die myofaszialen Strukturen folgen im Alltag oft dem beugenden Prinzip (Flexionsmuster), wie zum Beispiel in krummer Sitzhaltung. Eher zieht sich der Mensch zusammen, als dass er sich streckt. Diesem Verhaltensmuster ist mit Dehnübungen zu begegnen.
Für die optimale Muskeldehnung nehmen Sie 60 Sekunden lang die jeweilige Dehnposition ein. Beginnen Sie sanft und verbleiben Sie einfach in dieser Position. Atmen

Sie entspannt weiter und wippen oder federn Sie währenddessen nicht. Um eine myofasziale Verkürzung zu beseitigen, sollten Sie diese Übungen vier Wochen lang fünfmal pro Woche je 60 Sekunden durchführen. So können Sie in nur vier Wochen Ihre Solllänge wieder erreichen.

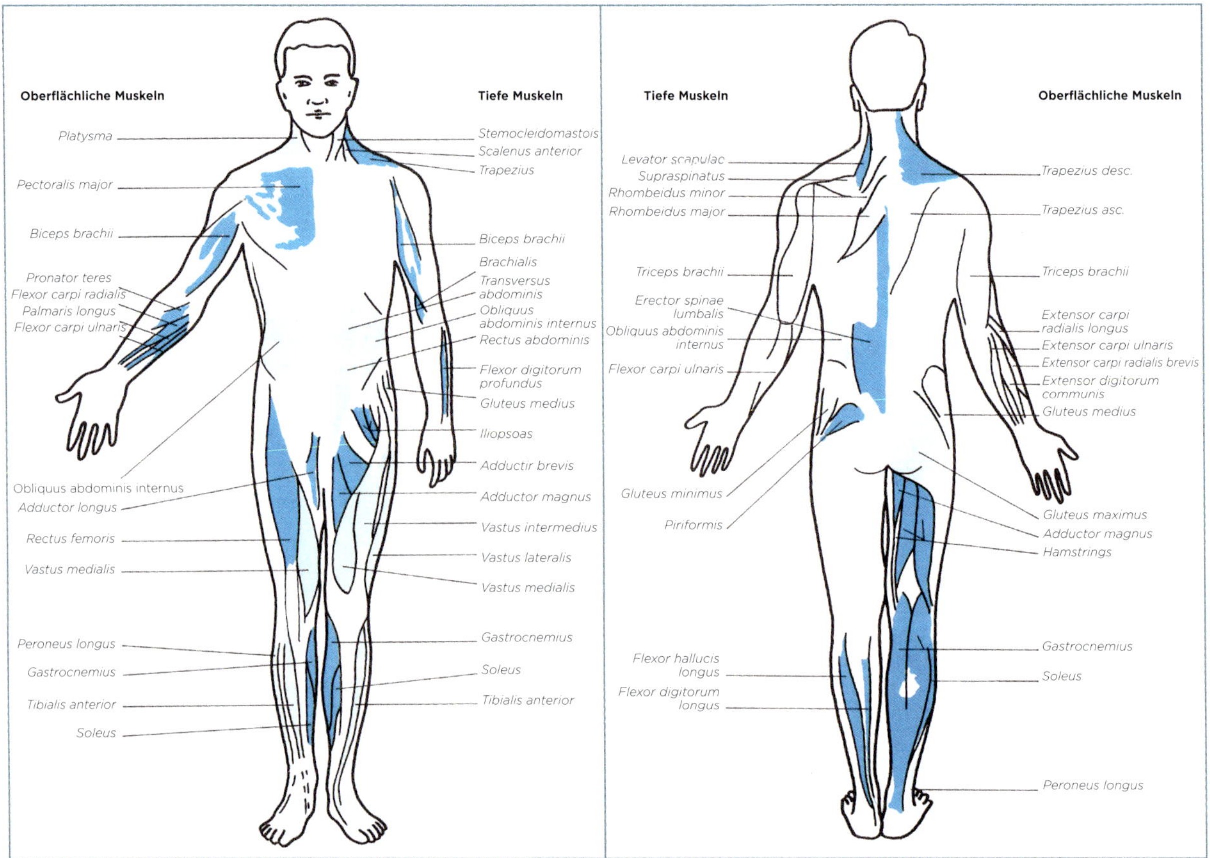

Die Abbildungen zeigen tonische (dunkelblau) und phasische (hellblau) myofasziale Strukturen. In der Regel neigen die tonischen Muskeln zur Verkürzung und sollten zunächst auf ihre Solllänge gedehnt werden, bevor die Kräftigung der phasischen Muskeln erfolgt.

KRÄFTIGUNG

Mit der gezielten Kräftigung der phasischen Bewegungsmuskeln sollten Sie erst beginnen, wenn Sie schmerzfrei sind und Ihre vorher verkürzten Muskeln und Faszien durch die Dehnungen wieder ihre Solllänge erreicht haben. Nehmen Sie die jeweilige Ausgangsstellung ein und führen Sie eine Testbewegung aus. Verläuft diese problemlos, testen Sie gleich einmal Ihre maximal mögliche Wiederholungsanzahl. Sie gibt Ihnen Aufschluss über die Kraftausdauer in dieser Körperpartie.
Nach den Prinzipien der medizinischen Trainingstherapie (MTT), die auf den Schweden Rolf Gustavson zurückgeht, können Sie Ihre Leistung messen, stets submaximal (bei zwei Dritteln der maximalen Leistung) nachhaltig trainieren und ideal steigern.

PROGRAMMIERTES KRAFTAUSDAUERTRAINING

1. Beispiel: Sie schaffen maximal 15 Sit-ups im Test. Dann wählen Sie im Training 10 Sit-ups (Dauer 20 Sekunden). Wiederholen Sie eine solche Sit-up-Serie jeweils dreimal mit jeweils 20 Sekunden Pause dazwischen.
2. Testen Sie 14 Tage später Ihre Maximalwiederholungen. Sind Sie ausdauernder? Dann steigern Sie die Wiederholungsanzahl, aber auch die Pausendauer dazwischen entsprechend.
3. Trainieren Sie bei Übungen, die zu einer Seite gehen, zunächst immer erst die eine, dann die andere Seite.
4. Zur Kräftigung Ihrer Achillessehnen springen Sie zweimal pro Woche mit 50 Prozent Belastung, also sehr sanft etwa 3 bis 4 Minuten lang. Dies kann mit oder ohne Springseil geschehen.

KOORDINATION

Die koordinativen Übungen sind das Ziel Ihrer Faszien-Physiotherapie. Sie beinhalten die anderen, vorgenannten Prinzipien. Stets sollte Ihr Training nach dem Motto »schmerzfrei motiviert üben« erfolgen. Das schafft die Voraussetzung, dass Sie sich behutsam weiterführende Ziele in Sport und Freizeit setzen können. So sollten Sie beispielsweise höchstens zwei- bis dreimal pro Woche joggen und Ihren Faszien an den restlichen Tagen genügend Zeit lassen, sich zu regenerieren.

EQUIPMENT

Um die Übungen durchzuführen, benötigen Sie keine speziellen Geräte – einige wenige kleine Hilfsmittel reichen:

1. Keilkissen (siehe Seite 95) und Kopflagerungskissen (siehe Seite 93), im Fachhandel als Brüggerkissen bekannt, sind in verschiedenen Stärken erhältlich und ideal zur Entlastungslagerung.
2. Der Wadendehnkeil aus Holz (siehe Seite 159) ist unverzichtbar zur gezielten Wadendehnung (erhältlich unter www.faszien-physiotherapie.de/produkte).
3. Die Minifaszienrolle der Firma BLACKROLL® (siehe Seite 56) ist das richtige Instrument zum Ausrollen der Faszien.
4. Die Unterdrucksauger der Firma BellaBambi® (siehe Seite 71) sind in zwei Größen und drei Stärken erhältlich und eignen sich perfekt zum Lösen der Faszien.
5. Crosstapes (siehe Seite 77) sind Gitterpflaster, die die Lösung von Triggerpunkten unterstützen.
6. Eine Gewichtsmanschette mit Klettverschluss (siehe Seite 129), im Sportfachhandel erhältlich, hilft wirksam bei Gelenkzugübungen.

Zusätzlich können Sie dieses Equipment verwenden:

1. Halbrunde Lagerungsrollen, erhältlich im Fachhandel für Physiotherapie, sind gut für die Knieentlastung.
2. Coolpacks gibt es in der Apotheke in verschiedenen Größen. Hüllen Sie sie immer in ein Tuch, bevor Sie sie zum Kühlen verwenden.
3. Arnikasalbe gibt es in der Apotheke und im Drogeriemarkt. Sie hilft bei akuten Faszienbeschwerden und erleichtert das Verschieben des Unterdrucksaugers.
4. Eine Gymnastikmatte ist ein guter Untergrund für die Übungen.

SELBSTBEHANDLUNG MIT DER MINIFASZIENROLLE

Im Laufe des Lebens verändern sich unsere Körperfaszien. Die häufigsten Ursachen dafür sind säureüberschüssige Ernährung, einseitige Bewegungsstereotype, falsches Training und übermäßiger Stress. Durch Verklebungen, Verfilzungen und Veränderungen der Gewebearchitektur verlieren die Faszien ihre Elastizität. Eine myofasziale Rollentherapie kann diese Veränderungen wieder deutlich verbessern.
Rollen Sie mit der BLACKROLL® MINI die verklebten Faszien ruhig und mit kräftigem, aber für Sie dosiertem Druck ab. Das kann mit direktem Hautkontakt erfolgen, aber auch durch die Kleidung. Stellen Sie sich dabei vor, eine kleine »Bugwelle« durch Ihr Gewebe zu führen. An allen Stellen, die Sie selbst nicht erreichen können, lassen Sie sich von einem netten Menschen helfen. Besprechen Sie zuvor die angemessene Dosierung. Pro Übungseinheit sind 15 bis 20 Rollbewegungen ausreichend.

AUFGEPASST

Bei der Anwendung der BLACKROLL® MINI gilt: Weniger ist mehr. Sie kann ein schneidendes Schmerzgefühl hervorrufen. Ist das bei Ihnen der Fall, beginnen Sie sanft und mit weniger Wiederholungen. In der Regel ist das schneidende Gefühl nach fünf bis sieben Übungseinheiten verschwunden. Wenden Sie die Rolle auch nur jeden zweiten Tag an. Spüren Sie jeweils nach dem Rollen und am Tag danach dem Effekt der Faszien-Lösung nach. Im Gewebe sollte ein wohliges, waches und leichtes Gefühl spürbar sein. Rollen Sie niemals über Knochen. Auch krankhafte Venen oder Hautverletzungen dürfen nicht mit der BLACKROLL® MINI behandelt werden.

GROSSE FASZIENROLLE

Oft werde ich nach dem Einsatz der großen Faszienrolle gefragt. Meiner Meinung nach leistet sie Hochleistungssportlern wie der Deutschen Fußball-Nationalmannschaft sehr gute Dienste. Die Sportler können ihre medizinische Abteilung entlasten, indem sie ihre Regeneration selbst vorantreiben. Da ich aber im Physiotherapiealltag schon viele Eigenverletzungen mit schädlichen Folgen aufgrund der Verwendung der großen Faszienrolle gesehen habe, entwickelte ich zunächst das BLACKROLL®-MINI-Konzept. Wer das gut beherrscht, kann sich später an die große Rolle wagen.

HANDROLLER

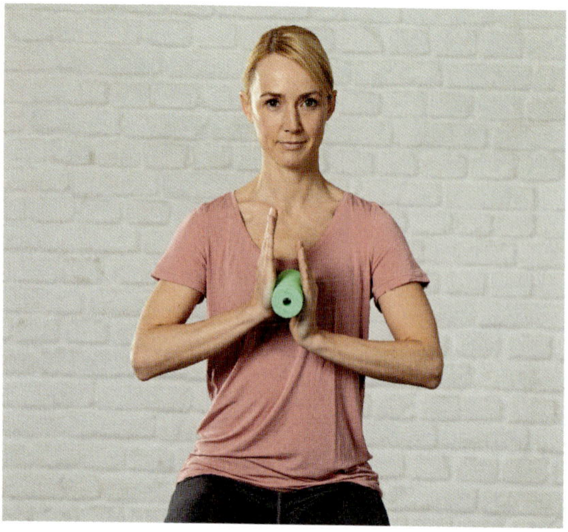

1 Setzen Sie sich aufrecht auf einen Stuhl und halten Sie die Rolle zwischen den Händen.

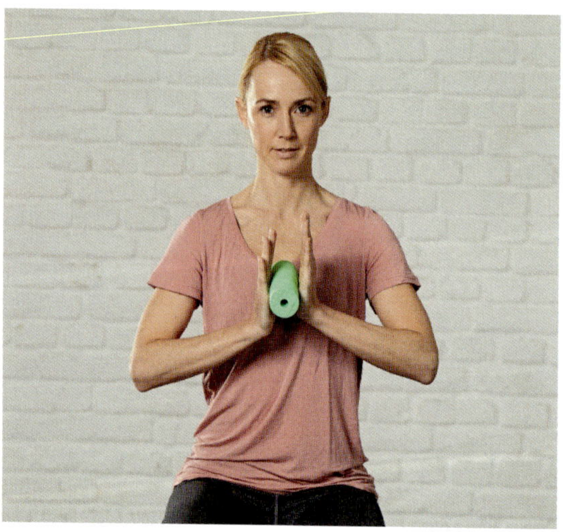

2 Rollen Sie beide Handflächen kraftvoll ab. Behandeln Sie mit der Rolle auch die Daumen- und die Kleinfingerseiten.

Aufgepasst

Spreizen Sie die Ellenbogen ab, sodass Sie den Druck Ihrer Hände erhöhen können.

Warum

In den Handflächen befinden sich viele fasziale Verklebungen. Diese werden nachhaltig gelöst. Außerdem wirkt sich das Rollen positiv auf Ihre Handreflexzonen aus.

DAUMENROLLER

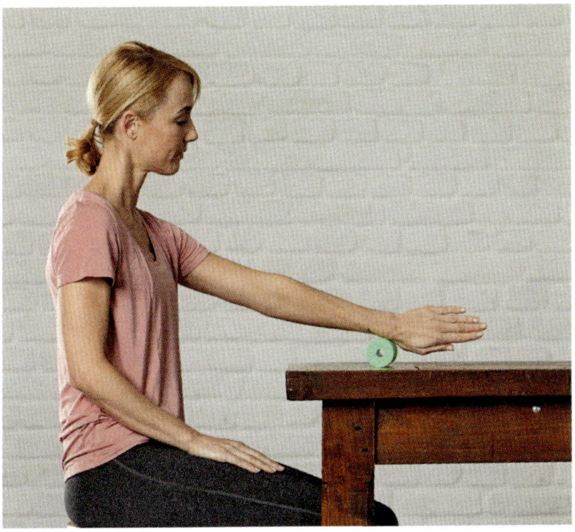

1 Setzen Sie sich aufrecht an einen Tisch. Die BLACKROLL® MINI liegt quer vor Ihnen auf dem Tisch.

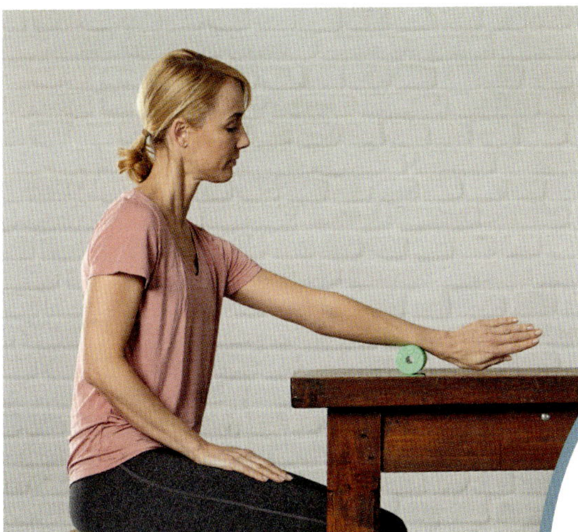

2 Rollen Sie Ihren Unterarm an der Daumenseite. Die Rollbewegung geht von der Mitte des Unterarms bis zum Daumengelenk und wieder zurück.

Aufgepasst

Rollen Sie sanft, da Sie mit dieser Übung auch die empfindliche Knochenhaut erreichen.

Warum

Manuelle Überbeanspruchung des Daumens entsteht unter anderem durch starke Handybenutzung (»WhatsApp-Daumen«). Das fasziale Rollen kann entstandene Defizite beheben.

UNTERARMROLLER

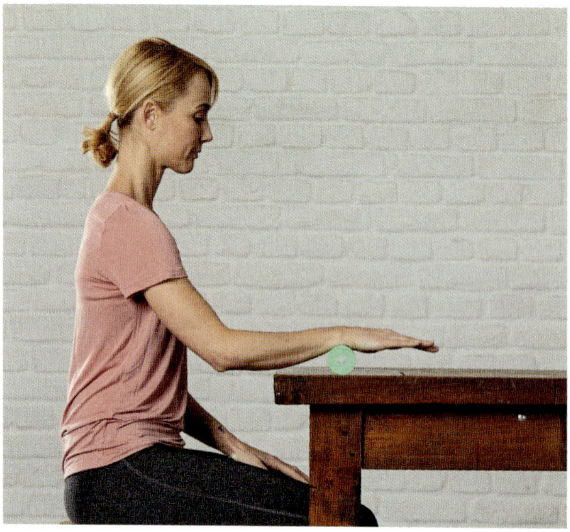

1 Setzen Sie sich an einen Tisch und legen Sie die Rolle unter Ihrem rechten Unterarm quer auf die Tischplatte.

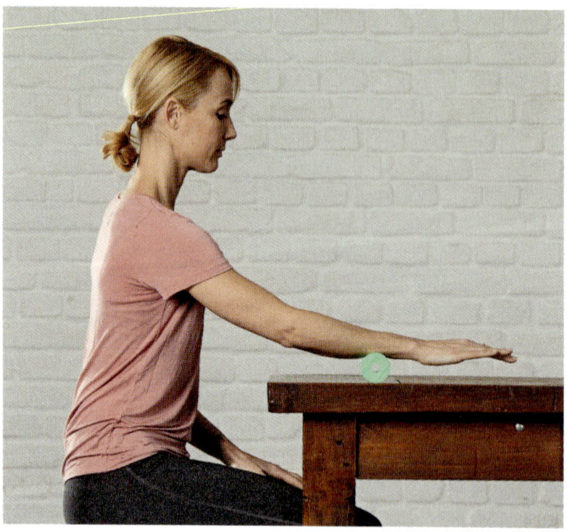

2 Rollen Sie mit kräftigem Druck vor und zurück.

Aufgepasst
Die Hand ist entspannt und wird in Verlängerung des Unterarms gehalten.

Warum
Die Beugemuskeln und die Faszien des Unterarms sind häufig aufgrund von Greifbewegungen verkürzt. Sie werden mit diesem Rollen wieder gelöst.

OBERARMROLLER

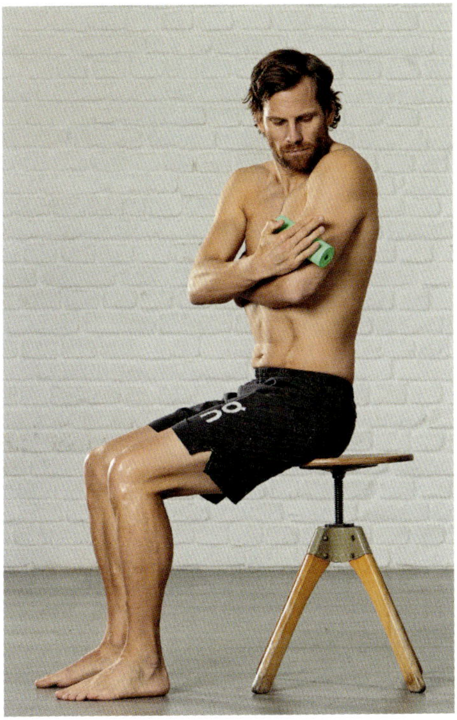

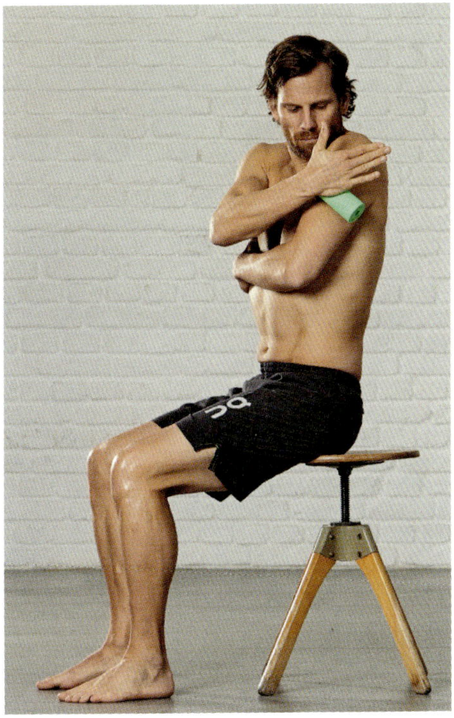

1 Setzen Sie sich aufrecht auf einen Stuhl. Beugen Sie Ihren rechten Arm im Ellenbogen. Legen Sie die Rolle auf die empfindliche Faszie am Oberarm.

2 Rollen Sie zwischen Schulter und Ellenbogen auf einer etwa 15 cm langen Linie auf und ab.

Aufgepasst
Nur etwa über eine Länge von 15 cm rollen, um das Faszienband genau zu treffen.

Warum
Die Oberarmfaszie wird komplex gelöst.

SCHULTERROLLER

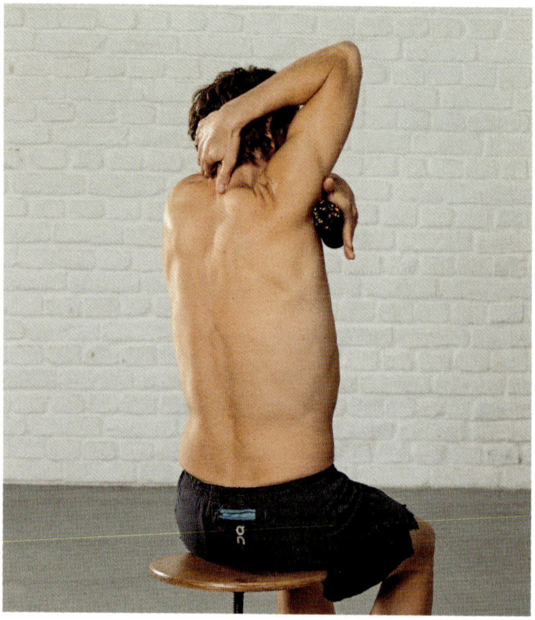

1 Setzen Sie sich aufrecht auf einen Stuhl. Beugen Sie den rechten Arm im Ellenbogen und legen Sie die rechte Hand an Ihren Hinterkopf.

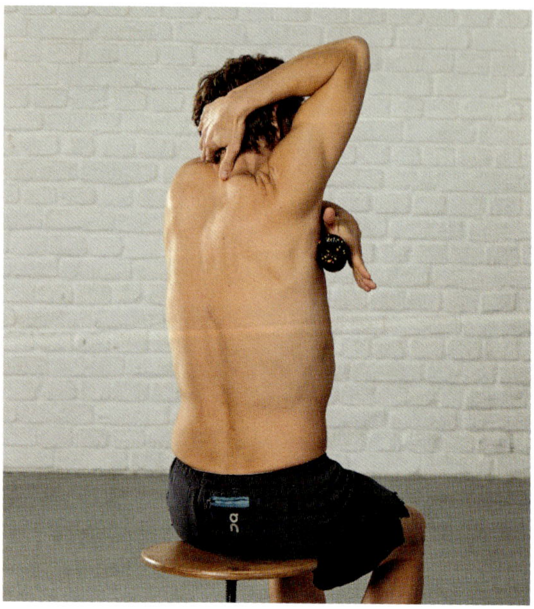

2 Rollen Sie mit der linken Hand am äußeren Rand des Schulterblattes die empfindliche Struktur der Schultermuskulatur über etwa 5 cm auf und ab.

Aufgepasst

Beginnen Sie sanft. Nicht auf dem Schulterblatt rollen.

Warum

Viele Schulterprobleme entstehen durch eine fasziale Fehlfunktion des Schulterblattes. Durch diese Selbstbehandlung wird Ihr Schulterblatt wieder sanft gelöst.

NACKENROLLER

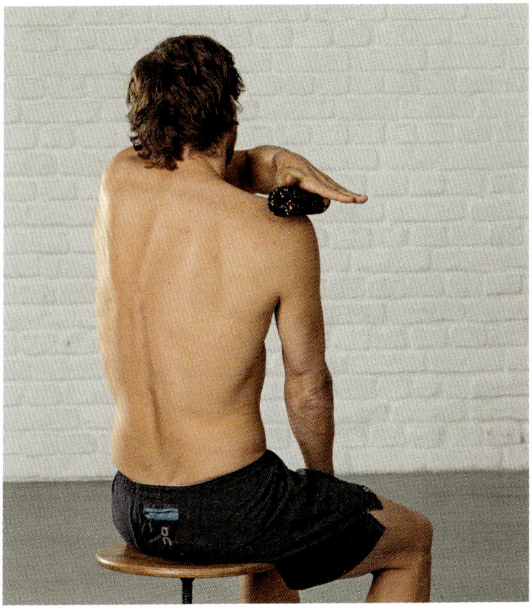

1 Setzen Sie sich aufrecht auf einen Stuhl.

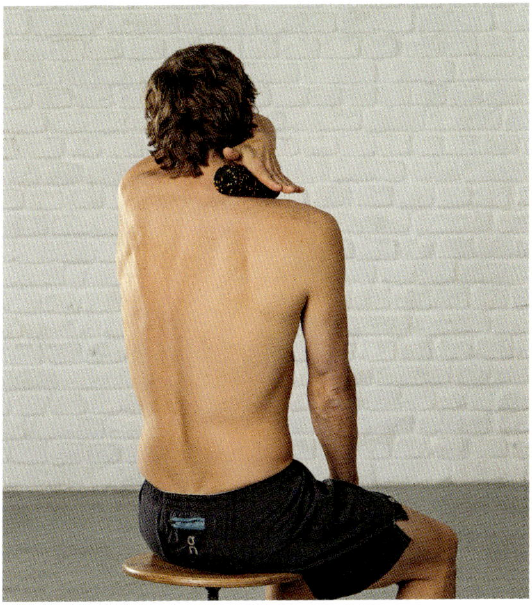

2 Rollen Sie mit der gegenüberliegenden Hand den großen Schulter-Nacken-Muskel. Die Bewegung geht von der Schulter zum Hinterkopf und zurück. Ihr Blick ist auf den Boden gerichtet.

Aufgepasst
Bleiben Sie zwischen Schlüsselbein und Schulterblatt.

Warum
Kopf-, Nacken oder Schulterschmerzen werden durch die Überbeanspruchung dieses Muskels verursacht, der durch diese Übung gelöst wird.

RÜCKENROLLER

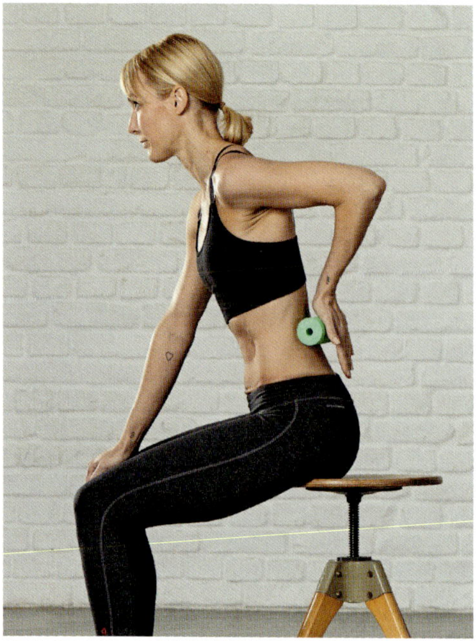

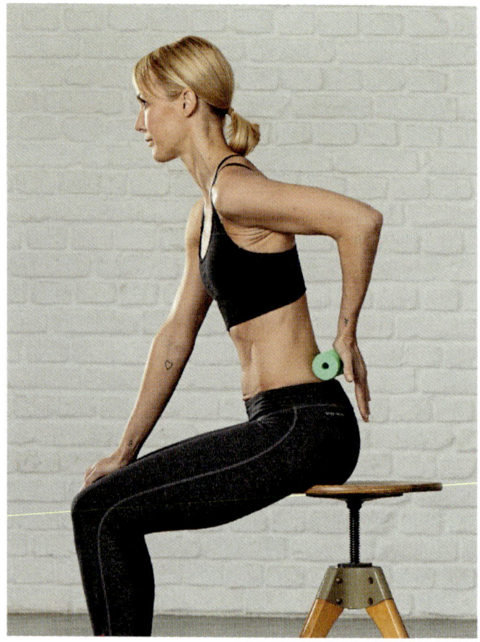

1 Setzen Sie sich aufrecht auf einen Stuhl und beugen Sie den Oberkörper leicht nach vorn.

2 Legen Sie die Rolle oberhalb des Beckens neben der Lendenwirbelsäule an und rollen Sie 10 bis 15 cm auf und ab.

Aufgepasst

Nicht auf der Wirbelsäule rollen, sondern im Muskelbereich daneben.

Warum

Verfilzungen der großen Rückenfaszie sind eine der Hauptursachen von Rückenschmerzen. Diese Übung ist äußerst wirksam für die Lösung der Verspannungen und zur Beseitigung der Beschwerden.

GESÄSSROLLER

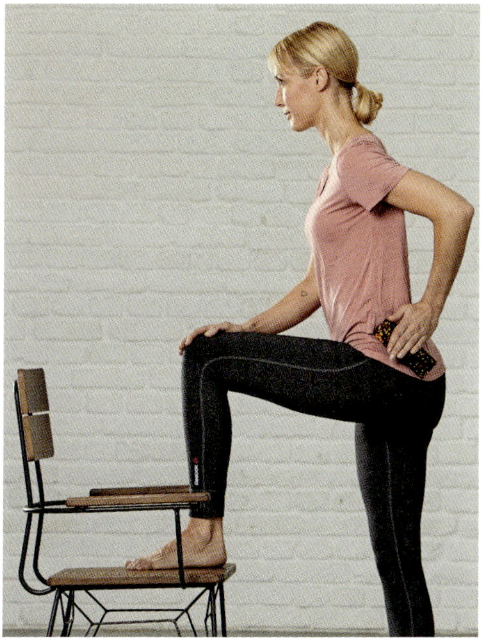

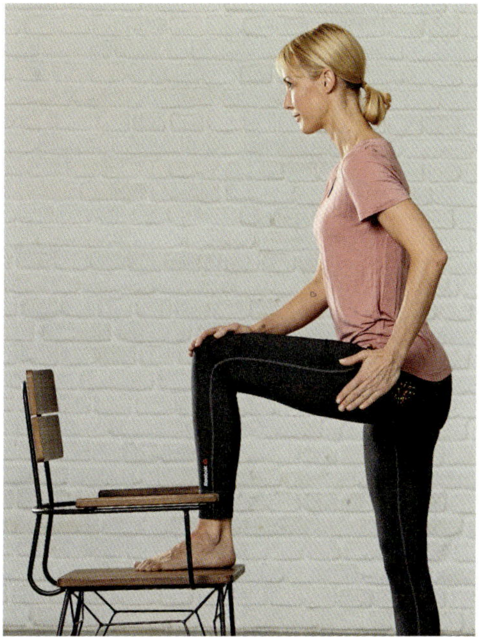

1 Stellen Sie sich aufrecht vor einen Stuhl und setzen Sie einen Fuß auf der Sitzfläche ab. Beugen Sie den Oberkörper leicht nach vorn.

2 Führen Sie die Rolle auf der Seite des aufgestellten Beins vom Steißbein seitlich in Richtung Hüftgelenk und zurück.

Aufgepasst
Nicht zu kräftig aufdrücken, da der Ischiasnerv in der Nähe liegt!

Warum
Die birnenförmige Gesäßfaszie (Piriformis-Muskel) ist bei Beckenringstörungen häufig einseitig betroffen. Zur Lösung dieser Struktur ist diese Übung hilfreich.

OBERSCHENKELROLLER

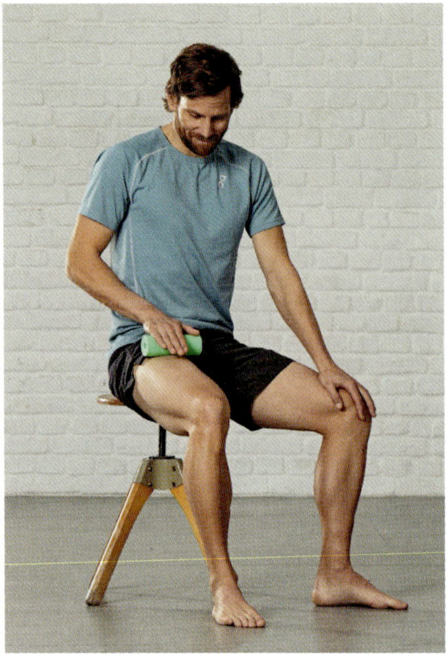

1 Setzen Sie sich aufrecht auf einen Stuhl. Die Füße stehen flach auf dem Boden.

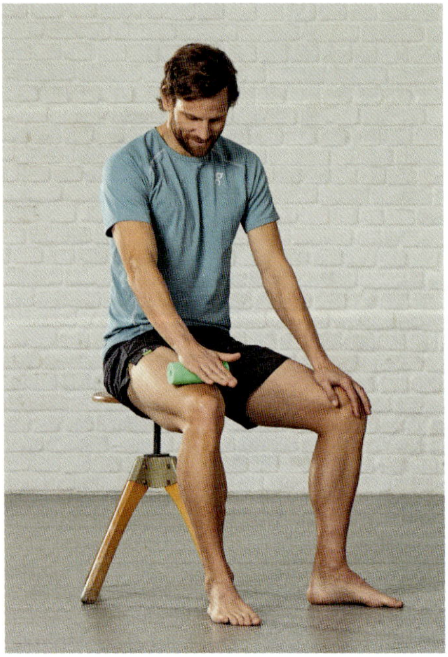

2 Rollen Sie den Oberschenkel auf der Mitte von der Hüfte bis zum Knie ab.

Aufgepasst
Nur die empfindliche Mittelpartie behandeln.

Warum
Der mittlere Anteil der vorderen Oberschenkelfaszie *(Quadrizeps femoris)* wird mit dieser Übung wieder ins Lot gebracht.

SEITLICHER OBERSCHENKELROLLER

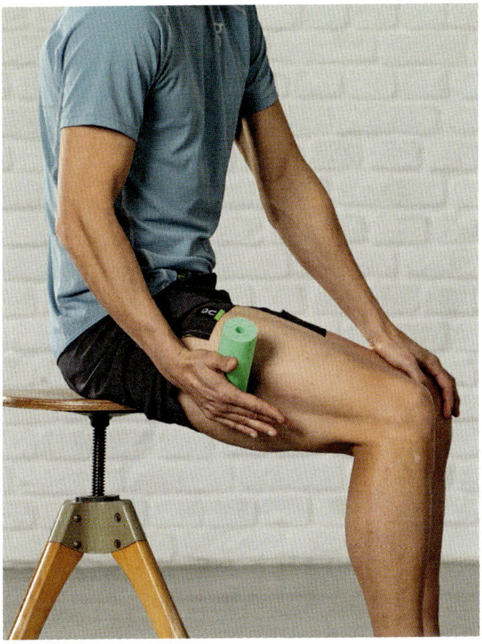

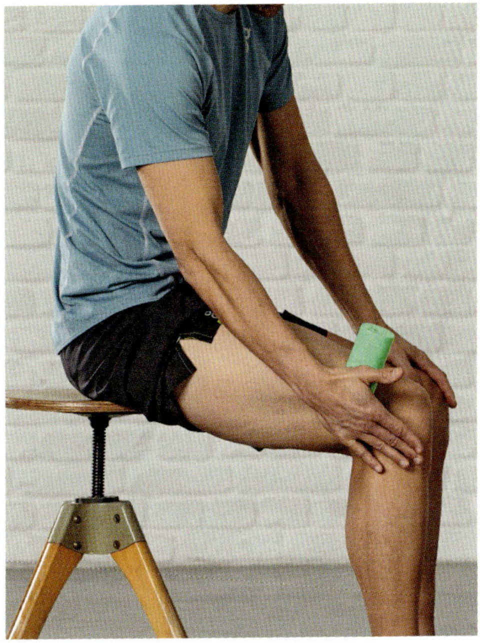

1 Setzen Sie sich aufrecht hin. Die Füße stehen flach auf dem Boden.

2 Rollen Sie die gesamte Außenseite Ihres Oberschenkels (seitliche Hosennaht) von der Hüfte bis zum Knie ab. Oft zeigen sich in diesem Bereich schmerzhafte Stellen. Diese können punktgenau mit dem stumpfen Bereich der Rolle gelöst werden.

Aufgepasst
Beginnen Sie sanft, da diese derbe Faszie häufig »beleidigt« ist und gelöst werden muss.

Warum
Gerade im seitlichen Oberschenkel sammeln sich häufig fasziale Verspannungen an. Auslöser sind meistens Bewegungsstereotype, etwa Stand- und Spielbein-Haltung, Übereinanderschlagen der Beine oder auch Fehlstellungen der Beinachsen.

WADENROLLER

1 Setzen Sie sich auf den Boden, strecken Sie die Beine und legen Sie die Rolle unter Ihre Achillessehne. Stützen Sie sich hinter dem Oberkörper mit den Händen auf dem Boden ab.

2 Heben Sie Ihr Gesäß leicht an und rollen Sie Ihr Bein von der Achillessehne über die gesamte Wade und wieder zurück.

Aufgepasst
Die Fußspitze wird angezogen.

Warum
Der Übergang der Achillessehne zur Wadenmuskulatur und zur Wade selbst wird gelöst.

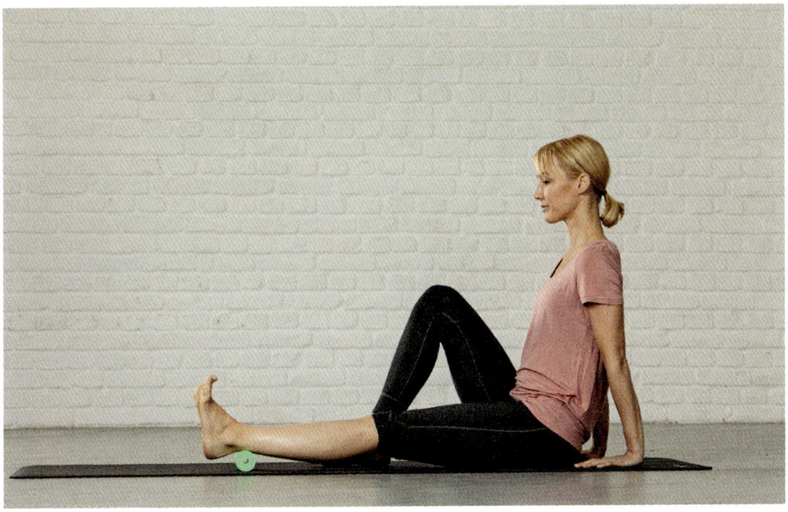

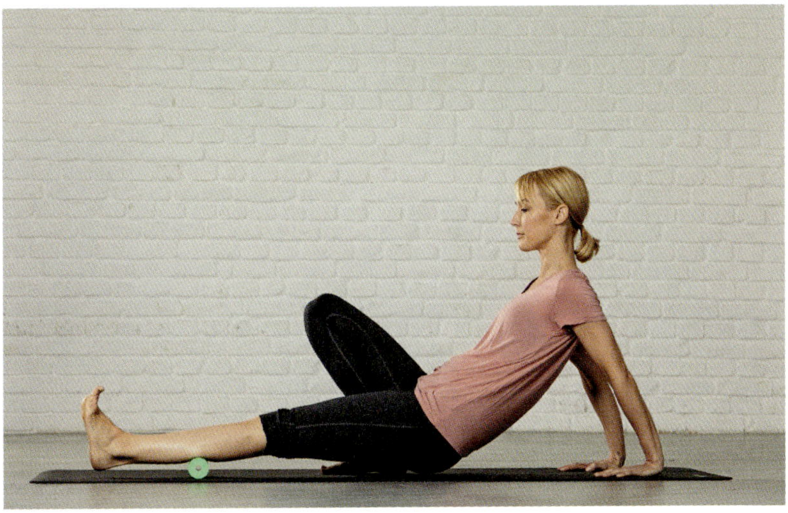

FUSSROLLER

1 Setzen Sie sich auf einen Stuhl und legen Sie die Rolle quer unter Ihre Ferse.

2 Das Fersenpolster und die Fußsohle werden langsam und kräftig abgerollt. Die Zehenspitzen sind gebeugt und zeigen zum Boden.

3 Als Varianten können Sie die Rolle senkrecht unter Ihre Fußsohle oder beide Füße auf die Rolle legen und sie gleichzeitig abrollen.

Aufgepasst
Auf empfindliche Fußreflexzonen achten!

Warum
An der Fußsohle befindet sich die dickste Faszie unseres Körpers, sie ist 2 mm stark. Sie ist gleichzeitig auch Teil der längsten Körperfaszie, die sich von der Fußsohle über die Beinrückseiten, den Rücken bis zur Stirn erstreckt. Das Rollen löst daher nach und nach Ihre gesamte Körperrückseite, sogar Ihr Kopf wird befreit (siehe Darstellung der Faszienlinie auf Seite 16). Lokal ist diese Übung sehr wirksam bei Fußbeschwerden wie Hallux valgus, Fersensporn und Fußfehlstellungen.

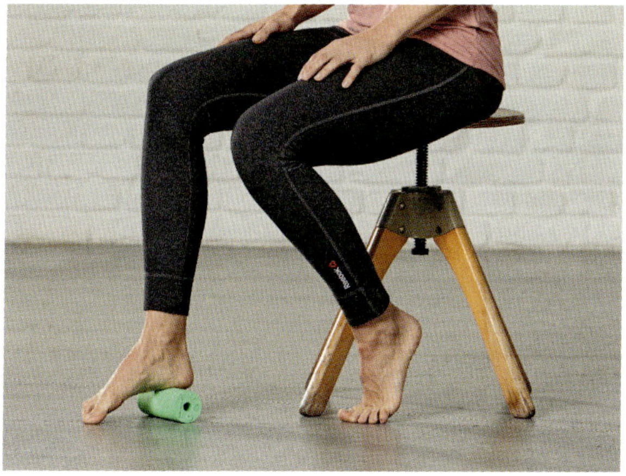

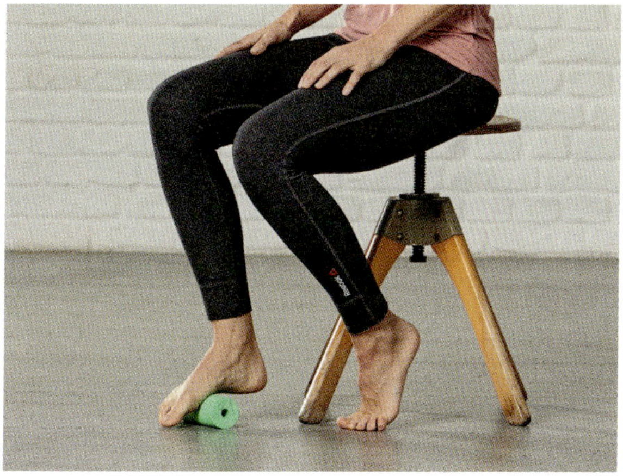

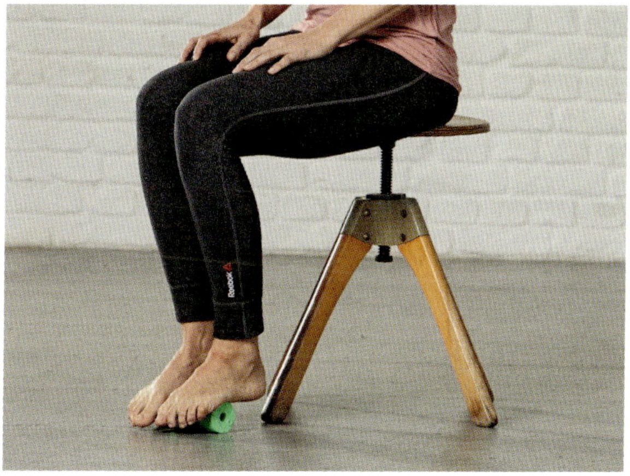

UNTERDRUCKBEHANDLUNG MIT DEM FASZIENFREUND

Mit dem BellaBambi® Faszienfreund lösen Sie verspannte Faszien. Mittels eines gezielten, dreidimensionalen Unterdrucks werden die Faszien durch einen tiefenwirksamen Zug verschoben und gelöst. Dadurch gewinnen die betroffenen Strukturen wieder an Elastizität und Gleitfähigkeit. In der Regel verspüren Sie unmittelbar oder einige Stunden nach der Anwendung eine deutliche Erleichterung der Beschwerden. Die Behandlung kann auch sehr gezielt an Triggerpunkten und Triggerbändern erfolgen, also auf den myofaszialen Maximalpunkten und -bändern. Die abgebildeten Produkte von BellaBambi® haben sich in meiner Praxis sehr bewährt. Es gibt sie in zwei Größen und drei Stärken. Sie sind aus einem sehr strapazierfähigen Silikon hergestellt und sehr lange haltbar.

SO WIRD'S GEMACHT

Ertasten Sie die schmerzhaften Faszien und reiben Sie die Haut mit einem fetthaltigen Behandlungsprodukt wie beispielsweise Arnikasalbe leicht ein. Drücken Sie den Faszienfreund am unteren Rand zusammen und setzen Sie ihn auf diese Stelle. Wenn Sie ihn nun loslassen, haftet er im faszialen Gewebe. Sie können den Faszienfreund über den schmerzenden Bereich bewegen oder ihn punktuell im Gewebe belassen und sich gemäß den Vorgaben in der Produktanleitung bewegen. Die Behandlungszeit beträgt etwa 1 Minute. Lösen Sie den Faszienfreund anschließend wieder ab und reiben Sie den Rest des Produktes tiefenwirksam in das behandelte Gewebe. Die Anwendung sollte möglichst ein- bis zweimal täglich erfolgen. Auch nach Abklingen der Beschwerden empfehle ich, die Behandlung einmal pro Woche weiterzuführen.

AUFGEPASST

Die Anwendung darf nur auf gesunder Haut und bei guter Hautbeschaffenheit ausgeführt werden. Bei Verletzungen, Entzündungen, Sonnenbrand und Ähnlichem ist von einer Behandlung abzuraten.

HANDFREUND

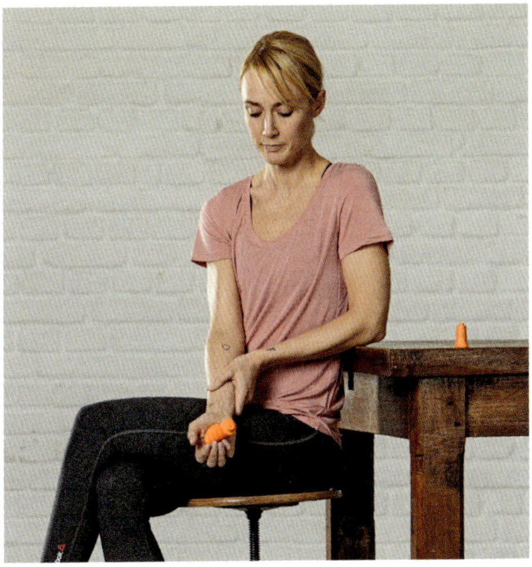

1 Setzen Sie sich den Faszienfreund auf die entspannte Handfläche.

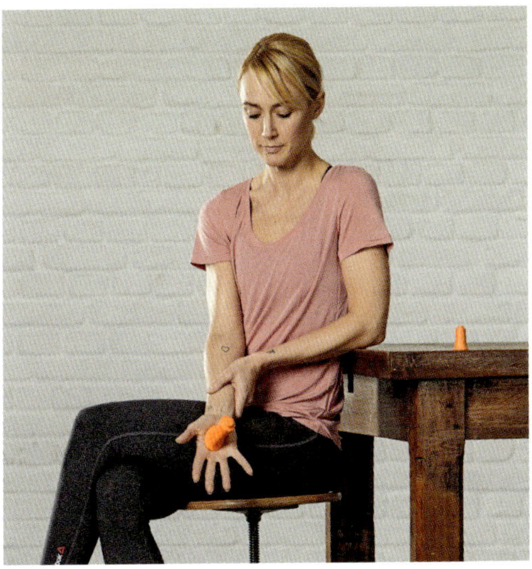

2 Öffnen Sie langsam Ihre Hand und Ihre Finger, sodass Sie den Zug gut in Ihrer ganzen Hand spüren.

Aufgepasst
Finger und Hand nicht überstrecken.

Warum
Lösung der Handfaszie. Im Alltag wird sie durch Zupacken oder Halten, zum Beispiel bei der Arbeit mit der Maus oder beim Bedienen des Handys, stark belastet. Diese Übung entlastet Ihre Hand- und Fingerfaszien wirksam und deutlich spürbar.

ARMFREUND

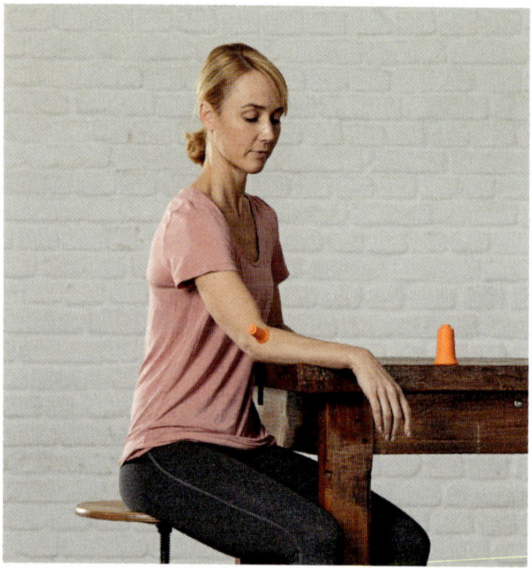

1 Setzen Sie sich aufrecht an einen Tisch und legen Sie den Unterarm locker über die Ecke des Tisches, sodass Ihre Hand über die Kante herabhängt. Setzen Sie den Faszienfreund direkt unterhalb des Ellenbogens an der Armaußenseite auf.

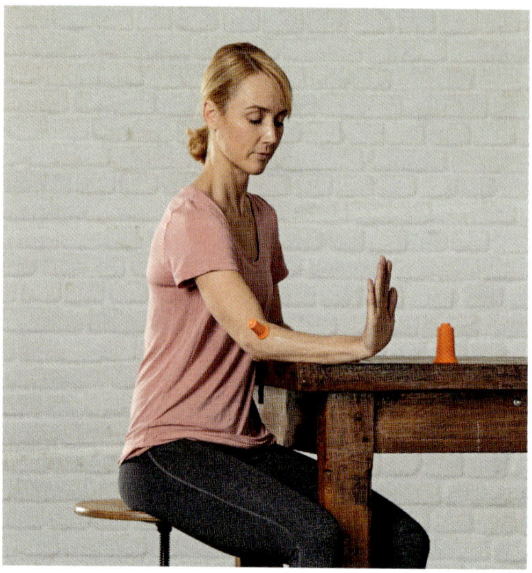

2 Ziehen Sie Ihre Hand zehnmal hoch und lassen Sie sie wieder sinken.

Aufgepasst
Die Finger folgen der Handbewegung.

Warum
Die Unterarmfaszien werden nach größeren Anstrengungen wieder in Form gebracht.

RÜCKENFREUND

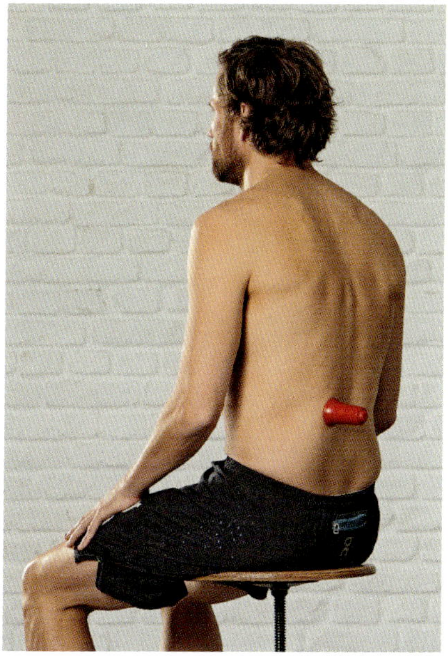

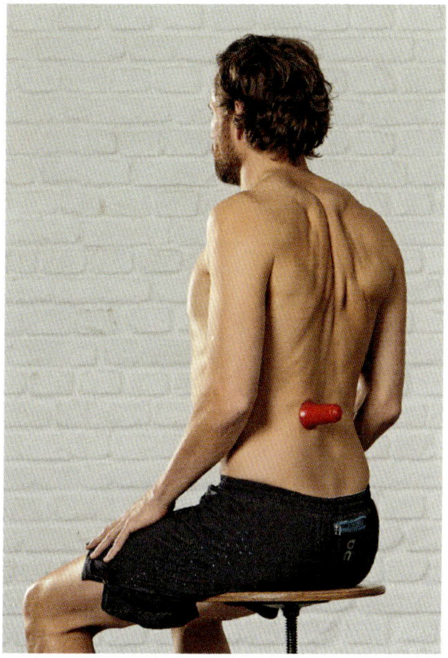

1 Setzen Sie sich auf die vordere Sitzkante eines Stuhls. Beugen Sie sich leicht nach vorn und ertasten Sie an Ihrem Rücken neben der oberen Lendenwirbelsäule die schmerzende Rückenfaszie. Setzen Sie den Faszienfreund dort auf den maximalen Schmerzpunkt.

2 Bewegen Sie jetzt zehnmal das Becken vor und zurück, indem Sie zwischen Hohl- und Rundrücken abwechseln.

Aufgepasst
Machen Sie weiche, geschmeidige Bewegungen.

Warum
Lösung der großen Rückenfaszie – die wichtigste und effizienteste Maßnahme bei weichteilbedingten Rückenschmerzen

SCHENKELFREUND

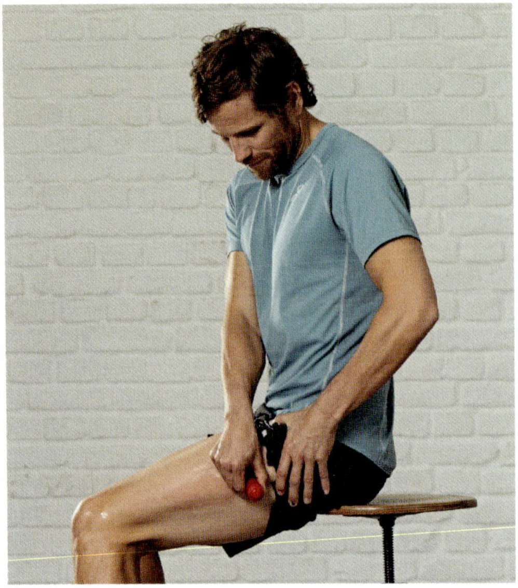

1 Setzen Sie sich aufrecht auf einen Stuhl, Ihre Füße stehen flach auf dem Boden. Setzen Sie den Faszienfreund auf Ihre seitliche Oberschenkelfaszie (Hosennaht).

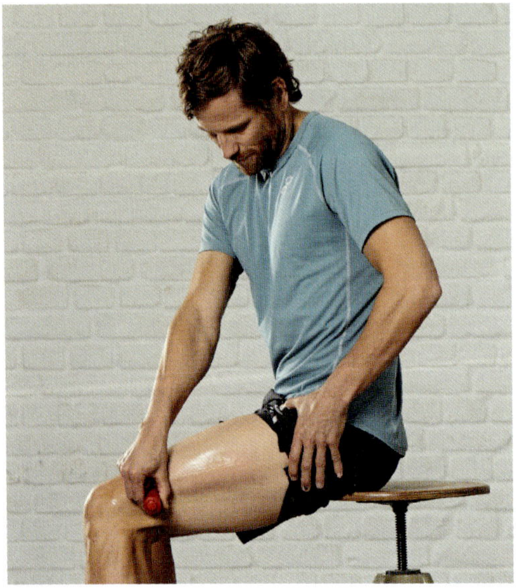

2 Ziehen Sie den Faszienfreund zehnmal von der Hüfte bis zum Knie, entlang der hier lokalisierten langen, derben Faszie.

Aufgepasst
Beginnen Sie sanft, da diese Faszie besonders stark schmerzen kann.

Warum
Es erfolgt eine myofasziale Lösung des seitlichen Oberschenkels.

BEINFREUND

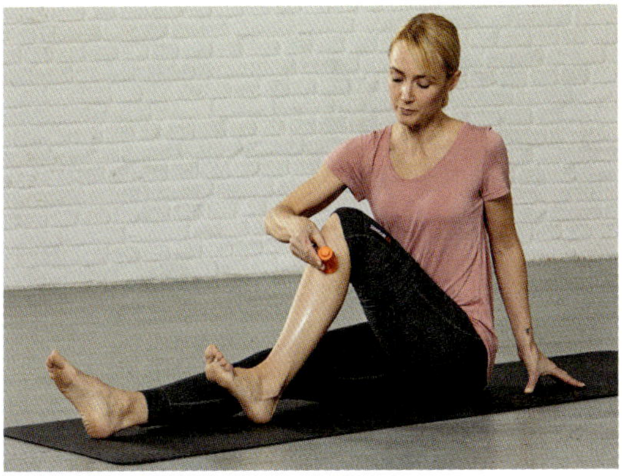

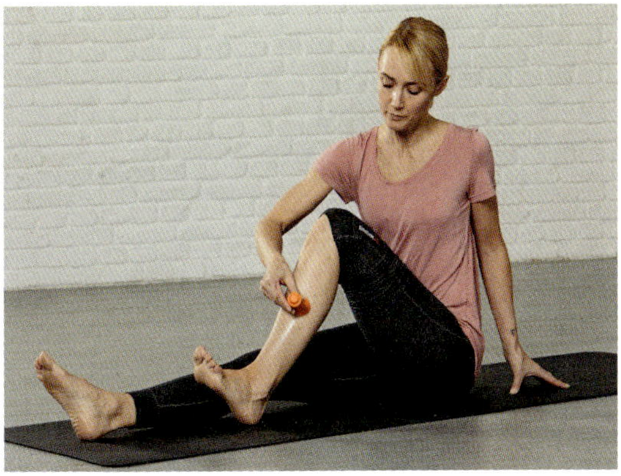

1 Setzen Sie sich auf den Boden. Ein Bein ist gestreckt, das andere ist aufgestellt und die Fußspitze ist angezogen, sodass nur die Ferse den Boden berührt. Setzen Sie den Faszienfreund unterhalb des Knies außen auf den vorderen Unterschenkelmuskel.

2 Ziehen Sie den Schröpfer auf einer geraden Linie zehnmal bis zum Außenknöchel ab- und wieder aufwärts.

Aufgepasst
Bewegen Sie den Schröpfer nicht über das Schienbein.

Warum
Myofasziale Lösung des vorderen Unterschenkels nach größeren sportlichen Aktivitäten sowie bei Knie- und Fußbeschwerden

FUSSFREUND

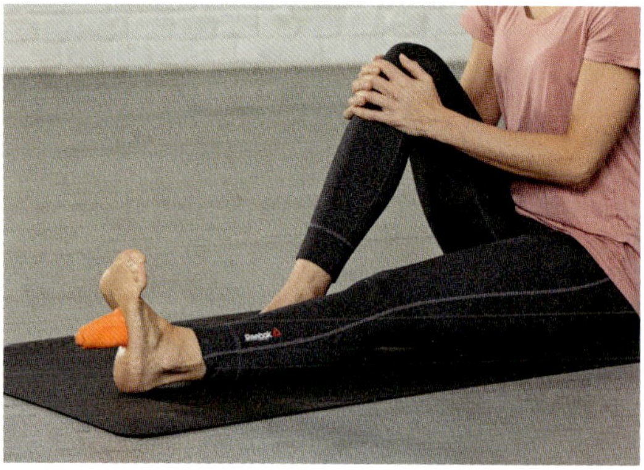

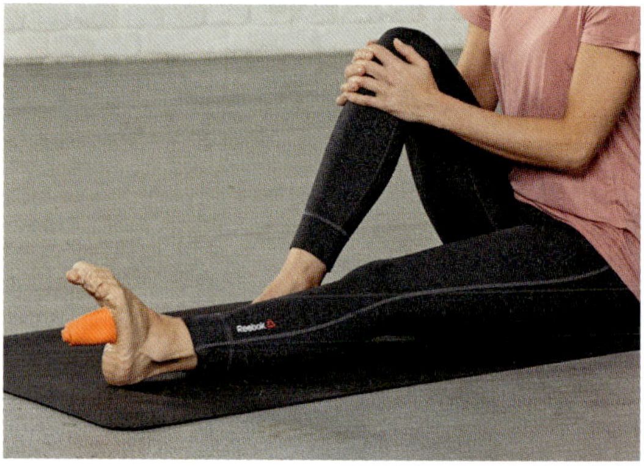

1 Setzen Sie sich auf den Boden und setzen Sie den Faszienfreund mitten auf eine Ihrer Fußsohlen (Plantarfaszie). Das Bein mit dem Faszienfreund wird gestreckt, das andere Bein aufgestellt.

2 Ziehen Sie den Fuß mit dem Faszienfreund zum Körper hin, sodass er sich im 90-Grad-Winkel zum Unterschenkel befindet. In dieser Position krallen Sie Ihre Zehen zehnmal zusammen und lassen sie wieder locker.

Aufgepasst
Der Fuß bleibt durchgehend angezogen!

Warum
Myofasziale Lösung der Plantarfaszie zur Behandlung von Fuß- und Wirbelsäulenbeschwerden

CROSSTAPING

Crosstapes sind kleine Gitterpflaster, die auf die Triggerpunkte geklebt werden. Dort arbeiten sie sich in der Folgezeit eigenständig in das fasziale Gewebe ein und lösen es. Ihre Wirkung ist langsam und intensiv. Oft haften Crosstapes viele Tage, trotz Duschens und Reibens der Kleidung auf der Haut. Es ist ein gutes Zeichen, wenn sich das Tape von selbst nicht wieder löst.

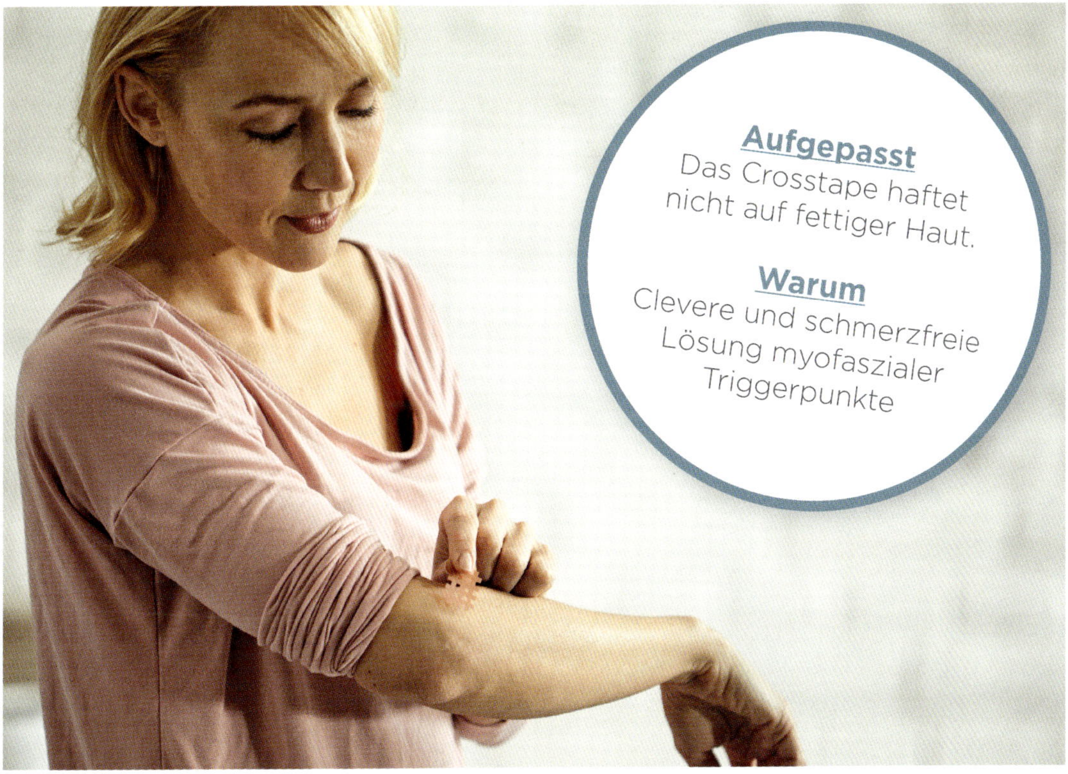
Aufgepasst
Das Crosstape haftet nicht auf fettiger Haut.
Warum
Clevere und schmerzfreie Lösung myofaszialer Triggerpunkte

1 Spüren Sie die schmerzhaften Triggerpunkte mit Ihren Fingern auf.

2 Setzen Sie das Crosstape auf die trockene Haut und drücken Sie es sanft an.

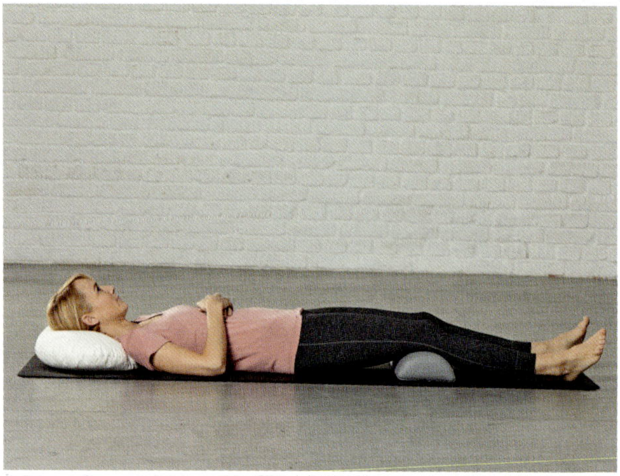
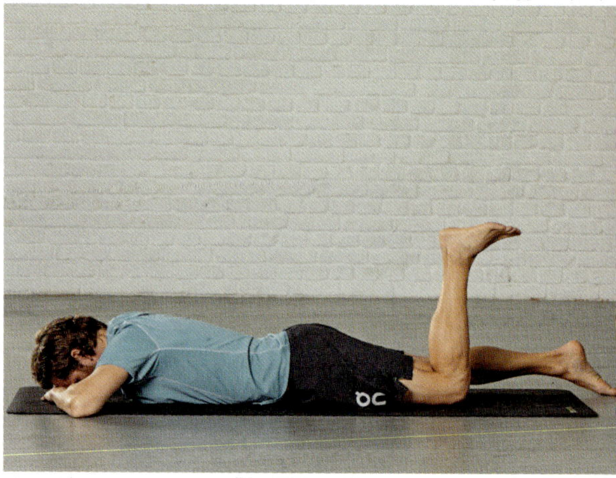
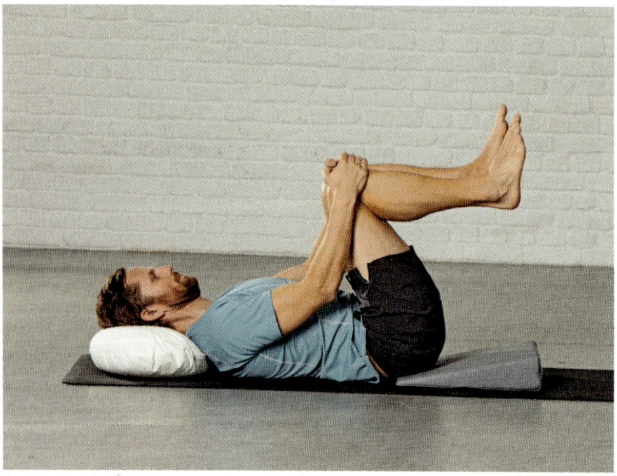
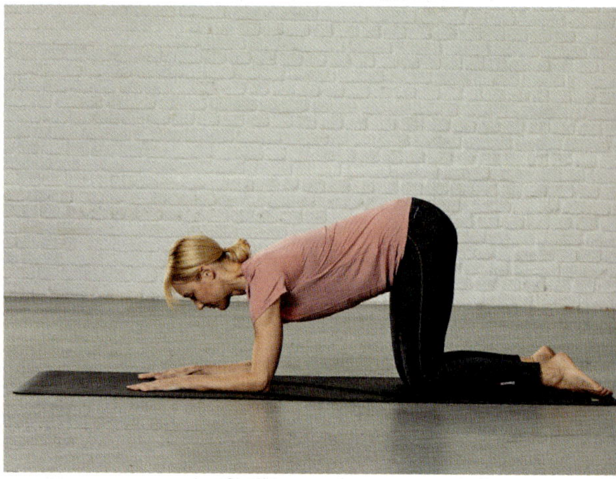

VON KOPF BIS FUSS ÜBEN

Wo Sie mit Ihrer Selbstbehandlung beginnen und in welcher Reihenfolge Sie sie durchführen, entscheiden Sie selbst. Ich habe für jeden Bereich Ihres Körpers ein Übungskonzept entwickelt, das Sie übernehmen können. Es lohnt sich auch, die Zusatzempfehlungen in die Behandlung mit einzubeziehen. Beispielsweise ist es sinnvoll, den Zyklus »Rund um die Wirbelsäule« mit der Fußroller-Übung zu ergänzen.

Alle dargestellten Übungen sind immer exemplarisch auf einer Körperseite fotografiert worden, können aber natürlich zu beiden Seiten durchgeführt werden. Selbstverständlich hat die betroffene Seite Priorität – zum Beispiel sollten Sie bei Schulterschmerzen rechts die Seitdrehlage mehr in die eingeschränktere Richtung als in die nicht eingeschränkte Richtung ausführen.

HALSWIRBELSÄULE UND NACKEN

EINEN KLAREN KOPF BEHALTEN

Eine gute Drehbeweglichkeit der oberen Halswirbelsäule wirkt sich positiv auf den Kopf aus. Die nachfolgenden Übungen verschaffen auch Besserung bei vielen Beschwerden im Hals- und Nackenbereich.

GUT GEGEN

- »Handynacken«
- Kopfschmerzen
- Nackenschmerzen
- Schulter-/Nackenverspannung
- Nackensteifigkeit
- Schwindel
- Tinnitus

SCHMERZENTLASTUNG DER HALSWIRBELSÄULE

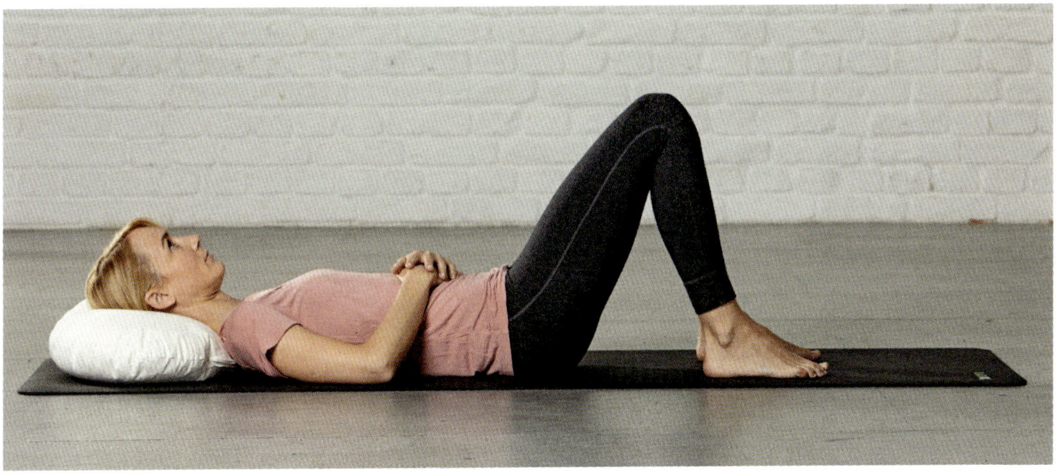

Legen Sie sich entspannt auf den Rücken und stellen Sie Ihre Beine auf. Legen Sie sich ein kleines, stabiles Kissen unter die Halswirbelsäule.

Aufgepasst
Der Blick geht senkrecht zur Decke, nicht nach hinten.

Warum
Schmerzreduzierung durch Entlastung. Diese Position ist eine Wohltat für Ihre Bandscheiben, Ihre Halswirbelsäule insgesamt und Ihre Hals- und Nackenfaszien.

HÜHNERPICKÜBUNG

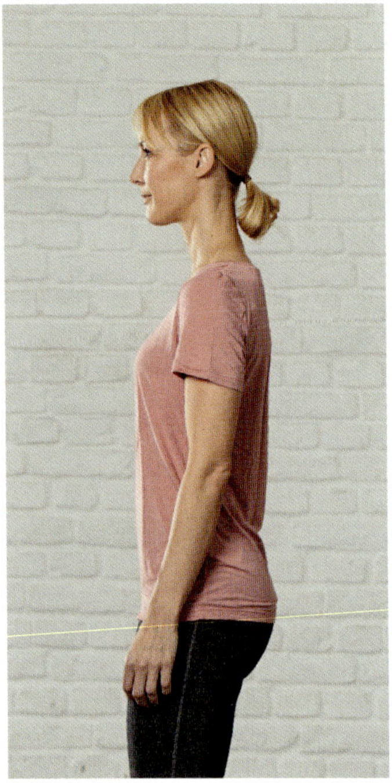

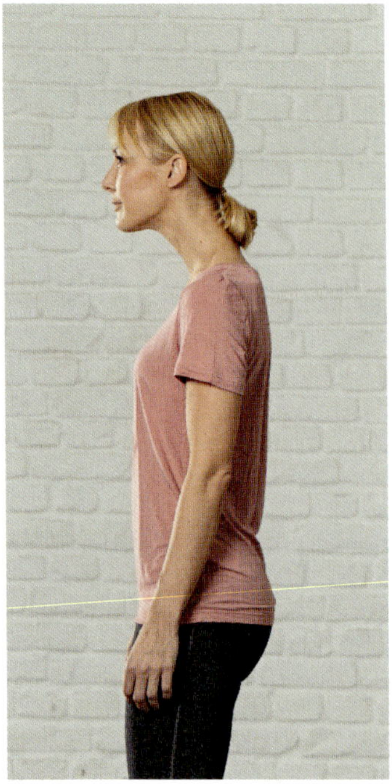

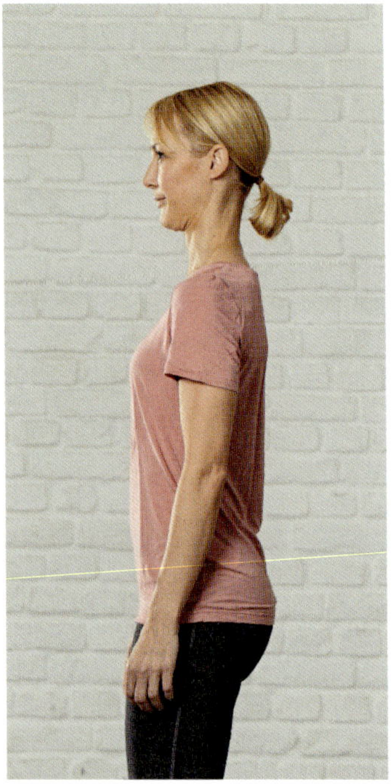

1 Stellen Sie sich aufrecht hin.

2 Bewegen Sie den Kopf auf einer geraden Linie langsam nach vorn und nach hinten, wie ein Huhn beim Picken.

Aufgepasst
Blicken Sie geradeaus.

Warum
Aufrichtende Mobilisation des Übergangs der Hals- und Brustwirbelsäule und der Nackenfaszien

VORNEHMES NICKEN

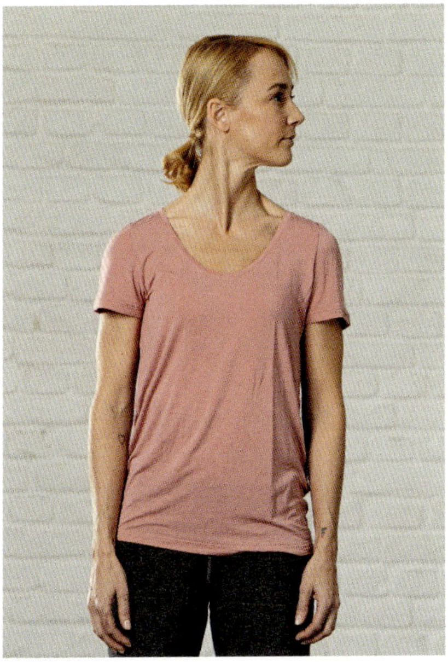

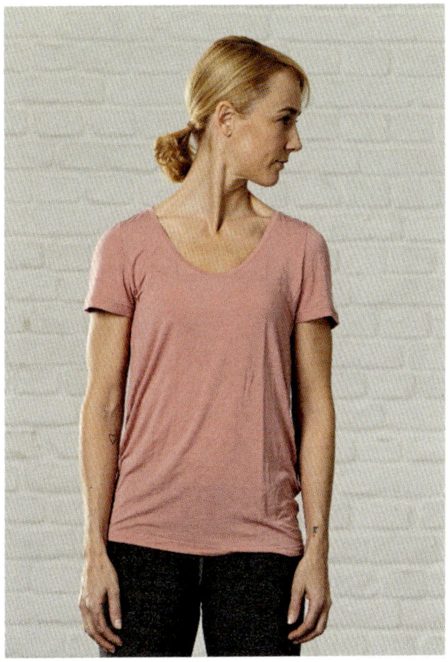

1 Stellen Sie sich aufrecht hin und drehen Sie Ihren Kopf weit zur Seite.

2 Führen Sie dann eine langsame, leichte Nickbewegung nach unten aus und drehen Sie den Kopf wieder zurück zur Mitte.

Aufgepasst
Nicken Sie nicht nach oben!

Warum
Mobilisierung der oberen Halswirbelsäule und ihrer Umgebungsfaszien

DREHMOBILISATION DER OBEREN HALSWIRBELSÄULE

1 Stellen Sie sich aufrecht hin, die Füße sind hüftbreit geöffnet. Neigen Sie den Kopf nach vorn, der Blick geht Richtung Boden zu den Zehen.

2 Blicken Sie entlang einer kurzen gedachten Linie, die auf Höhe Ihrer Zehen verläuft, nach rechts und links. Die Kopfbewegung folgt dem Blick.

Aufgepasst
Die Halswirbelsäule nicht überdrehen.

Warum
Drehmobilisation der oberen Halswirbelsäule, Lösen von Fixierungen in diesem Bereich und Lösung der faszialen Strukturen

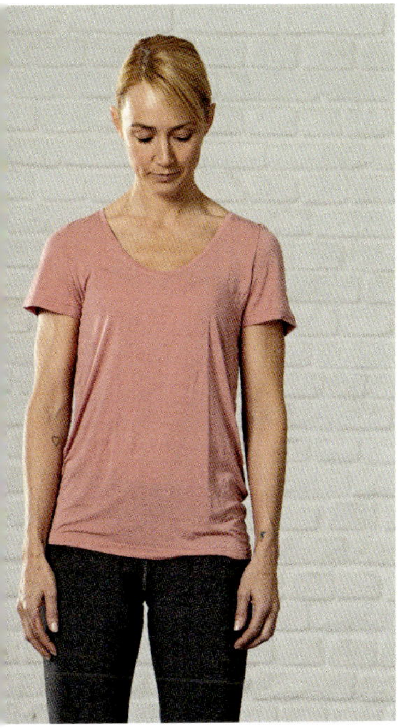

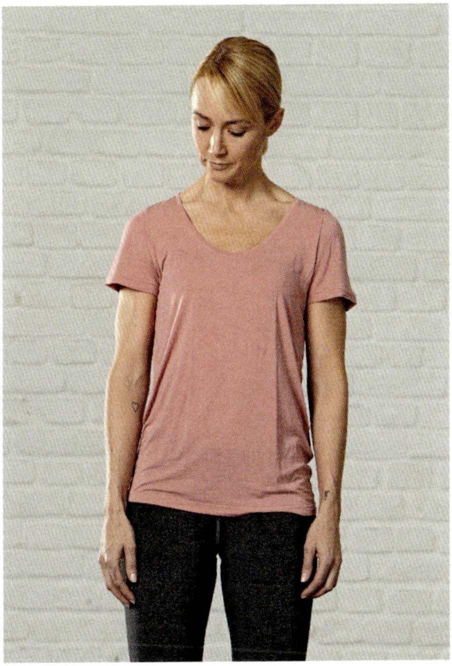

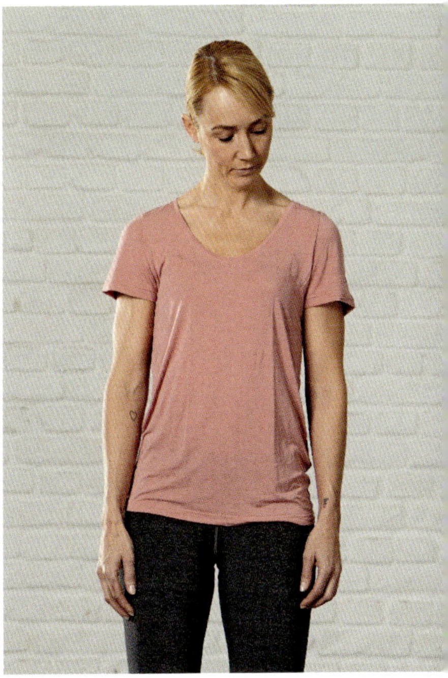

DREHMOBILISATION DER HALS- UND BRUSTWIRBELSÄULE

1 Stellen Sie sich aufrecht hin. Heben Sie die Arme seitlich bis auf Schulterhöhe an.

2 Drehen Sie eine Hand nach oben, die andere Hand nach unten.

3 Drehen Sie die angehobenen Arme gegenläufig und blicken Sie stets auf die nach unten gerichtete Hand. Die Armdrehung erfolgt also stets gleichzeitig mit dem Wechsel der Blickrichtung.

Aufgepasst
Ziehen Sie den Schultergürtel nicht hoch.

Warum
Mobilisation des Übergangs der Hals- zur Brustwirbelsäule und der Nackenfaszien

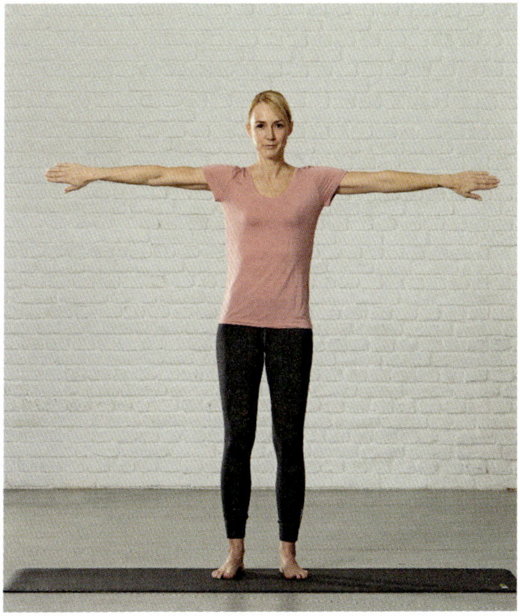

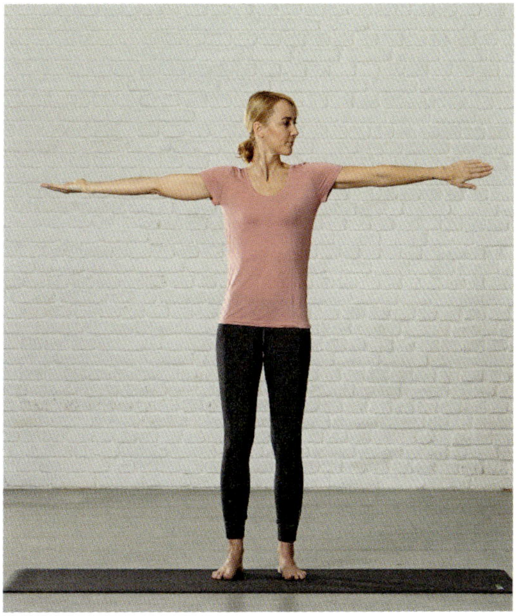

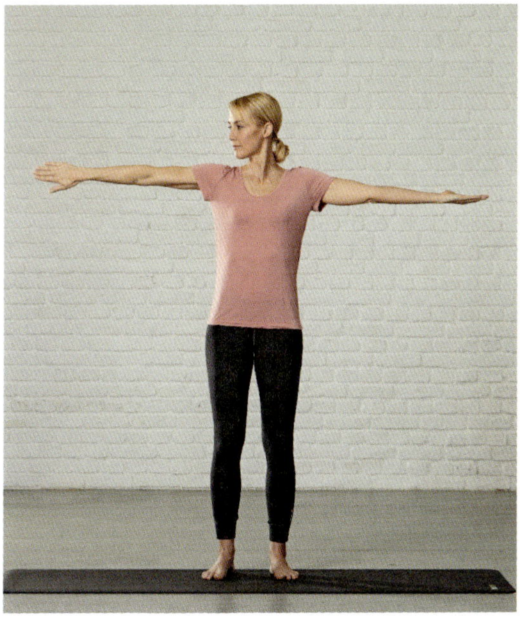

MYOFASZIALE DEHNUNG DES TRAPEZMUSKELS

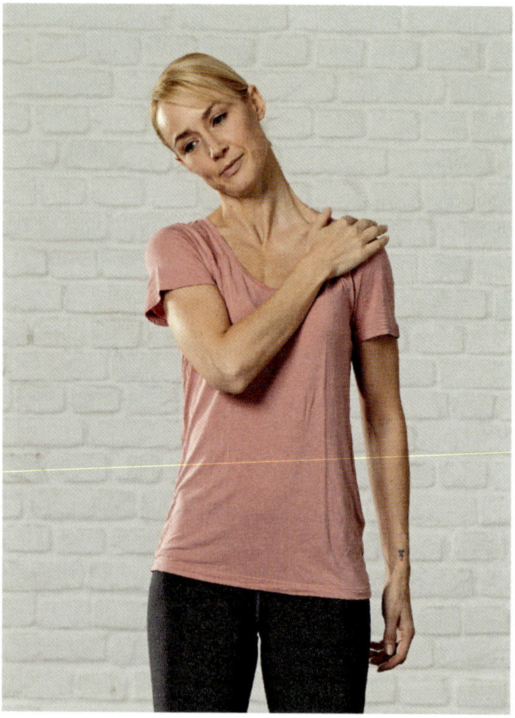 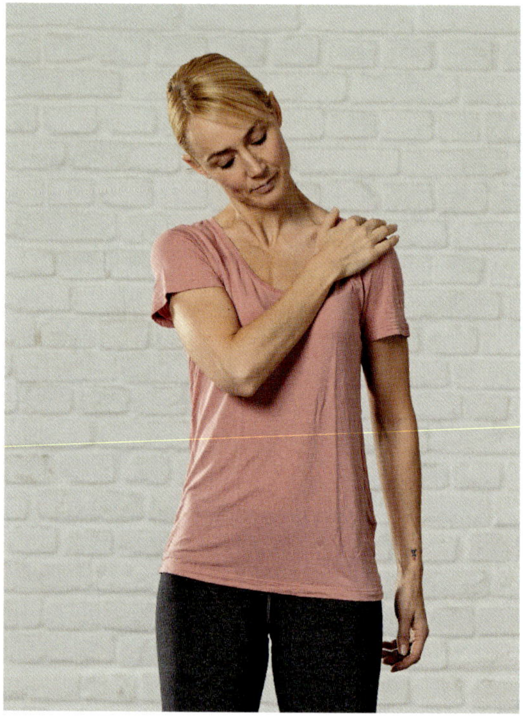

1 Stellen Sie sich aufrecht hin, die Schultern hängen entspannt herab.

2 Drücken Sie die linke Schulter mit der rechten Hand nach hinten unten. Legen Sie den Kopf nach rechts, sodass sich das Ohr der Schulter nähert.

3 Neigen Sie den Kopf leicht nach vorn. Der Blick geht neben das linke Knie.

Aufgepasst
Ziehen Sie die linke Schulter nicht nach vorn.

Warum
Dehnung der großen Faszie des Nackenmuskels, Auflösen von Fehlstellungen und Verkrampfungen im Schultergürtel

MYOFASZIALE DEHNUNG DER SCHULTERBLATTHEBER

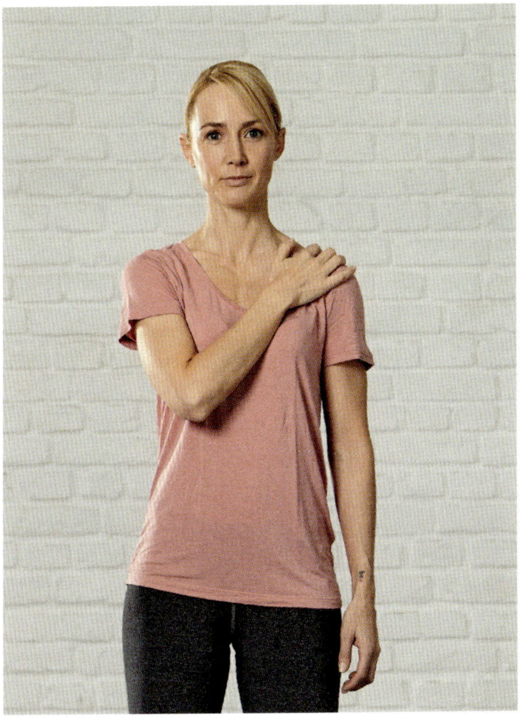

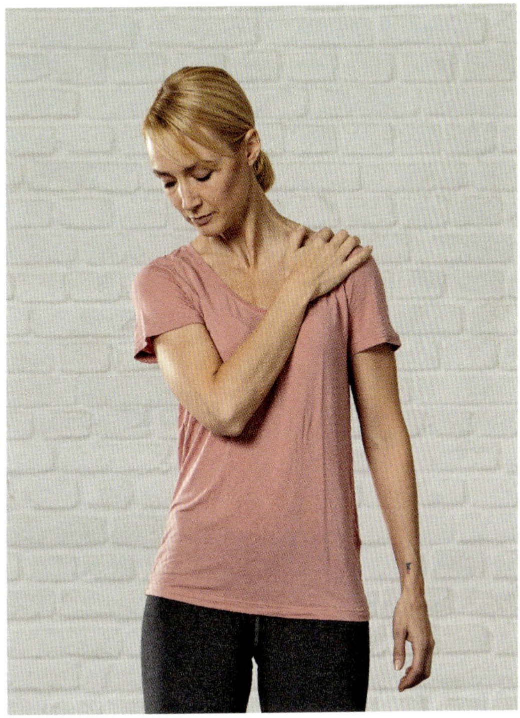

1 Stellen Sie sich aufrecht hin, die Schultern hängen entspannt herab.

2 Drücken Sie die linke Schulter mit der rechten Hand nach hinten unten. Der Blick geht neben das rechte Knie.

Aufgepasst
Ziehen Sie nicht die Schulter nach vorn.

Warum
Dehnung der häufig verkrampften Schulterblattfaszie

MYOFASZIALE DEHNUNG DER HINTEREN HALSMUSKULATUR

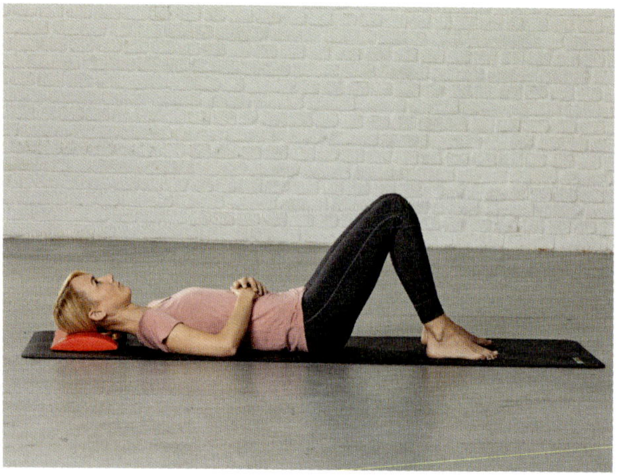

1 Legen Sie sich hin. Der Kopf ist in Rückenlage leicht mit einem festen Kissen unterlagert, die Beine sind aufgestellt, der Blick geht Richtung Decke.

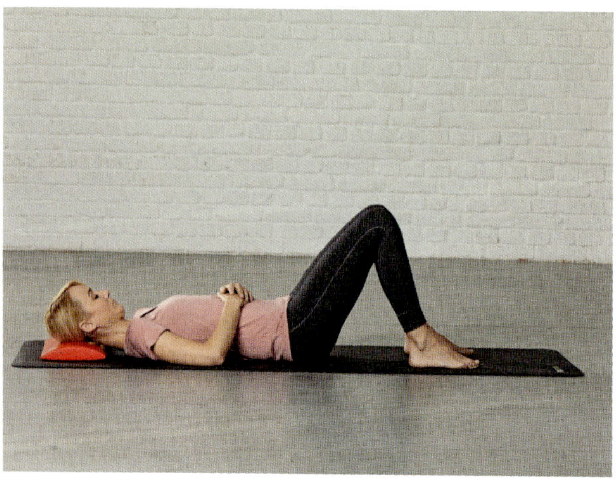

2 Um die hintere Halsmuskulatur zu dehnen, senken Sie das Kinn und richten den Blick auf Ihre Kniespitzen.

Aufgepasst
Der Hinterkopf bleibt auf der Unterlage.

Warum
Gezielter Dehnreiz für die häufig verkürzten Nackenfaszien

MYOFASZIALE DEHNUNG DER VORDEREN HALSMUSKULATUR

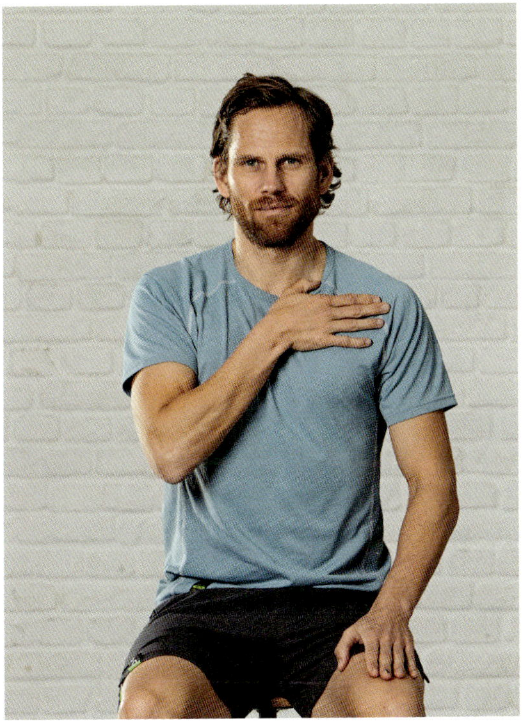

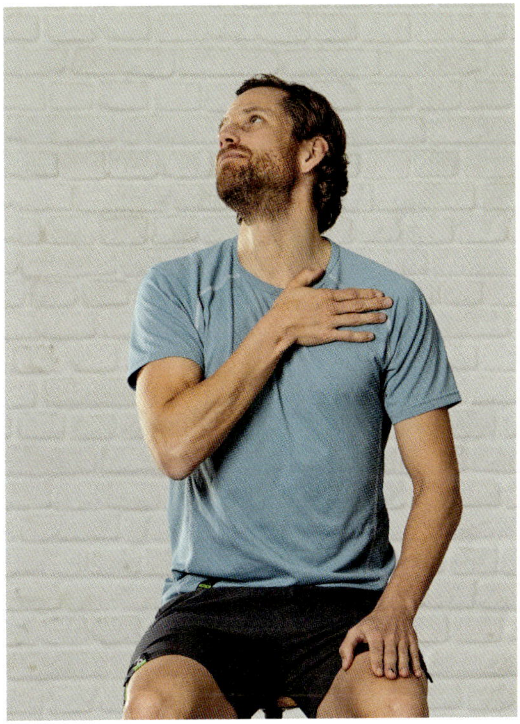

1 Setzen Sie sich aufrecht hin.

2 Halten Sie mit Ihrem Daumen gut das Schlüsselbein fest. Bewegen Sie den Kopf und den Blick nach oben hinten.

Aufgepasst
Die Dehnung erfolgt ganz sanft.

Warum
Dehnung der vorderen oberflächlichen Halsfaszien

KRÄFTIGUNG DER VORDEREN HALSMUSKULATUR

1 Legen Sie sich hin. Der Kopf liegt entspannt auf einem festen Kissen.

2 Ziehen Sie das Kinn nach unten und heben Sie den Kopf minimal von der Unterlage ab. Behalten Sie die Doppelkinnspannung bei, bis Sie den Kopf wieder ablegen.

EMPFEHLENSWERTE ERGÄNZUNGEN FÜR DIESE ÜBUNGEN

1. Triggerpunkte *M. Trapezius, M. levator scapulae, M. teres minor* mit BellaBambi® (siehe Seite 38)
2. Schulterroller, Nackenroller (siehe Seite 60, 61)
3. Halsfreund (siehe Seite 170)
4. Rund um die Wirbelsäule (siehe Seite 124–127)
5. Goldmedaille zeigen (siehe Seite 101)

Aufgepasst
Verlieren Sie nicht die Kinnspannung der vorderen Halsmuskulatur. Atmen Sie ruhig weiter.

Warum
Eine kräftige vordere Halsfaszie entlastet die Halswirbelsäule.

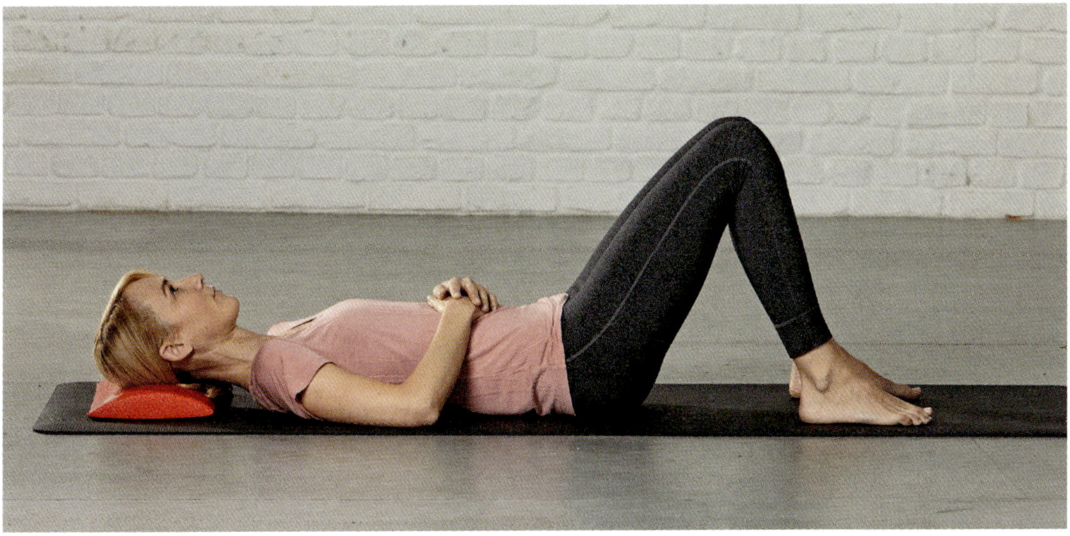

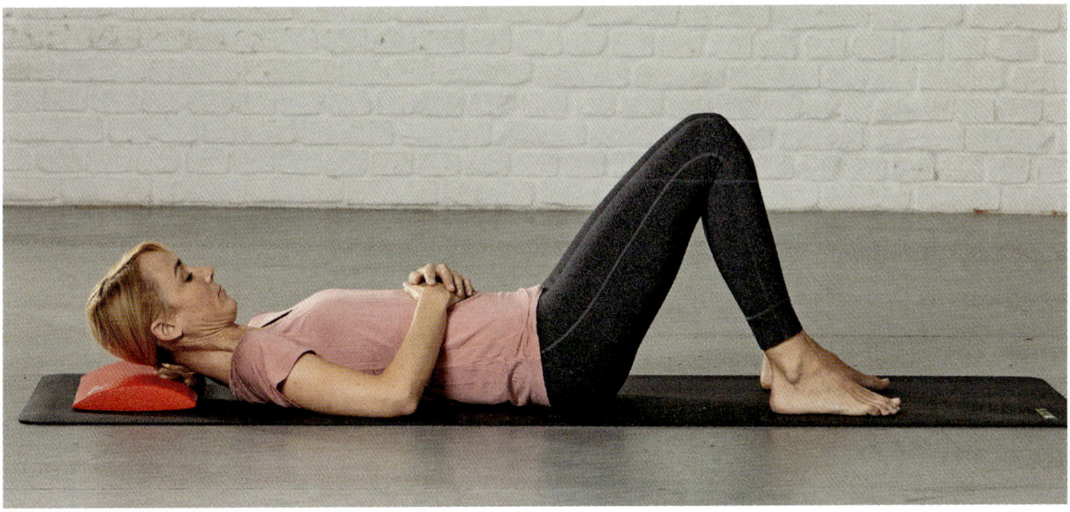

BRUSTWIRBELSÄULE UND RUMPF

BEFREIT UND LOCKER DURCHATMEN

Verfügt Ihr Brustkorb über eine gute Mobilität, ermöglicht er Ihnen tiefes Durchatmen. Üben Sie folgenden Zyklus regelmäßig, insbesondere nach langem Sitzen oder auch nach Wanderungen mit einem schweren Rucksack.

GUT GEGEN

- Schmerzen in der Brustwirbelsäule
- Schmerzen im Oberkörper
- Atembeschwerden
- Unbeweglichkeit im Rumpf
- Myofasziale Dysbalancen

SCHMERZENTLASTUNG IN RÜCKENLAGE

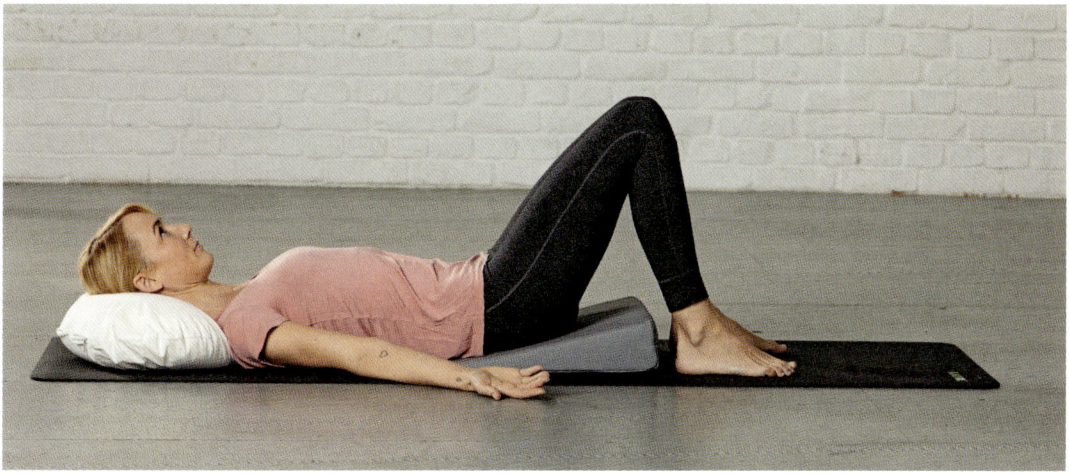

1 Legen Sie sich entspannt auf den Rücken. Der Kopf ist an der Halswirbelsäule bequem mit einem Kissen unterlagert, das Becken ruht auf einem speziellen Keilkissen, die Beine sind aufgestellt.

2 Bleiben Sie in dieser Position mindestens 15 Minuten lang liegen. Atmen Sie ruhig und gleichmäßig, dabei hebt und senkt sich Ihr Brustbein Richtung Decke.

Aufgepasst
Die Unterlagerung unterstützt die Halswirbelsäule und nicht den Hinterkopf, um die Hohlausbiegung der Halswirbelsäule zu gewährleisten.

Warum
Sie entlasten so Ihren Brustkorb und die Brustwirbelsäule. Die Bandscheiben Ihrer Brustwirbelsäulen regenerieren, da sie wieder mit Flüssigkeit aufgefüllt werden.

AUFSTÜTZÜBUNG

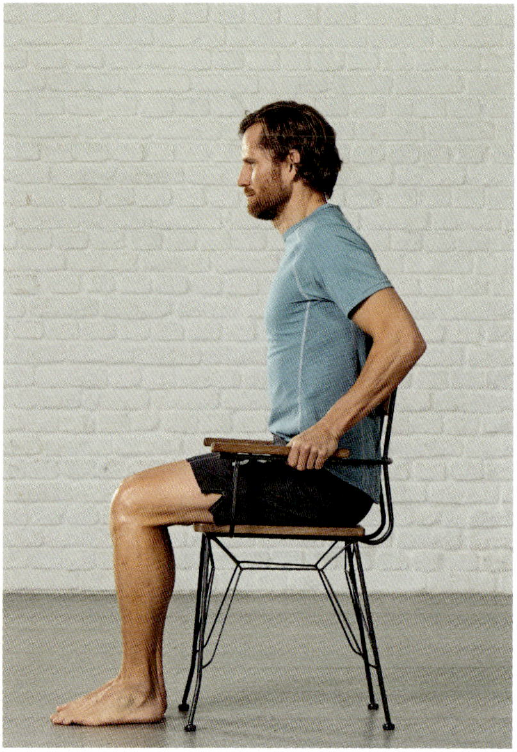

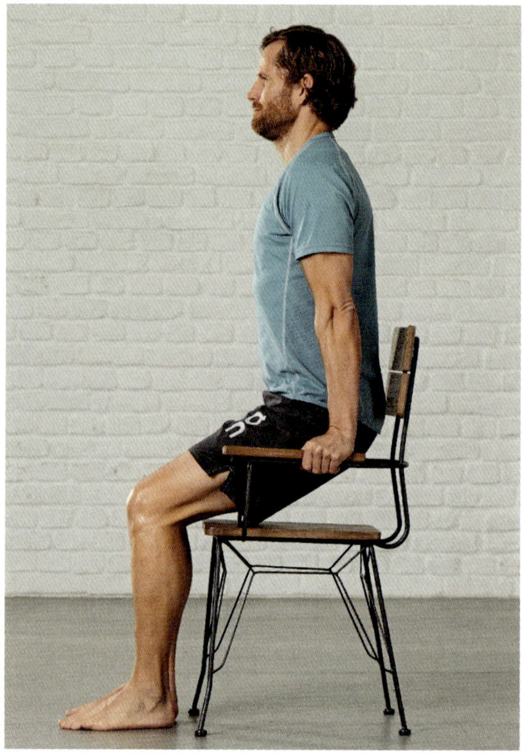

1 Setzen Sie sich aufrecht auf einen Stuhl mit Seitenlehnen. Ihre Hände umfassen die Armlehnen, die Ellenbogen sind gebeugt.

2 Drücken Sie sich in die Ellenbogenstreckung. Das Gesäß wird angehoben. Richten Sie Ihr Brustbein nach vorn oben. Bleiben Sie 10 bis 15 Sekunden in dieser Haltung und wiederholen Sie die Übung dreimal.

Aufgepasst
Ziehen Sie Ihre Schultern nach hinten und unten, nicht nach oben.

Warum
Regenerieren der Brustwirbelsäule durch sanftes Strecken

MOBILISATION DER BRUSTWIRBELSÄULE

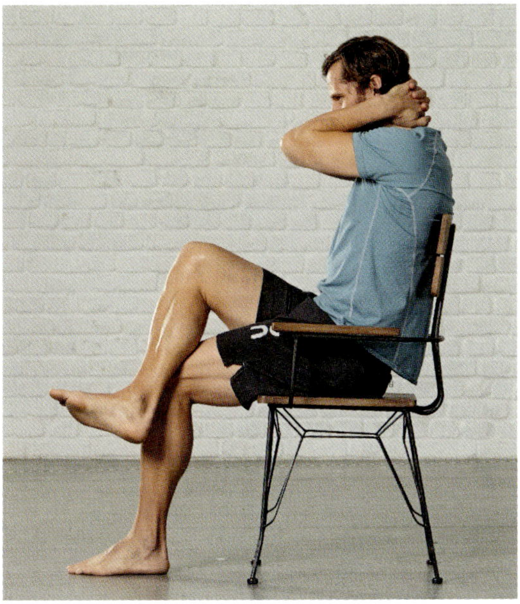

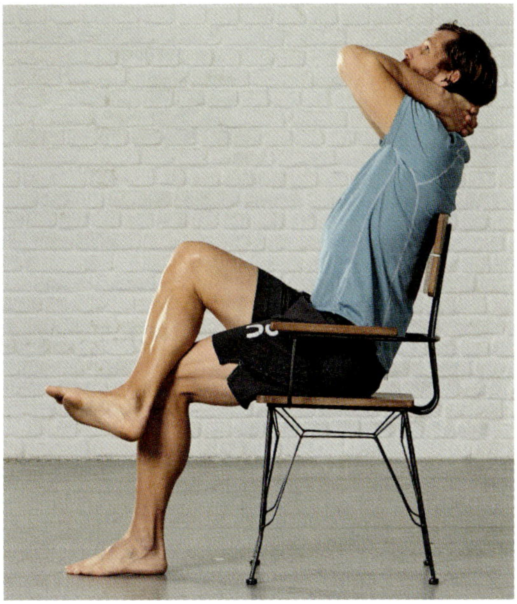

1 Setzen Sie sich auf einen Stuhl mit Rückenlehne. Rutschen Sie mit dem Gesäß leicht nach vorn. Schlagen Sie ein Bein über das andere. Verschränken Sie Ihre Hände im Nacken und öffnen Sie Ihre Ellenbogen schulterbreit.

2 Lehnen Sie sich mit der Einatmung leicht über die Lehne nach hinten und kommen Sie mit der Ausatmung wieder nach vorn in die Ausgangsposition. Führen Sie zehn Wiederholungen aus.

Aufgepasst
Achten Sie darauf, Ihre Beinposition beizubehalten. Die Lendenwirbelsäule bleibt während der gesamten Übung rund gebogen.

Warum
Spezifische Mobilisation der Brustwirbelsäule, da Lenden- und Halswirbelsäule »verriegelt« und dadurch fixiert sind

KATZENBUCKEL

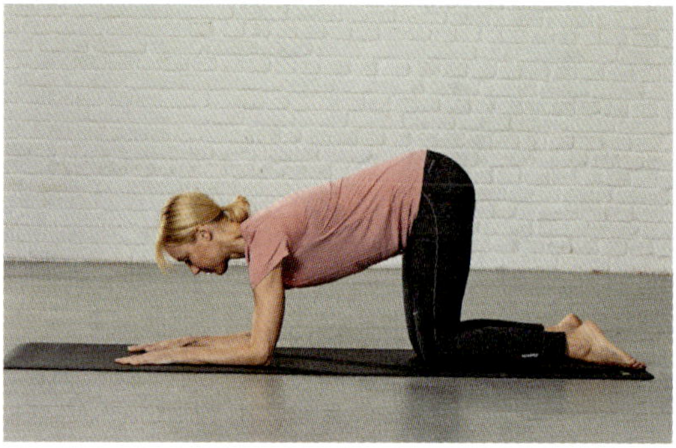

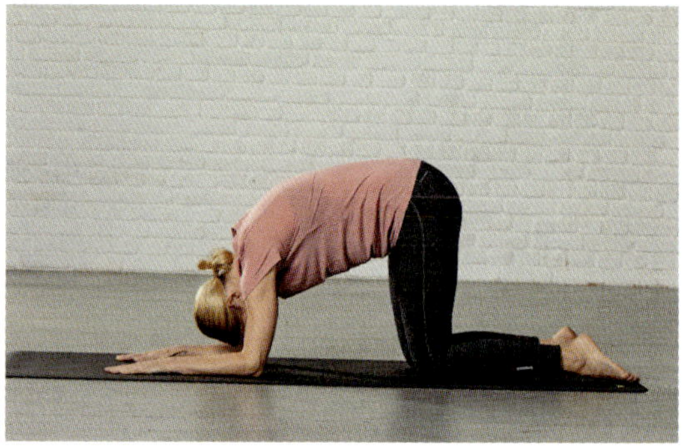

1 Kommen Sie in den Vierfüßlerstand und legen Sie die Unterarme ab, sodass Sie sich auf Ihre Ellenbogen stützen. Ihr Brustbein zeigt zur Matte, auch der Blick geht auf die Unterlage.

2 Runden Sie Ihre Brustwirbelsäule nach oben in den Katzenbuckel. Ihr Blick geht dabei zu den Knien. Strecken Sie anschließend die Wirbelsäule wieder und richten Sie den Blick wieder nach unten auf die Matte. Führen Sie zehn Wiederholungen aus.

Aufgepasst
Ihr Körpergewicht ist gleichmäßig auf Ellenbogen und Knie verteilt.

Warum
Spezifische Mobilisation Ihrer Brustwirbelsäule aus einer entlastenden Position

DREHMOBILISATION DER BRUSTWIRBELSÄULE

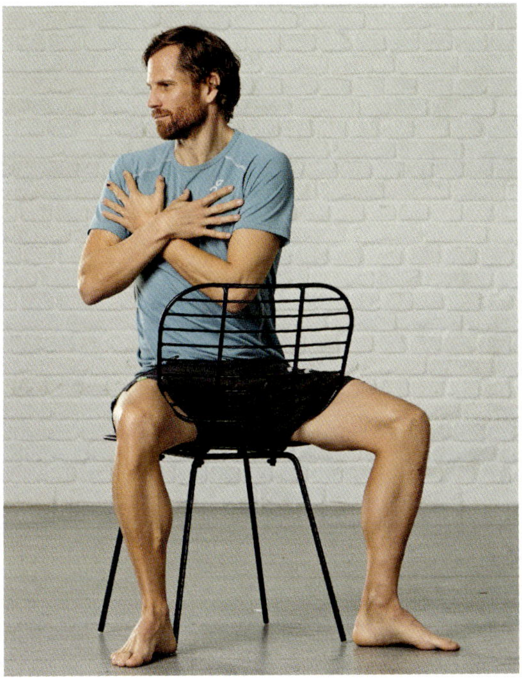

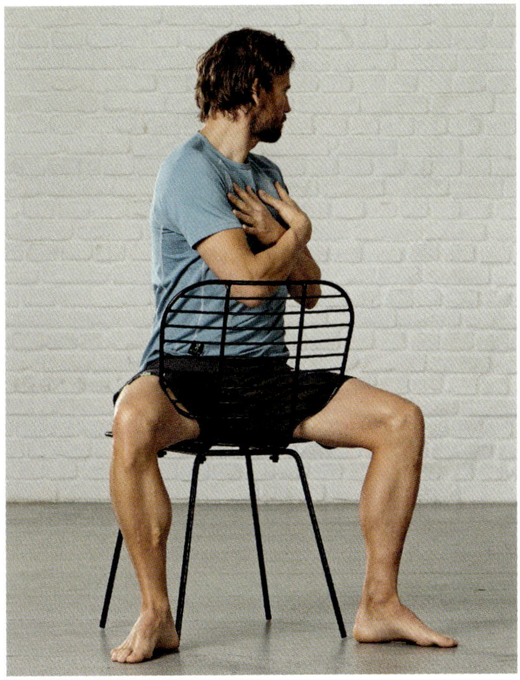

1 Setzen Sie sich rittlings aufrecht auf einen Stuhl. Ihre Arme sind überkreuz, die Hände ruhen entspannt auf dem Schultergürtel. Drücken Sie Ihre Oberschenkel zur Fixierung des Beckens gegen die Lehne oder die Stuhlbeine.

2 Drehen Sie sich mit dem Oberkörper zehnmal abwechselnd um 45 Grad nach rechts und nach links. Der Blick folgt jeweils der Oberkörperdrehung seitwärts.

Aufgepasst
Rumpf und Kopf nicht überdrehen.

Warum
Rotatorische Mobilisation der Brustwirbelsäule und des Brustkorbs mit den Rippen

SEITDREHLAGE

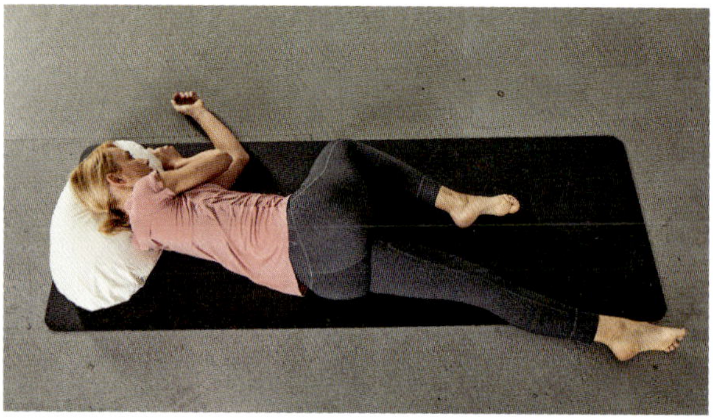

1 Legen Sie sich wie ein Embryo auf die Seite. Strecken Sie das untere Bein. Das obere Bein liegt mit dem Innenknie auf dem Boden.

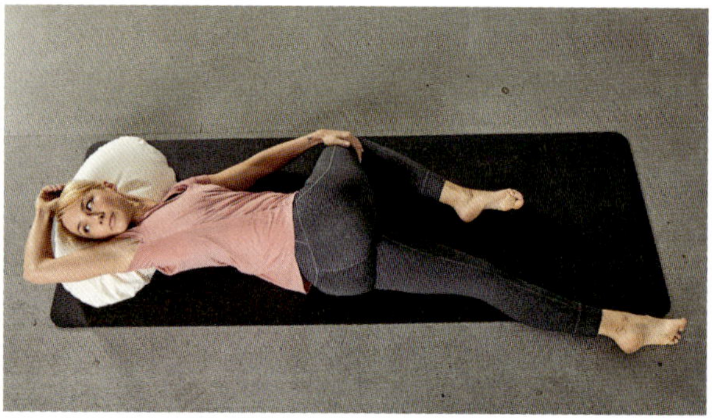

2 Ziehen Sie Ihren im Ellenbogen gebeugten Arm mit dem Handrücken über den Kopf weit nach hinten oben. Verharren Sie 5 Minuten in dieser Position. Anschließend kehren Sie in die Ausgangsstellung zurück.

Aufgepasst
Drehen Sie sich zunächst ganz sanft und vermeiden Sie Überspannungen.

Warum
Lösung des Brustbereiches über entgegengesetzte Drehung von Schulter- und Beckengürtel

GOLDMEDAILLE ZEIGEN

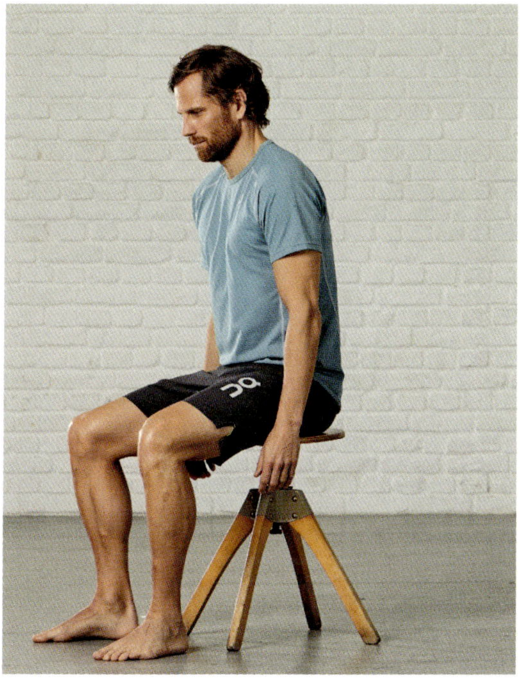

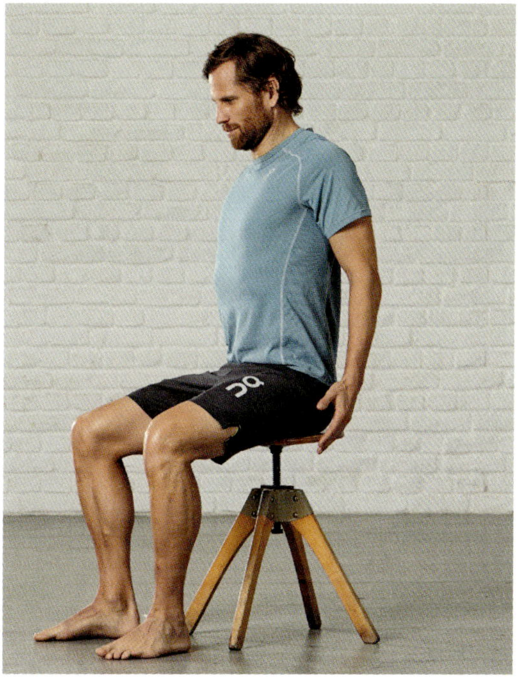

1 Setzen Sie sich aufrecht auf einen Stuhl. Ihre Arme hängen locker neben dem Körper.

2 Atmen Sie tief ein und strecken Sie Ihr Brustbein nach vorn oben, als hätten Sie eine Goldmedaille gewonnen und wollten sie der ganzen Welt zeigen.

3 Mit der Ausatmung senken Sie den Brustkorb.

4 Mit der nächsten Einatmung strecken Sie das Brustbein wieder nach vorn oben. Führen Sie zehn Wiederholungen aus.

Aufgepasst
Der Blick geht geradeaus, die Schultern werden nicht angehoben.

Warum
Aufrichtung und Streckung der Brustwirbelsäule und Lösen des Brustkorbs

UVW-ÜBUNG

1 Legen Sie sich ausgestreckt auf den Bauch, der Blick geht Richtung Boden. Heben Sie Beine und Arme ganz leicht an. Drücken Sie mit den Unterschenkeln gegen die hüftbreit geöffneten Beine eines Trainingspartners oder alternativ gegen die Beine eines Stuhls, um das Becken zu fixieren. Die Arme sind in der U-Halte: parallel und in Verlängerung des Körpers gestreckt.

2 Bringen Sie die Arme in die V-Halte, indem Sie die Ellenbogen im rechten Winkel beugen, dann in die W-Halte, indem Sie die Schulterblätter zusammenziehen und die Ellenbogen im spitzen Winkel beugen. Führen Sie zehn Wiederholungen aus, ohne Arme und Beine abzulegen.

EMPFEHLENSWERTE ERGÄNZUNGEN FÜR DIESE ÜBUNGEN

1. Triggerpunkte *M. trapezius, M. pectoralis* mit BellaBambi® (siehe Seite 38)
2. Rund um die Wirbelsäule (siehe Seite 124–127)

Aufgepasst
Vernachlässigen Sie während der Armbewegungen nicht die Beinspannung.

Warum
Myofasziale Kräftigung der tiefen Rückenstrecker und Verbesserung der Haltemuskeln im Rumpf

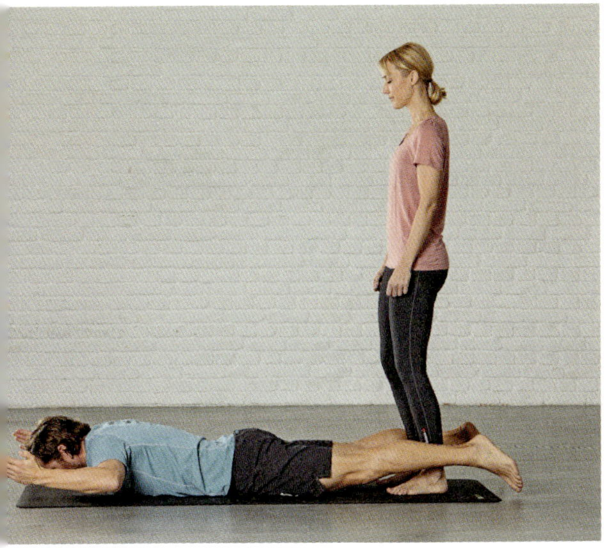

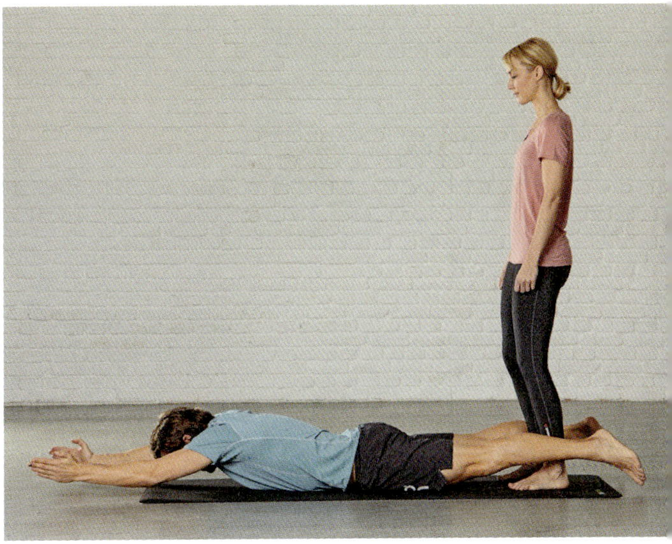

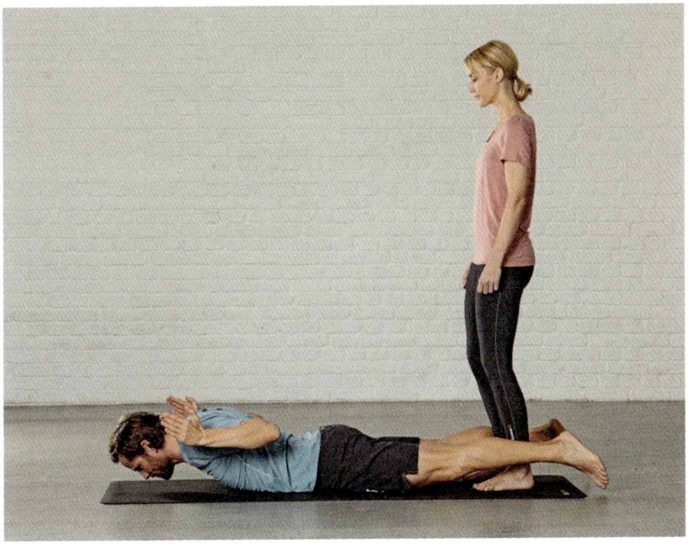

LENDENWIRBELSÄULE UND BECKEN

KREUZWEH ADE

Der Bereich um Lendenwirbel und Becken ist von »tragender« Bedeutung sowie ein wichtiger und hoch belasteter Knotenpunkt Ihres Körpers, der der Kraftübertragung zwischen Ober- und Unterkörper dient. Gönnen Sie sich daher im Laufe des Tages immer wieder eine Entlastung im Liegen. So »tanken« Sie Ihre Bandscheiben auf und lösen den Druck des Beckenrings.

GUT GEGEN

- Tief sitzende Rückenschmerzen (Lumbago)
- Beckenringstörungen
- Ischialgien
- Rückensteifigkeit
- Morgendliche Anlaufschmerzen
- Myofasziale Dysbalancen

MERKE

Eine Beckenringstörung sucht eher Bewegung, Beschwerden der Lendenwirbelsäule bessern sich eher in Ruhe.

SCHMERZENTLASTUNG FÜR LENDENWIRBELSÄULE UND BECKEN

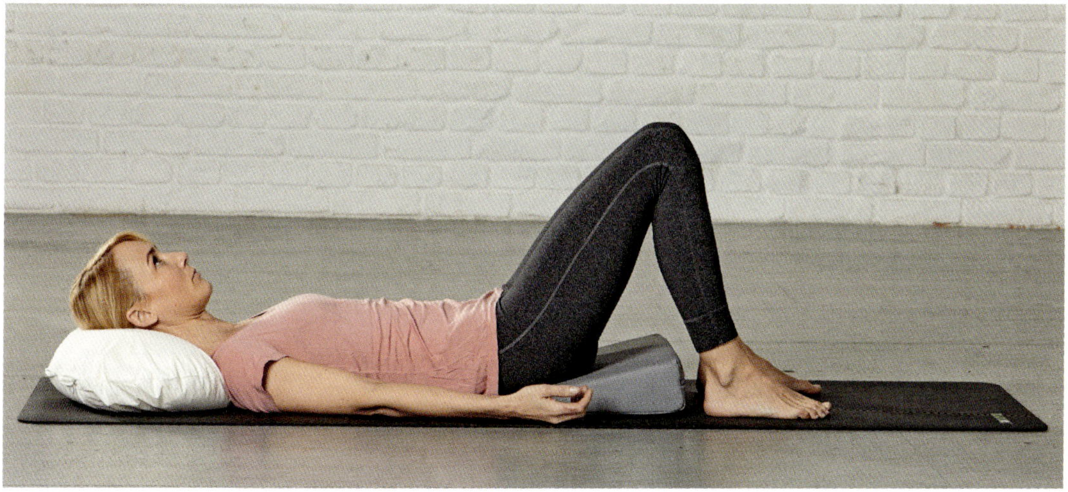

Legen Sie sich entspannt 15 Minuten lang auf den Rücken, das Becken ist durch ein Keilkissen unterlagert, die Beine sind hüftbreit aufgestellt, Ihre Knie zeigen zur Decke. Ihr Kopf ruht entspannt auf einem weichen Kissen.

Aufgepasst
Das Keilkissen wird nur zu einem Drittel unter das Becken geschoben. Die Lendenwirbelsäule wird nicht gegen die Unterlage gedrückt, sondern bleibt entspannt in ihrer leichten Hohlkreuzposition.

Warum
Wohltat für Ihre Bandscheiben im Bereich der Lendenwirbelsäule und für Ihre Beckengelenke

SCHMERZENTLASTUNG IN DER SEITENLAGE

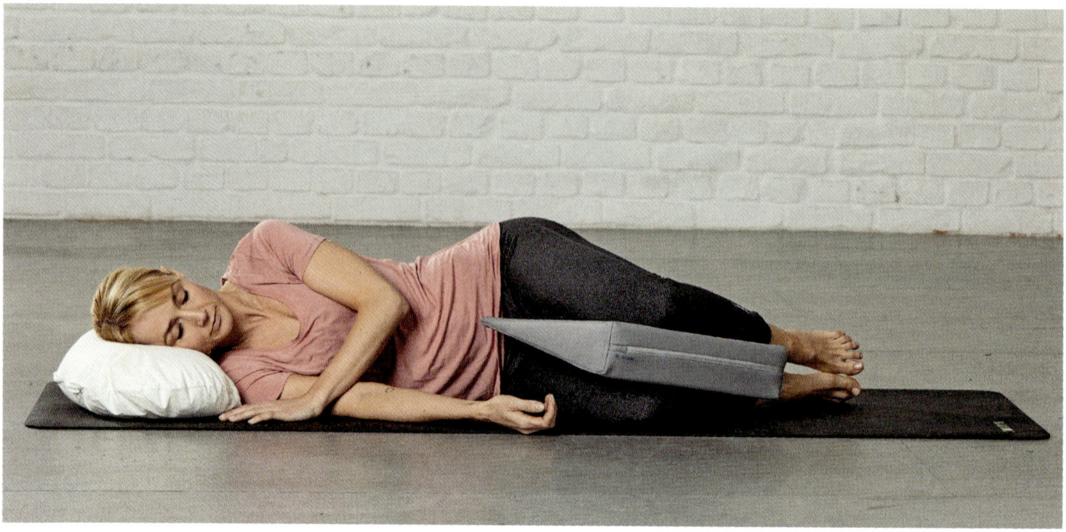

Legen Sie sich entspannt auf die Seite und halten Sie das Keilkissen mit dem schmalen Anteil zwischen den Knien.

Aufgepasst
Das Keilkissen sollte so ausgerichtet sein, dass eine Entspannung spürbar ist.

Warum
In dieser Position werden schmerzhafte Verdrehungen der Lendenwirbelsäule vermieden. Die Wirbelsäule liegt achsengerecht und entspannt.

MOBILISATION DES BECKENS

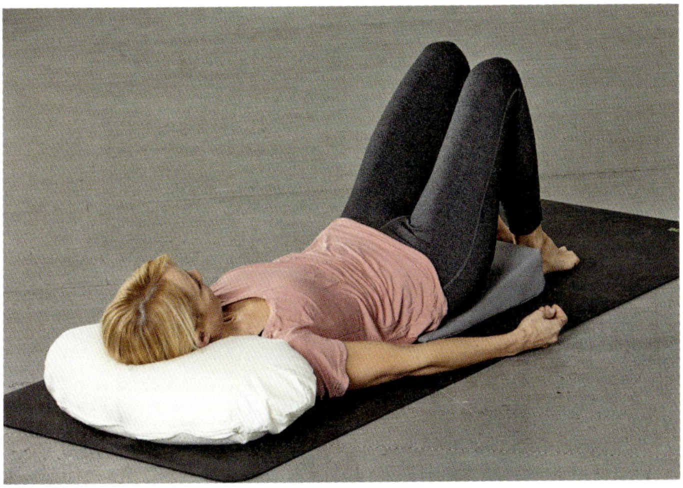

1 Legen Sie sich in die sogenannte Entlastungslagerung auf den Rücken. Die Arme liegen neben dem Körper.

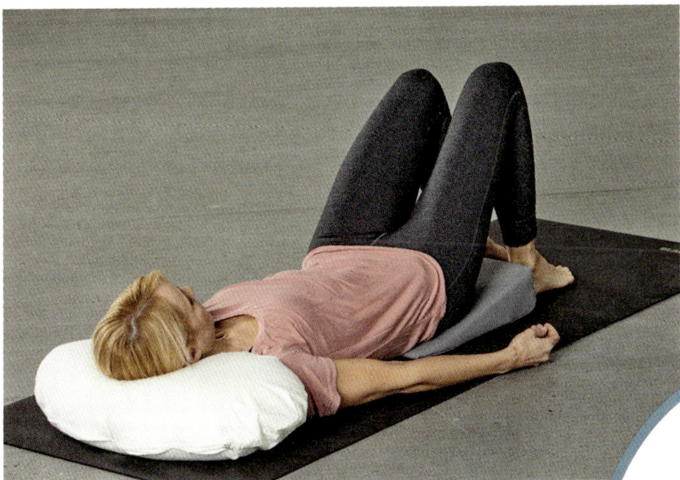

2 Verschieben Sie Ihr Becken zehnmal. Das rechte Knie zieht fußwärts, das linke Knie kopfwärts; dann umgekehrt.

Aufgepasst
Die Füße bleiben fest auf der Unterlage.

Warum
Lösen von Fixierungen im Beckenring

GESUNDES HOHLKREUZ

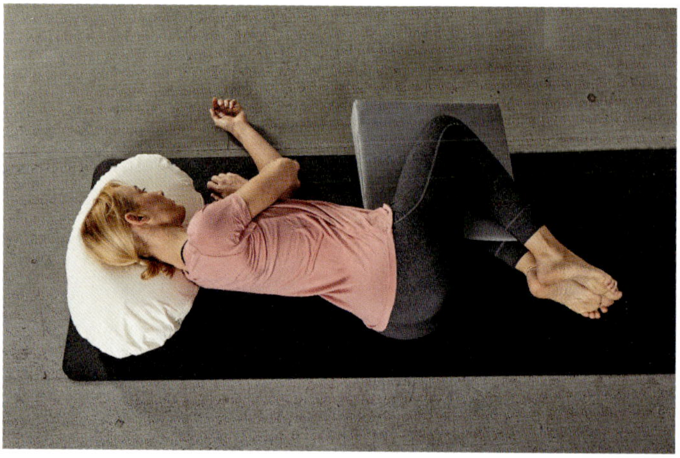

1 Nehmen Sie die Entlastungslagerung in Seitlage ein.

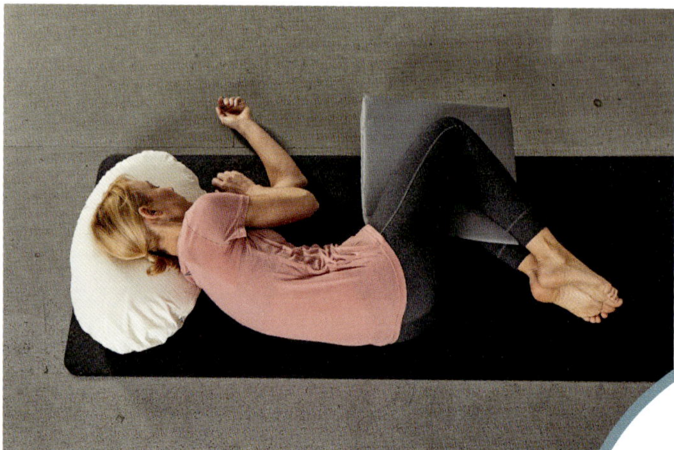

2 Gehen Sie zehnmal mit der Lendenwirbelsäule abwechselnd ins Hohlkreuz und ins Rundkreuz.

Aufgepasst
Beginnen Sie mit sanften, schmerzfreien Bewegungen.

Warum
Hubfreie, entlastende Selbstmobilisation des unteren Rückens

SPAGHETTI-KNOTEN

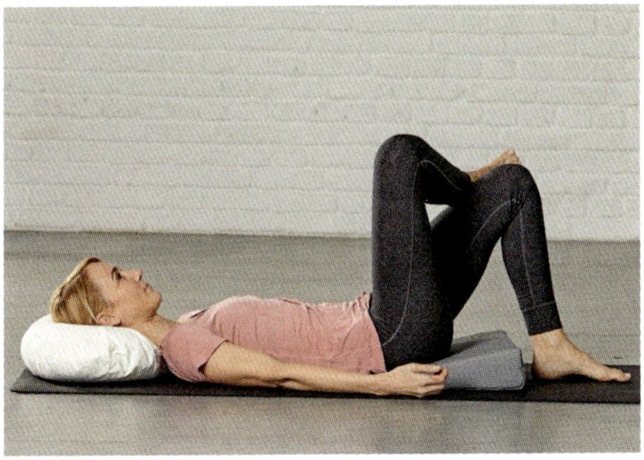

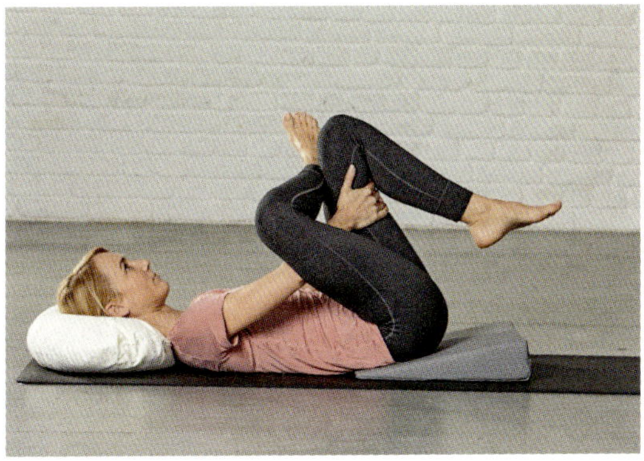

1 Nehmen Sie die Entlastungslagerung auf dem Rücken ein. Legen Sie das rechte Bein mit dem Außenknöchel oberhalb des Knies auf das linke Bein.

2 Umfassen Sie den linken Oberschenkel unterhalb des Knies mit beiden Händen. Ziehen Sie den Oberschenkel maximal an die Brust. Abschließend drücken Sie mit Ihrem rechten Ellenbogen 1 Minute lang gegen den rechten inneren Oberschenkel.

Aufgepasst
Der Blick geht zu den Knien.

Warum
Myofasziale Dehnung des Birnenmuskels (Piriformis) tief im Gesäß. Diese Dehnung hilft gegen Beckenringstörungen.

PUNKTGENAUE MOBILISATION DER LENDENWIRBELSÄULE

1 Legen Sie sich ausgestreckt und entspannt auf den Rücken. Der Kopf ist mit einem weichen Kissen unterlagert. Die Innenknöchel der Füße sind geschlossen.

2 Schieben Sie mit gestrecktem Bein die Fersen abwechselnd zehnmal einige Zentimeter nach unten und wieder zurück.

3 Anschließend öffnen Sie die Innenknöchel handbreit und wiederholen die Übung.

Aufgepasst

Die Lendenwirbelsäule liegt in ihrem natürlichen Hohlkreuz. Der Rücken wird nicht auf die Unterlage gedrückt.

Warum

Mit dieser Übung mobilisieren Sie Ihre Problemzone punktgenau. Mit geschlossenen Innenknöcheln erreichen Sie den Bereich L5/S1 (5. Lendenwirbelköper/Steißbein), bei handbreiter Öffnung der Innenknöchel L4/L5 (die unteren beiden Lendenwirbelkörper). Sie können so Ihre ganze Lendenwirbelsäule mobilisieren. Dazu öffnen Sie Ihre Knöchel immer weiter, bis Sie das Segment L1/L2 (die oberen beiden Lendenwirbelkörper) mit einem Knöchelabstand von etwa 60 cm erreicht haben.

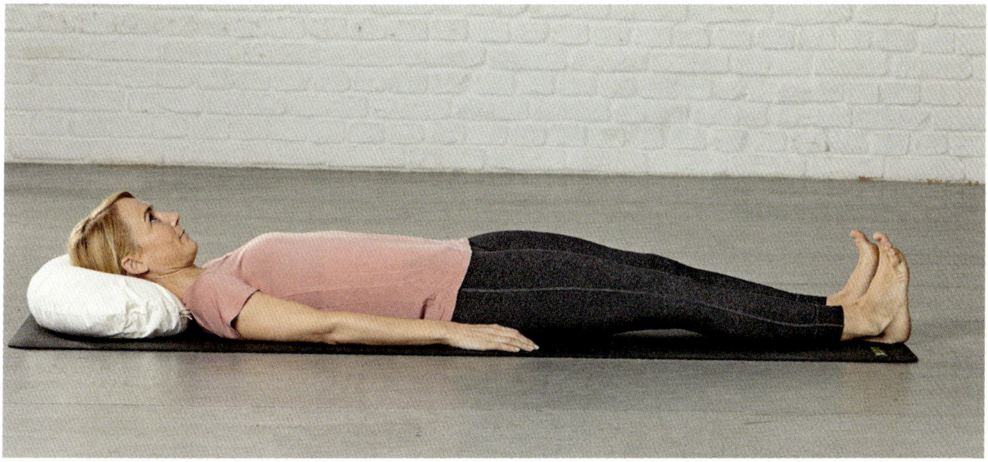

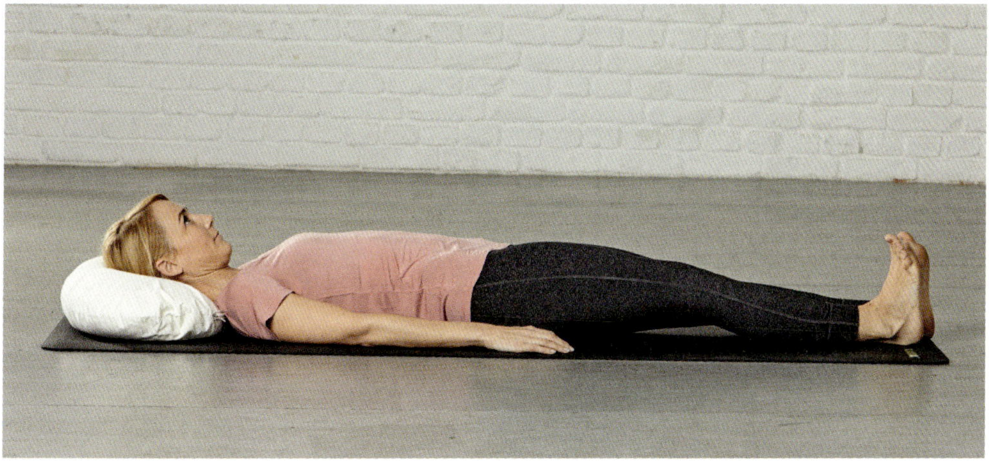

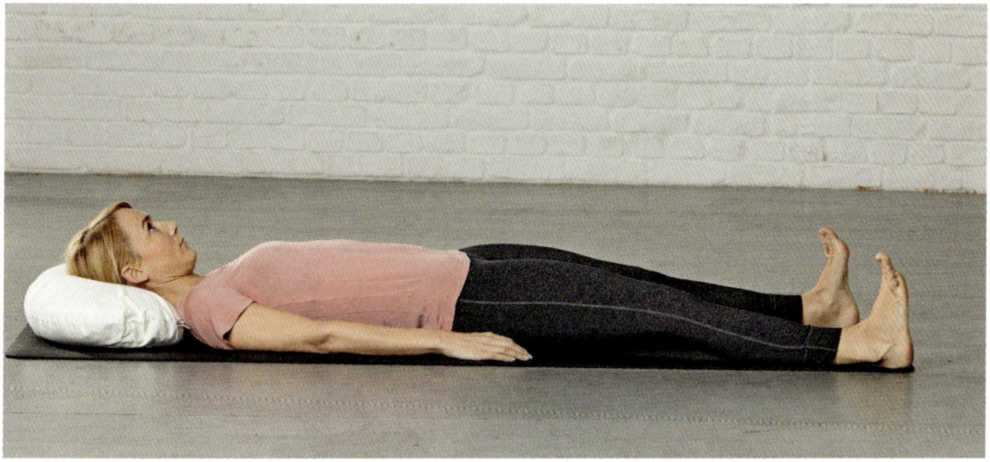

RÜCKENDEHNUNG MIT VARIATIONEN

1 Nehmen Sie die Entlastungslagerung auf dem Rücken ein. Ziehen Sie Ihre Oberschenkel einzeln zur Brust, indem Sie sie von hinten umfassen. Halten Sie die Beine zunächst 30 Sekunden in der Dehnung.

2 Dann variieren Sie die Position: Sie ziehen die Knie etwas seitwärts, lösen leicht die Spannung. Dann ziehen Sie die Beine einzeln stärker zur Brust. Spüren Sie die Wohltat in Ihrer Lieblingsposition und verharren dort noch etwa 1 Minute.

Aufgepasst
Die Knie nicht an den Unterschenkeln zur Brust nehmen, um die Kniegelenke zu schonen.

Warum
Ideale Dehnung der Rückenfaszie und der Rückenstreckmuskulatur

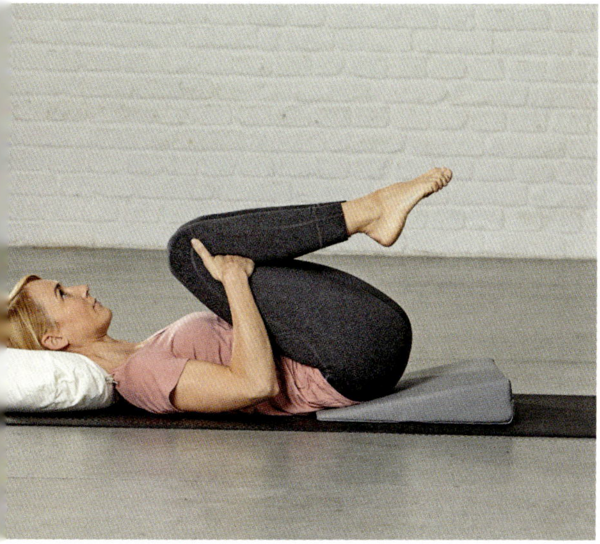

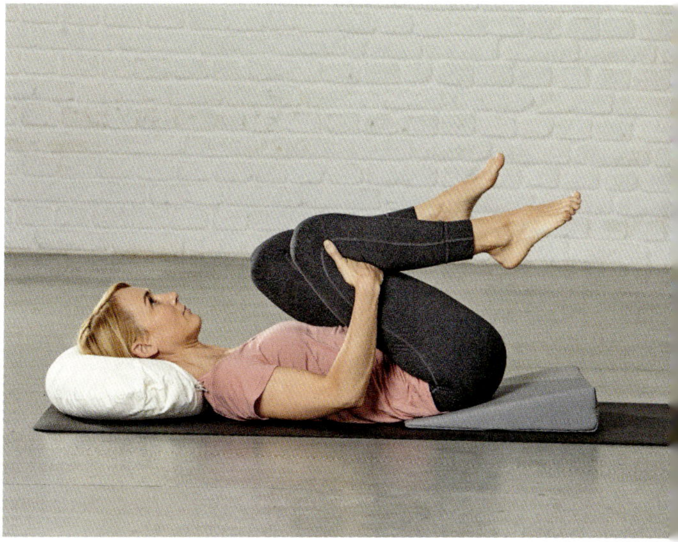

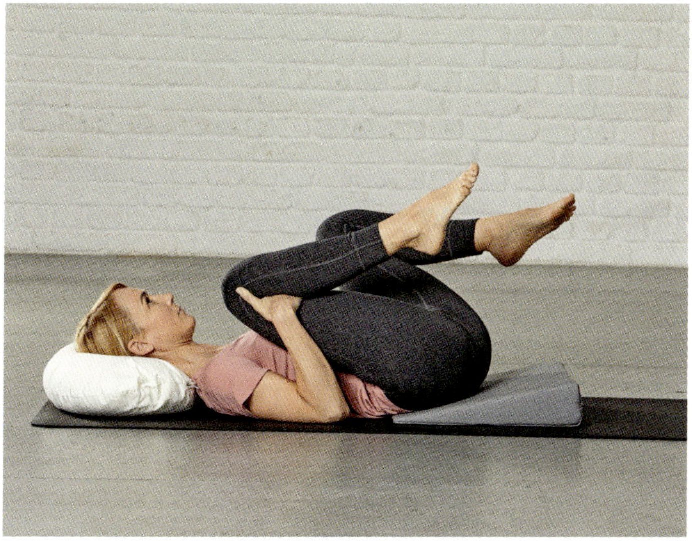

MYOFASZIALE DEHNUNG DES HÜFTBEUGERS

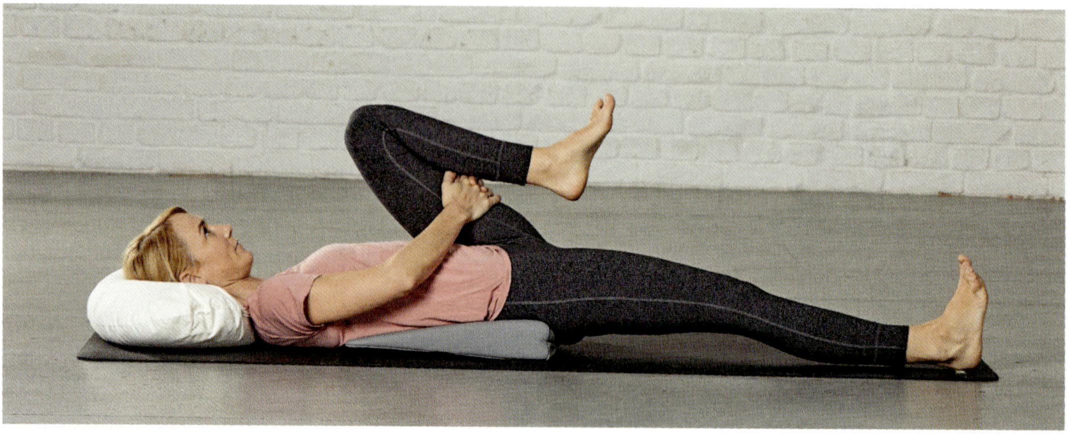

1 Ziehen Sie das Keilkissen unter sich nach oben, bis es mit der hohen Kante fast unter Ihrem Gesäß liegt und deutlicher zu spüren ist. Strecken Sie Ihr rechtes Bein lang aus. Ziehen Sie Ihren linken Oberschenkel möglichst nah zur Brust, indem Sie ihn mit beiden Händen umfassen.

2 Schieben Sie die rechte Ferse kräftig eine Minute lang nach unten, ohne die Position des linken Oberschenkels zu verändern.

Aufgepasst
Das gestreckte Bein hält Kontakt zur Unterlage.

Warum
Durch langes Sitzen ist der Hüftbeuger oft verkürzt; das kann zu Beschwerden in der Lendenwirbelsäule führen. In dieser Stellung wird Ihr Hüftbeuger wieder gedehnt.

MYOFASZIALE DEHNUNG DER HINTEREN OBERSCHENKELMUSKULATUR

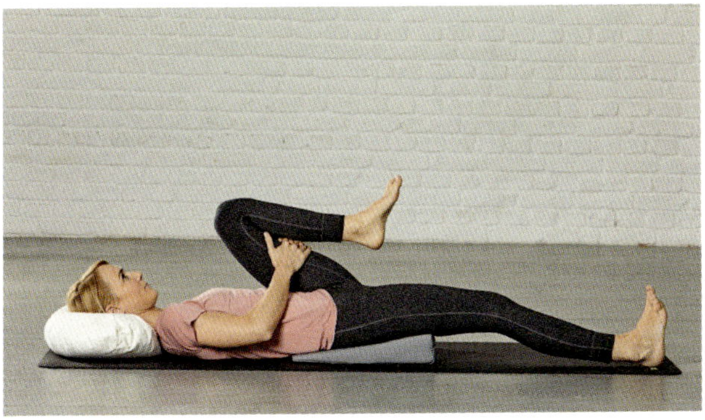

1 Nehmen Sie die Entlastungslagerung auf dem Rücken ein. Ziehen Sie Ihren linken Oberschenkel mit Ihren Händen maximal nah an die Brust heran.

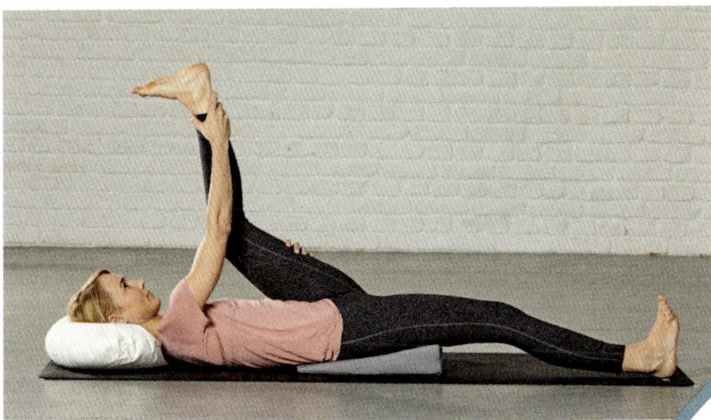

2 Umgreifen Sie den Unterschenkel mit der rechten Hand und bringen ihn so gut Sie können 1 Minute lang in Richtung Kniestreckung.

Aufgepasst
Das rechte Bein hält Bodenkontakt.

Warum
Die hintere Oberschenkelmuskulatur, auch Hamstrings (»Schinkenspanner«) genannt, ist der Gegenspieler der Gesäßmuskulatur. Von den Beinmuskeln ist sie diejenige, die am ehesten verkürzt ist. Diese Dehnung bringt sie wieder ins Lot.

MYOFASZIALE KRÄFTIGUNG DES GESÄSSES

1 Nehmen Sie die Entlastungslagerung auf dem Rücken ein.

2 Drücken Sie sich mit dem Becken in die Brücke.

3 Strecken Sie das rechte Bein.

4 Pumpen Sie sich so oft Sie können in die Brücke. Zählen Sie Ihre maximalen Wiederholungen. Sind es beispielsweise 15, absolvieren Sie zum Kraftausdauertraining nur zwei Drittel dieser maximalen Leistung: dreimal 10 Wiederholungen mit jeweils 20 Sekunden Pause dazwischen.

Aufgepasst
Die Oberschenkel bleiben immer auf einer Linie. Immer erst die rechte und dann die linke Seite üben, nie abwechselnd.

Warum
Kräftige Gesäßmuskeln stabilisieren das Becken und den unteren Rücken.

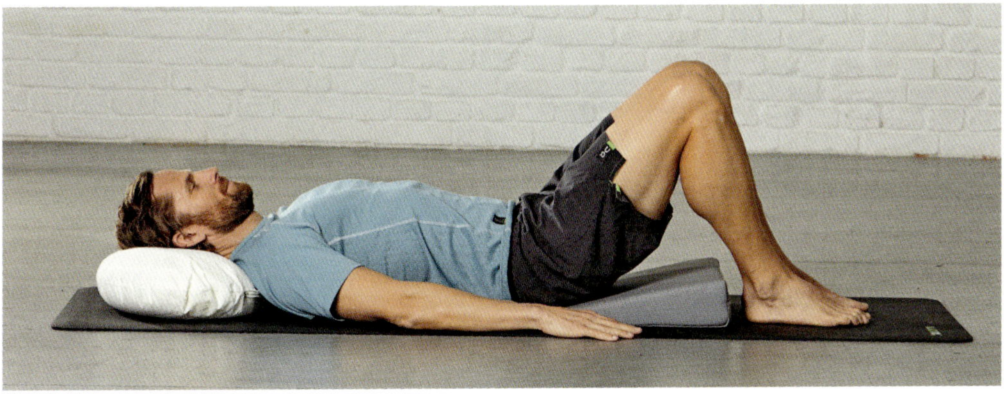

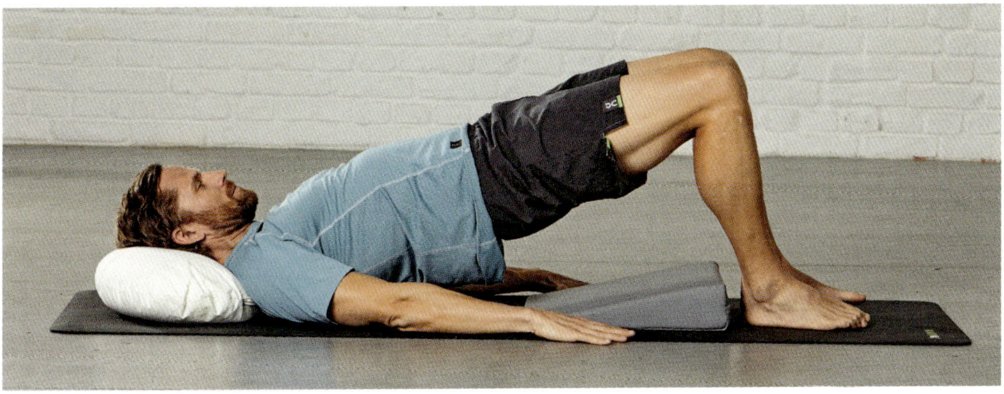

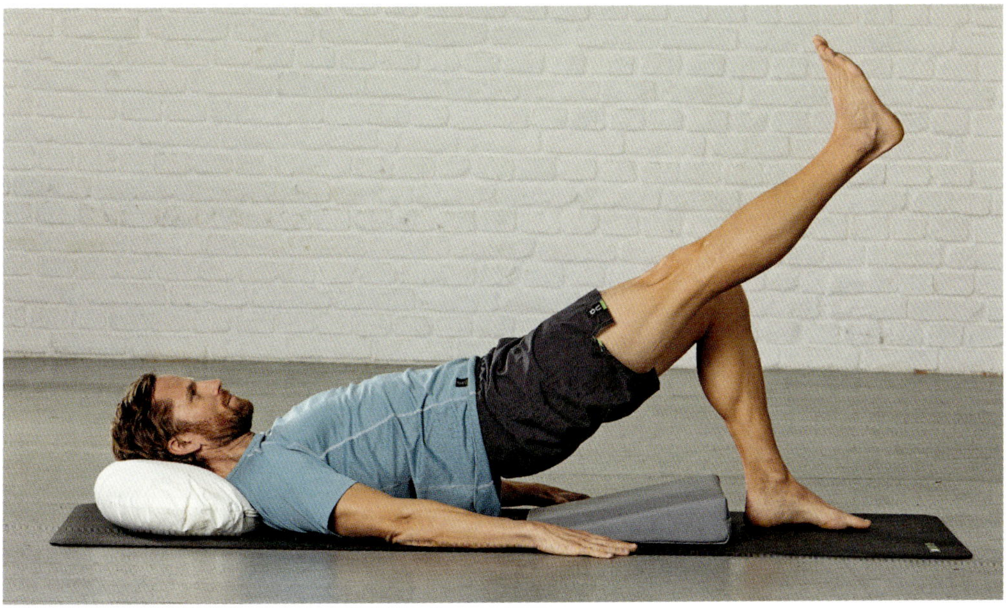

MYOFASZIALE KRÄFTIGUNG DER SCHRÄGEN BAUCHMUSKELN

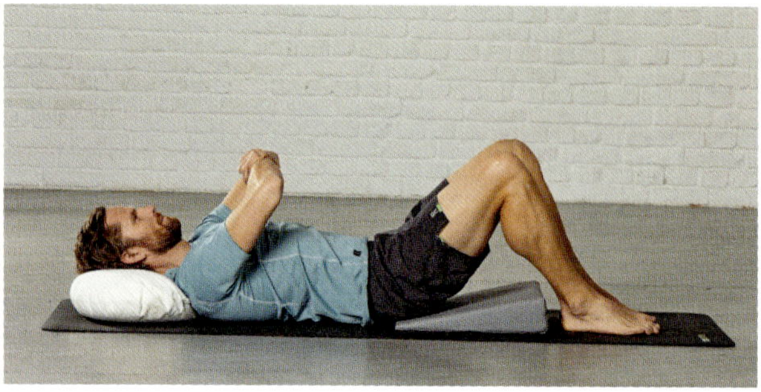

1 Nehmen Sie die Entlastungslagerung auf dem Rücken ein. Umgreifen Sie mit Ihren Händen den jeweils gegenüberliegenden Unterarm und ziehen Sie die Arme kräftig auseinander.

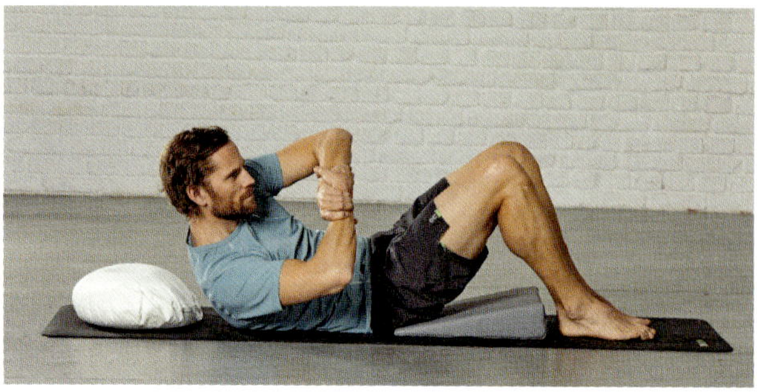

2 Heben Sie Ihren Oberkörper mit 45 Grad Seitneigung nach rechts leicht an und folgen Sie mit Ihrem Blick dieser Bewegung, sodass Sie rechts etwas an den Knien vorbeischauen (siehe auch Kasten, Seite 53).

Aufgepasst

Verlieren Sie nicht Ihre Armspannung; spüren Sie die Aufspannung zwischen Ihren Schulterblättern. Immer erst die rechte und dann die linke Seite üben, nie die Seiten im Wechsel.

Warum

Kräftige schräge Bauchmuskeln stabilisieren Ihre Haltung und sorgen für Entlastung bei Rückenbeschwerden.

MYOFASZIALE KRÄFTIGUNG DER UNTEREN BAUCHMUSKULATUR

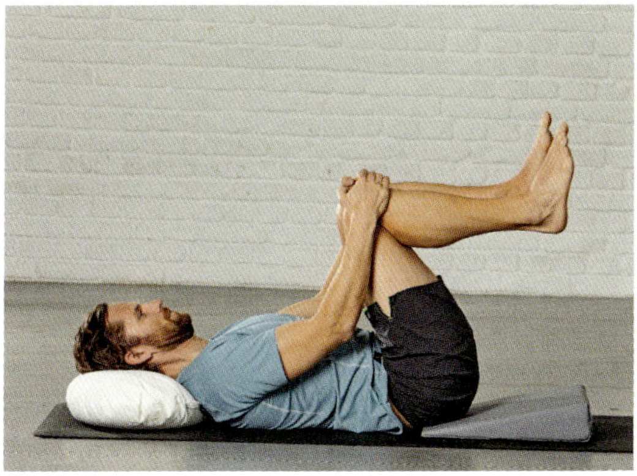

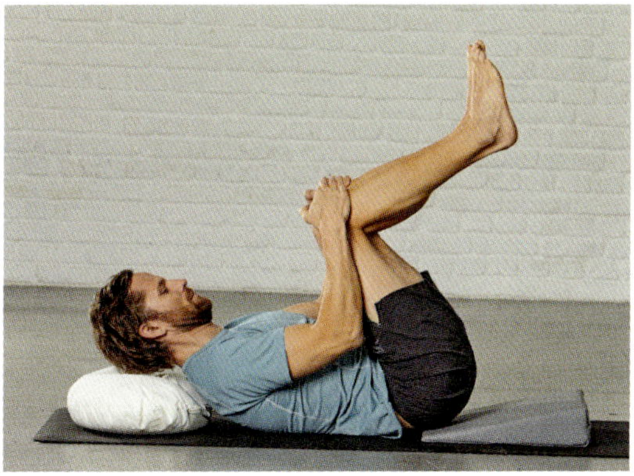

1 Nehmen Sie die Entlastungslagerung auf dem Rücken ein. Beugen Sie beide Knie um 90 Grad, sodass auch zwischen Oberkörper und Oberschenkel ein Winkel von 90 Grad besteht.

2 Drücken Sie die Beine mit den Unterschenkeln voran Richtung Decke. Das Gesäß folgt der Bewegung aufwärts.

Aufgepasst
Der Blick ist zu den Knien gerichtet; die Bewegung erfolgt aus dem Rumpf. Drücken Sie nicht die Lendenwirbelsäule auf die Unterlage und stützen Sie sich nicht mit den Händen am Boden ab.

Warum
Die unteren Bauchmuskeln stabilisieren das Becken und den unteren Rumpf.

HIP DROP

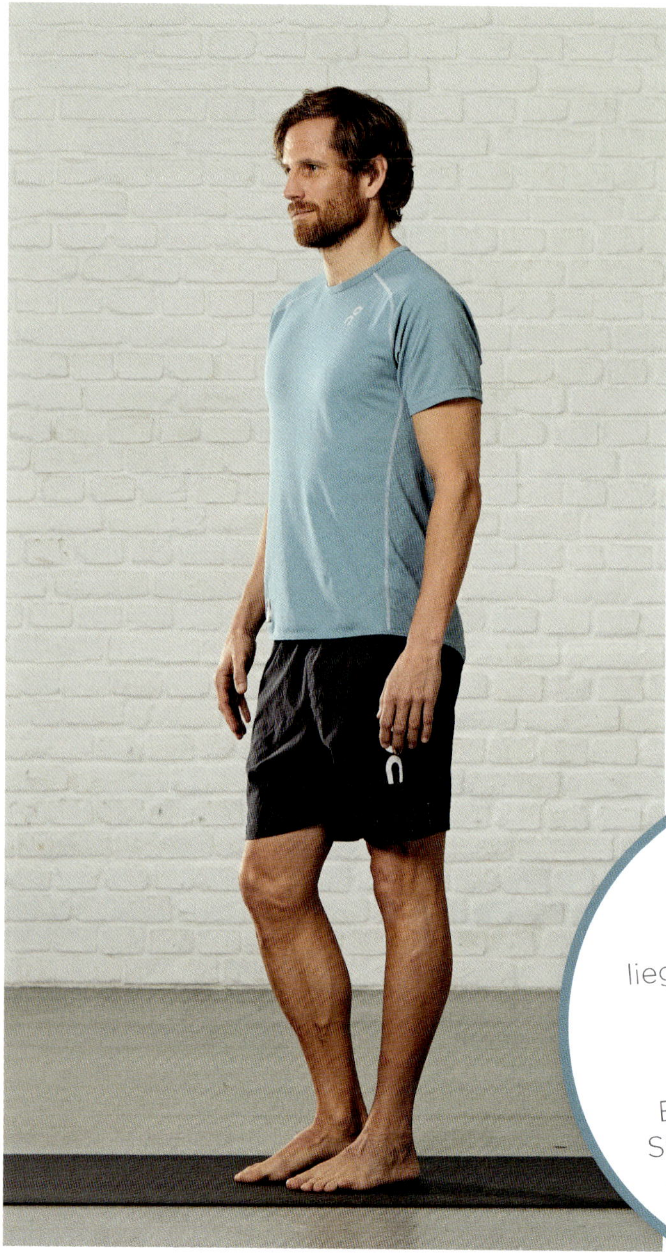

1 Stellen Sie sich aufrecht hin. Die Beine sind hüftbreit geöffnet. Der Blick geht geradeaus.

2 Lassen Sie die Knie abwechselnd nach vorn fallend einknicken, ähnlich einem Abtropfen. Führen Sie diese Übung zehnmal zu jeder Seite durch.

Aufgepasst
Das Becken bleibt stabil. Das Gewicht liegt auf dem gestreckten Standbein.

Warum
Beckenmobilisation im Stand und Verbesserung Ihrer Beinachsen- und Fußstellung

GESUNDE KNIEBEUGE

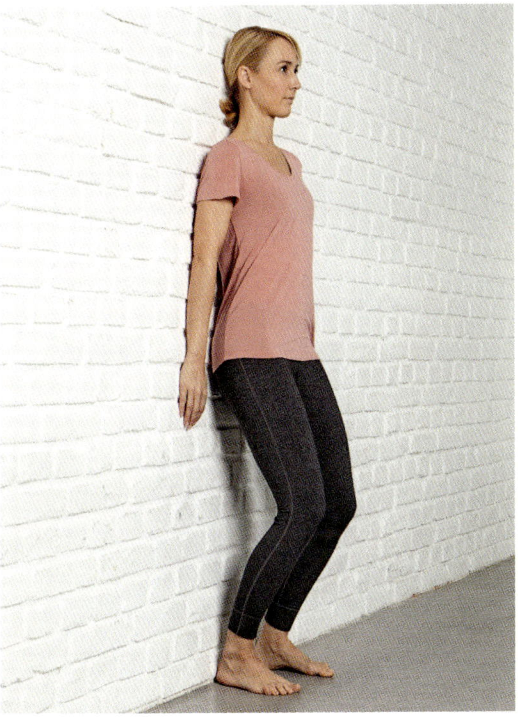

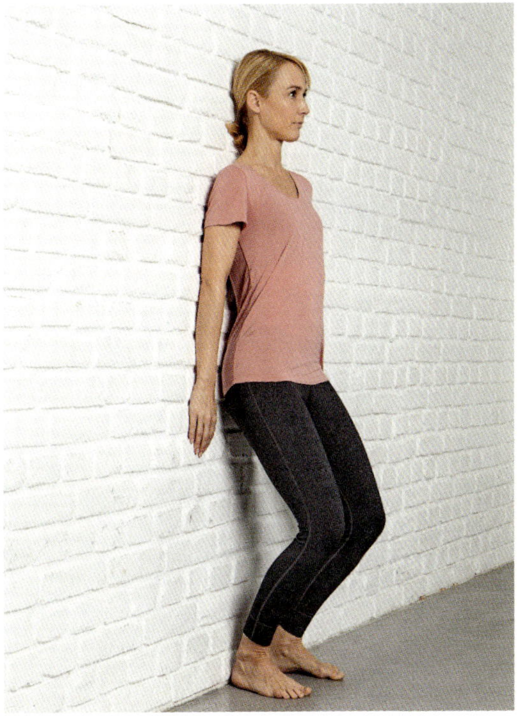

1 Stellen Sie sich aufrecht mit dem Rücken gegen eine Wand. Die Füße sind hüftbreit geöffnet. Gehen Sie mit einem guten Wandkontakt des Rückens leicht in die Kniebeuge. Die Fersen bleiben am Boden stehen, Ihre Beine zeigen eine O-Bein-Stellung. Die Füße sind somit nur auf Fersen und Außenkanten belastet.

2 Variieren Sie Ihre Kniebeugen zehnmal. Gehen Sie mal tiefer herunter, manchmal nur leicht. Zwischendurch verharren Sie 15 Sekunden lang in einer Position.

Aufgepasst
Die Fersen bleiben am Boden.

Warum
Die gesunde Kniebeuge trainiert und kräftigt die Beinachsen. Korrekt ausgerichtete Beinachsen sind die Voraussetzung für einen gesunden Rücken.

HACKEBEILCHEN

1 Stellen Sie sich aufrecht und frei im Raum auf, mit leicht gebeugten Knien und guter Beinachse. Ihre Arme sind nach vorn gestreckt und im Ellenbogen durchgestreckt.

2 Bewegen Sie nun die Arme mit kleinen, schnellen Bewegungen dreimal je 1 Minute lang auf und ab, als würden Sie mit den Handkanten auf eine Fläche hacken.

Aufgepasst
Behalten Sie beim Hacken mit den Armen die korrekte Beinachsenstellung bei.

Warum
Mit dieser Übung kräftigen Sie gezielt Ihr Muskelkorsett im Lendenbereich.

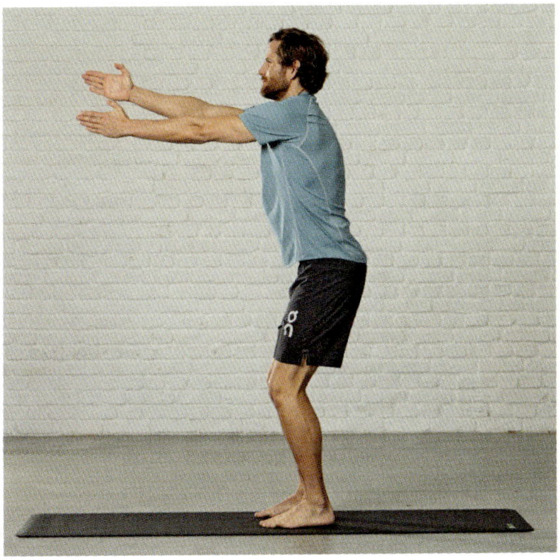

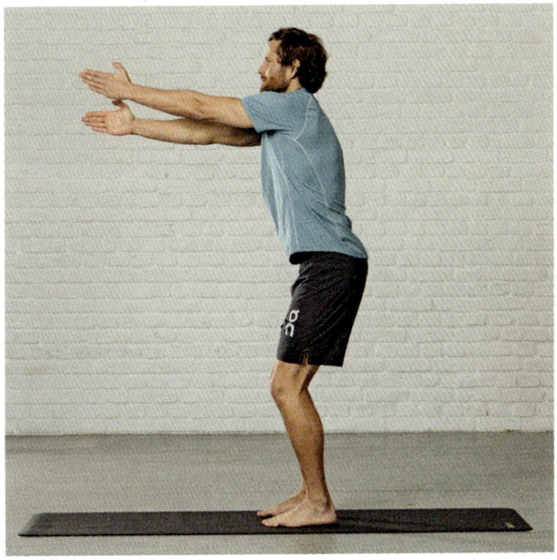

EMPFEHLENSWERTE ERGÄNZUNGEN FÜR DIESE ÜBUNGEN

1. Rund um die Wirbelsäule (siehe Seite 124–127)
2. Hüfte (siehe Seite 142–153)
3. Triggerpunkte *M. erector spinae, M. piriformis, M. biceps femoris* mit Bella-Bambi® (siehe Seite 38)
4. Rückenroller, Gesäßroller, Oberschenkelroller, Seitlicher Oberschenkelroller (siehe Seite 62, 63, 64, 65)

RUND UM DIE WIRBELSÄULE

Mit diesem Übungszyklus bringen Sie Ihre Wirbelsäule innerhalb nur weniger Minuten wieder »ins Lot«. Die Abfolge der Bewegungen ist so angelegt, dass alle sechs Freiheitsgrade der Wirbelsäule mobilisiert werden (Beugung und Streckung, Drehung rechts und links, Seitneige rechts und links). Wiederholen Sie diesen Zyklus dreimal.

GUT GEGEN

- Allgemeine Rückenschmerzen
- Bewegungseinschränkungen der Wirbelsäule
- Atemstörungen
- Haltungsfehler
- Durch häufige Bewegungsstereotype wie lange Autofahrten, viel Sitzen, Arbeiten am Computer bedingte Haltungsprobleme

WIRBELSÄULEN-QUICKIE

Aufgepasst
Gehen Sie anfangs nur so leicht in die Drehungen, Neigungen und Beugungen, wie es für Sie noch angenehm ist.

Warum
Mit diesem Zyklus wird Ihre Wirbelsäule in alle Richtungen bewegt, die Faszien werden systematisch gelöst und können so sehr gut regenerieren.

1 Stellen Sie sich aufrecht hin. Ihre Arme hängen entspannt neben dem Körper.

2 Beugen Sie Ihren Oberkörper mit leicht gebeugten Knien vor, bis Ihre Fingerspitzen den Boden berühren.

3 Richten Sie sich wieder auf und führen Sie Ihre seitlich gestreckten Arme nach oben, bis sich die Daumen über dem Kopf berühren. Die Handflächen zeigen nach vorn.

4 Verketten Sie die Daumen ineinander.

5 Neigen Sie Ihren Oberkörper mit dieser Handstellung nach rechts und kommen Sie zur Mitte zurück.

6 Strecken Sie sich kurz Richtung Decke und neigen Sie Ihren Oberkörper anschließend nach links.

7 Bleiben Sie aufrecht stehen. Drehen Sie Ihre Handflächen nach innen und blicken Sie hinein, als würden Sie in einen Spiegel schauen.

8 Beugen Sie Ihren Oberkörper mit lockeren Knien vor, bis Sie mit den Fingerrückseiten den Boden berühren.

9 Lassen Sie die Fingerrückseiten einer Hand am Boden und heben Sie die andere Hand, bis diese zur Decke zeigt. Der Blick folgt dieser Hand.

10 Setzen Sie die angehobene Hand wieder auf dem Boden ab und führen Sie die Übung in die andere Richtung aus.

11 Richten Sie sich auf, beugen Sie den Oberkörper vor, strecken Sie die Arme nach hinten und drehen Sie die Hände Richtung Decke, sodass Sie wie ein Skispringer stehen.

12 Gehen Sie in die tiefe Hocke und setzen Sie Ihre Fingerspitzen unterhalb der Knie auf dem Boden auf. Die Fersen bleiben am Boden.

13 Richten Sie sich auf und strecken Sie sich mit geraden Armen Richtung Decke.

EMPFEHLENSWERTE ERGÄNZUNG FÜR DIESE ÜBUNG

1. Fußroller (siehe Seite 68)

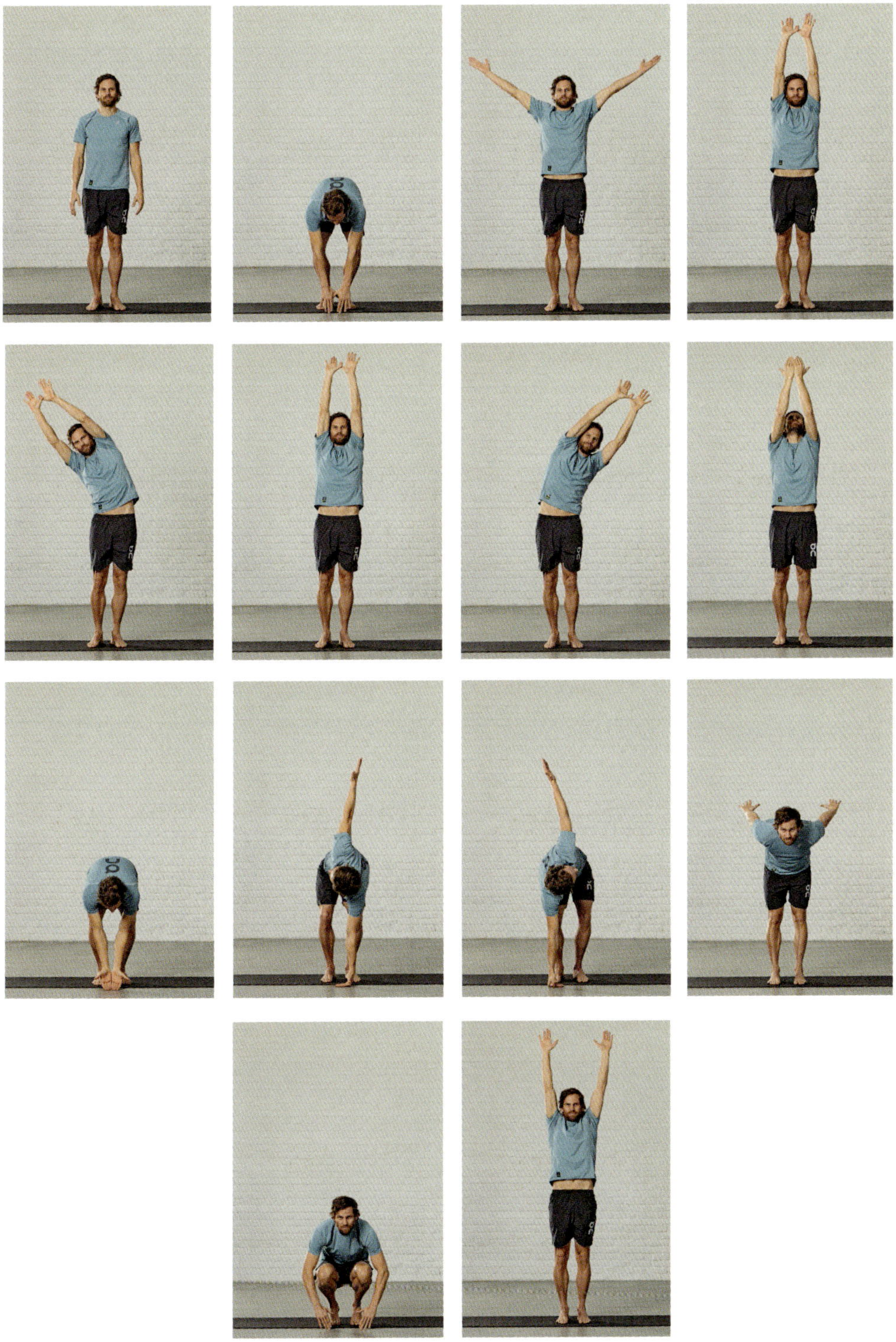

SCHULTER UND SCHULTERGÜRTEL

ARME HOCH UND SCHULTERN LOCKER

Wie oft ziehen Sie unbewusst Ihren Schultergürtel hoch, wenn Ihre Arme herunterhängen? Umgekehrt wäre es besser! Strecken Sie Ihre Arme immer mal wieder richtig hoch oder hängen Sie sich an einer Stange aus. Gähnen Sie und räkeln Sie sich ausgiebig, so bleibt Ihr Schultergürtel gesund.

GUT GEGEN

- Schulter- und Nackenschmerzen
- Schultersteife
- Myofasziale Dysbalancen

ARMZUG ZUR SCHMERZENTLASTUNG

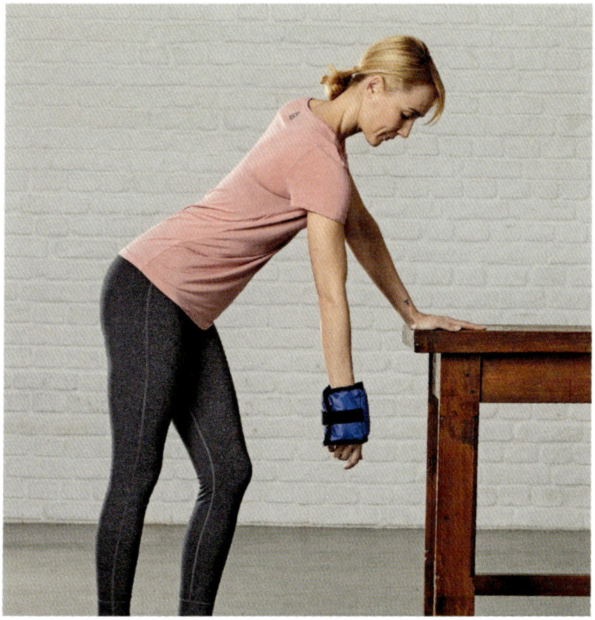

1 Legen Sie sich eine Gewichtsmanschette um einen Ihrer Unterarme. Stellen Sie sich in Schrittstellung etwa einen halben Meter vor einem Tisch auf und stützen Sie sich mit der Handfläche des freien Arms leicht auf dem Tisch ab.

2 Lassen Sie den Arm mit der Gewichtsmanschette 3 Minuten lang locker herabhängen, die Hand bleibt geöffnet. Auf diese Weise wird das Schultergelenk entlastet.

Aufgepasst
Der Arm hängt entspannt ab und wird nicht bewegt

Warum
Eine Traktion des Schultergelenkes wirkt schmerzlindernd, da viele Beschwerden durch zu viel Druck in der Gelenkkapsel entstehen. Die Hand muss geöffnet bleiben, um den Oberarmkopf aus der Gelenkpfanne zu lösen.

FLÜGELSCHLAG

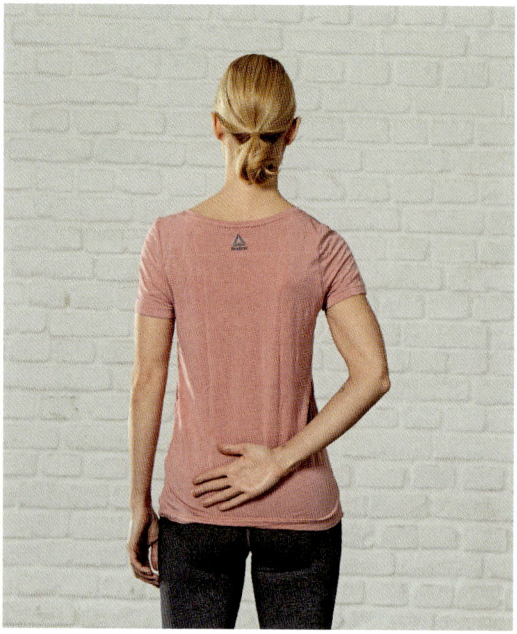

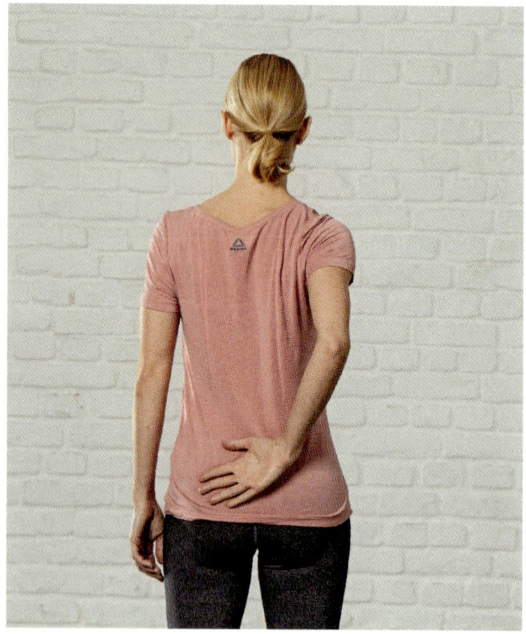

1 Stellen Sie sich aufrecht hin, beugen Sie den rechten Arm im Ellenbogen und legen Sie den Handrücken auf Ihr Gesäß.

2 Ziehen Sie den Ellenbogen weit nach hinten. Spüren Sie, wie Ihr Schulterblatt gegen Ihre Brustwirbelsäule drückt.

Aufgepasst
Legen Sie Ihre Hand nicht zu weit oben auf die Lendenwirbelsäule.

Warum
Mobilisation des Schulterblattes und Aufrichtung des Schultergürtels

KAPSELDEHNUNG

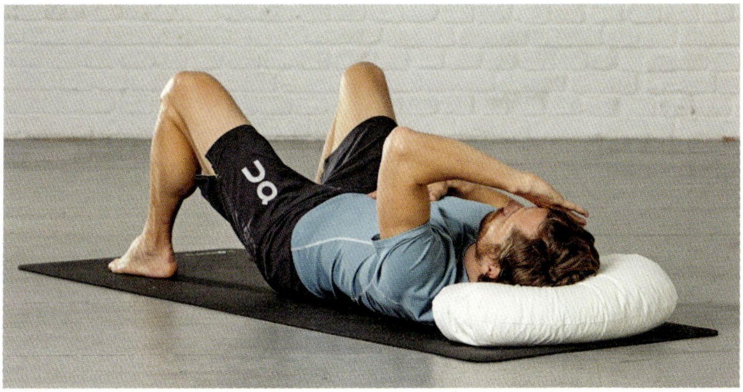

1 Legen Sie sich entspannt auf den Rücken. Der Kopf ist mit einem weichen Kissen unterlagert. Der Handrücken Ihrer linken Hand ruht 5 Minuten auf Ihrer Stirn.

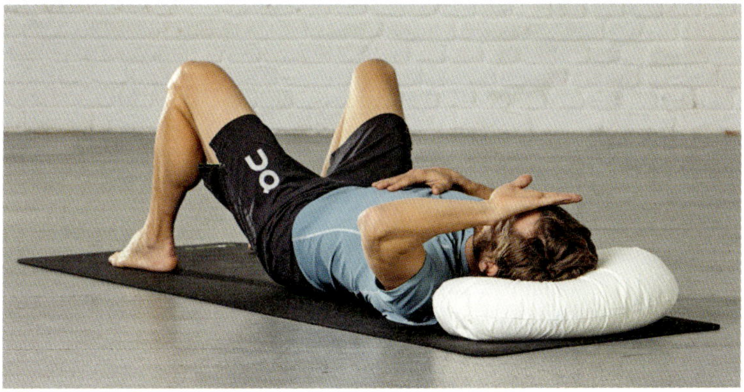

2 Anschließend sinkt der Ellenbogen langsam mit seiner Eigenschwere in Richtung Unterlage.

Aufgepasst
Der Handrücken bleibt auf der Stirn.

Warum
Diese Übung dient der Mobilisation und Dehnung Ihrer Gelenkkapsel.

GLÜHBIRNE

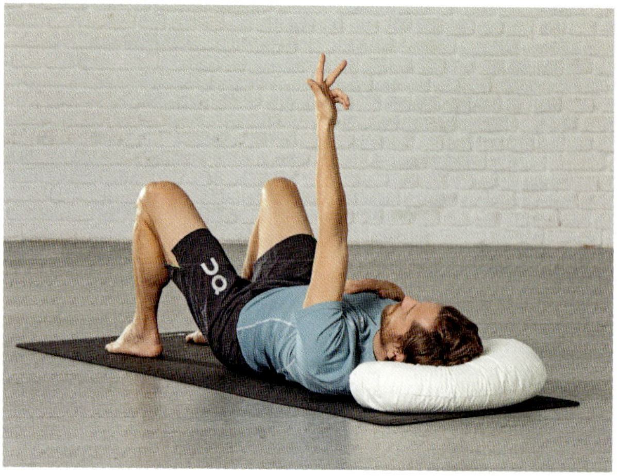

1 Legen Sie sich entspannt auf den Rücken. Der Kopf ist mit einem weichen Kissen unterlagert. Strecken Sie den linken Arm mit geradem Ellenbogen zur Decke.

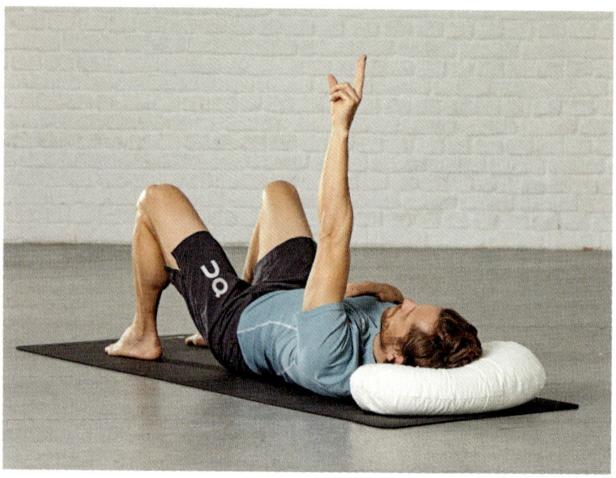

2 Drehen Sie den Arm nach rechts und links, als würden Sie mit der Hand eine Glühbirne in die Lampenfassung schrauben.

Aufgepasst
Das Schulterblatt bleibt beim Drehen auf dem Boden.

Warum
Rotationsmobilisation für die linke Schultergelenkkapsel

GLÜCKSKATZE

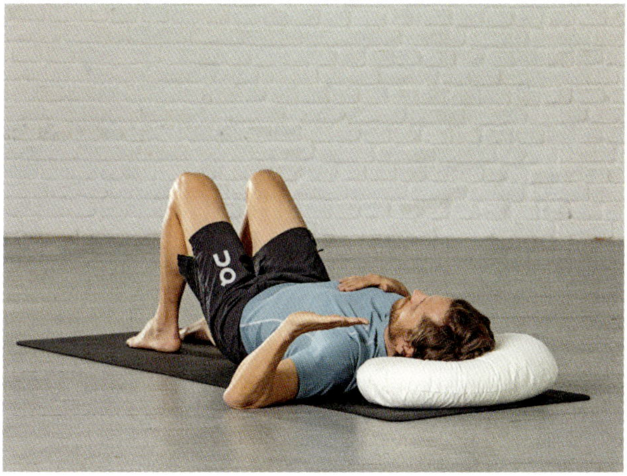

1 Legen Sie sich entspannt auf den Rücken und stellen Sie die Beine auf. Der linke Arm ist auf Schulterhöhe seitlich ausgestreckt, der Ellenbogen ist um 90 Grad gebeugt und nach hinten geneigt. Die Handfläche zeigt nach oben.

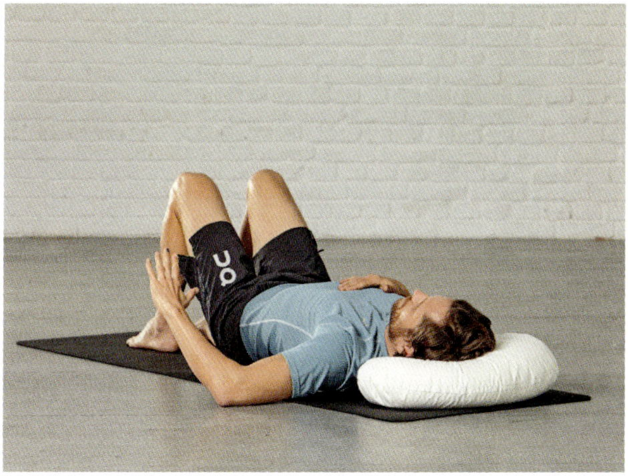

2 Führen Sie den Unterarm nach vorn, bis sich die Handfläche 5 bis 10 cm über der Unterlage befindet. Winken Sie auf diese Weise zehnmal wie die Maneki-nekos, die japanischen Glücksbringer.

Aufgepasst
Der Oberarm bleibt immer auf der Unterlage.

Warum
Mobilisation des gesamten Schultergürtels

MYOFASZIALE DEHNUNG DES BIZEPS

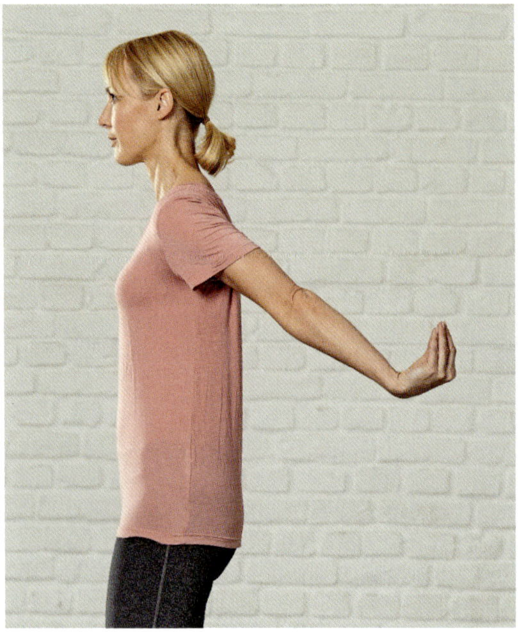

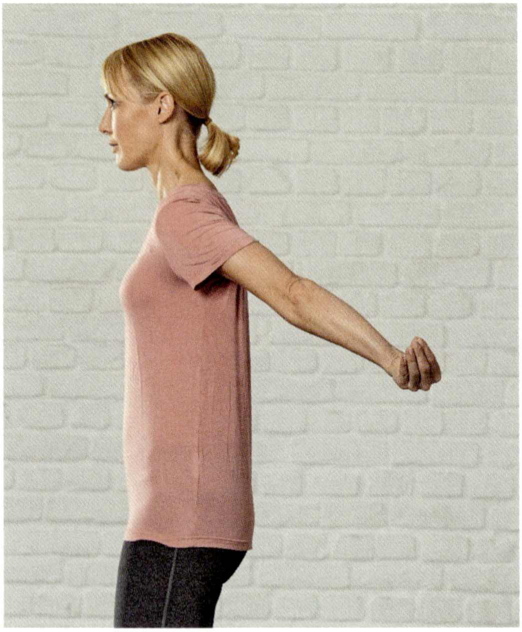

1 Stellen Sie sich aufrecht hin und strecken Sie Ihren linken Arm nach hinten.

2 Beugen Sie die Hand maximal und drehen Sie sie leicht nach außen.

Aufgepasst
Halten Sie die Aufrichtung des Rumpfes bei und spüren Sie das Schulterblatt an der Wirbelsäule.

Warum
Dehnung des Oberarmbeugers in maximaler Position

MYOFASZIALE KOMBINATIONSDEHNUNG FÜR DIE ARMBEUGER

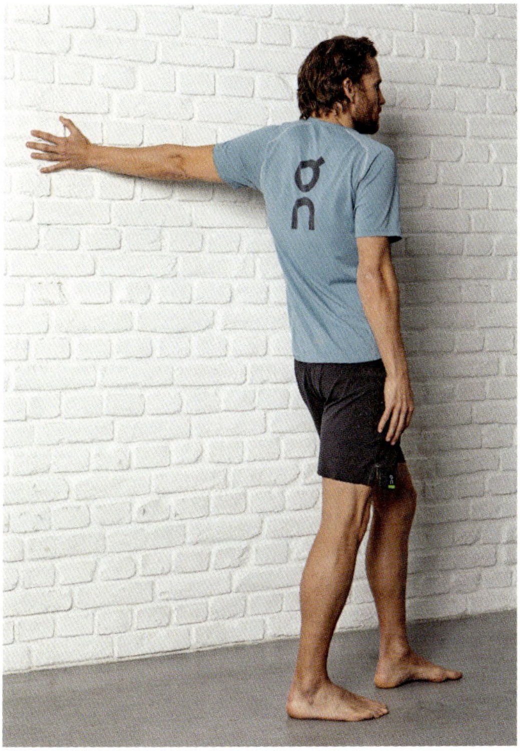

1 Stellen Sie sich seitlich an eine Wand. Der gestreckte, linke Arm liegt mit der Handinnenfläche an der Wand.

2 Gehen Sie mit dem linken Bein einen kleinen Schritt nach vorn. Der Kopf dreht sich von der Wand weg, der Blick folgt der Kopfbewegung.

Aufgepasst
Drücken Sie nicht gegen die Wand, sondern achten Sie nur darauf, dass die Hand beim Üben nicht wegrutscht.

Warum
Mit dieser Kombinationsübung dehnen Sie komplex Ihren großen Brustmuskel, den Bizeps und die Unterarmbeuger.

DYNAMISCHER WANDSTÜTZ

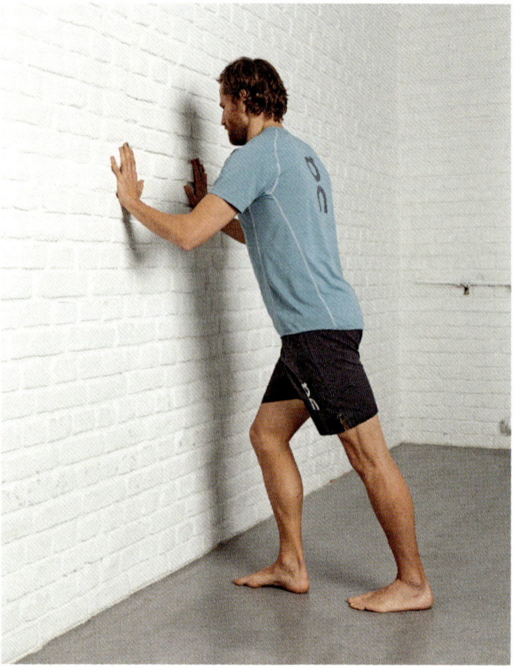

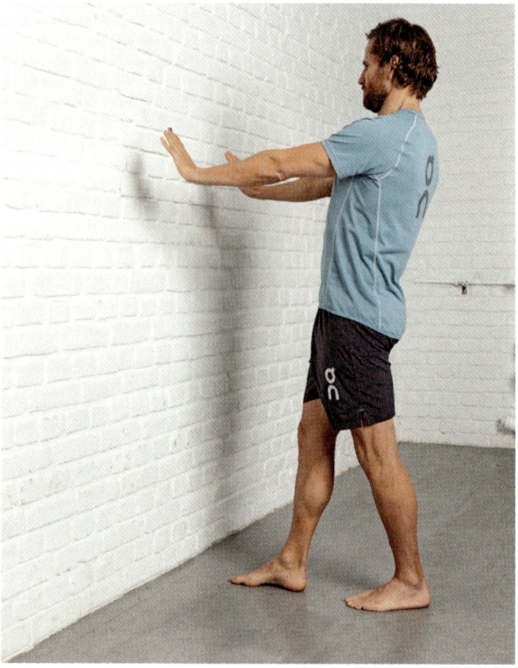

1 Stellen Sie sich frontal zur Wand im Abstand von 40 cm in Schrittstellung auf. Verlagern Sie Ihr Körpergewicht auf den vorderen Fuß. Legen Sie Ihre Hände in Schulterhöhe an die Wand.

2 Drücken Sie Ihren Oberkörper von der Wand 40 cm weg und kehren Sie dann wieder in die Ausgangsstellung zurück. Die Füße verändern ihre Position nicht. Führen Sie zehn Wiederholungen durch.

Aufgepasst
Die Ellenbogen bleiben während der ganzen Übung nur leicht gebeugt.

Warum
Mobilisation des Schultergürtels und dynamische Kräftigung der Armstrecker

EMPFEHLENSWERTE ERGÄNZUNGEN FÜR DIESE ÜBUNGEN

1. Halswirbelsäule und Nacken (siehe Seite 80–93)
2. Brustwirbelsäule und Rumpf (siehe Seite 94–103)
3. Triggerpunkte *M. teres minor, M. deltoideus, M. trapezius, M. levator scapulae* und Triggerbänder Oberarmlinie, Delta V, Nackenlinie mit BellaBambi® (siehe Seite 38)
4. Schulterroller, Nackenroller (siehe Seite 60, 61)

ZUSATZTIPP

Waldgesundheit

Machen Sie einen ausgedehnten, zweistündigen Spaziergang in den Wald. Spüren Sie die Wohltat der Natur. Das Waldbaden hat in Japan eine lange Tradition zur Verbesserung der Gesundheit. Der österreichische Biologe Clemens G. Arvay bezeichnet die Heilwirkung der Natur als den sogenannten Biophillia-Effekt. Er konnte nachweisen, wie wichtig Terpene – Botenstoffe der Bäume und anderer Waldpflanzen – für unsere Gesundheit sind. Im Wald kann sich unser Immunsystem erholen, Stress wird abgebaut und sogar Krebsmarker waren nach einem Aufenthalt im Wald im Labortest deutlich reduziert. Vielleicht möchten Sie Ihre physiotherapeutischen Übungen immer mal wieder in den Wald verlegen?[9]

ELLENBOGEN UND HAND

GESUNDE UNTERARME UND FINGER

Die Chinesen sagen: »Wer steife Hände hat, ist alt!« Belastungssymptome in den Ellenbogen und Händen können sehr schmerzhaft sein. Mit einigen dieser Übungen nehmen Sie das Thema wortwörtlich selbst in die Hand und befreien sich davon.

GUT GEGEN

- Tennisellenbogen
- Golferellenbogen
- Carpaltunnelsyndrom
- WhatsApp-Daumen
- Morbus Dupuytren

MOBILISATION DER ELLENBOGEN

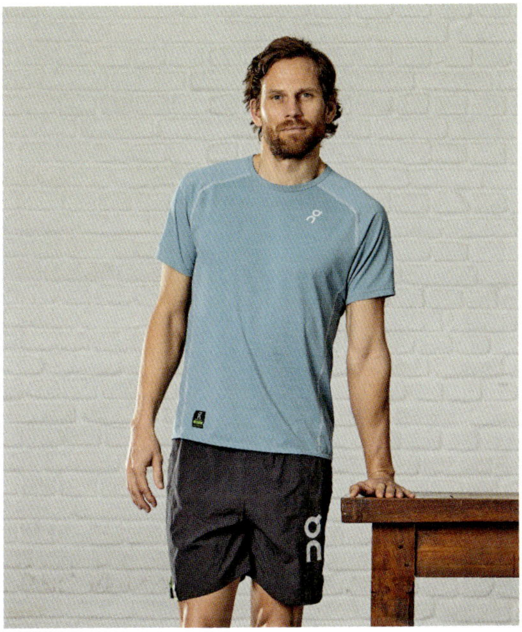

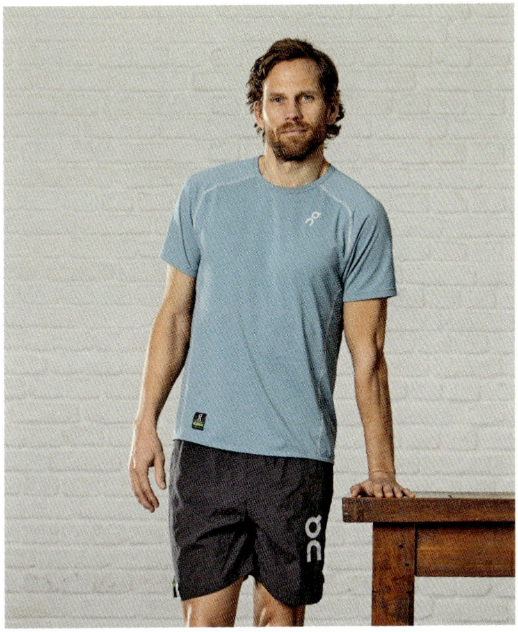

1 Stellen Sie sich seitlich an einen Tisch. Legen Sie die linke Hand mit den Fingerspitzen nach vorn locker auf die Tischplatte. Drehen Sie den Ellenbogen einwärts.

2 Drehen Sie den Ellenbogen auswärts.

Aufgepasst
Halten Sie während des Mobilisierens mit der Handfläche den Kontakt zur Tischplatte, ohne fest aufzudrücken.

Warum
Gezielte Ellenbogen-mobilisation

MYOFASZIALE DEHNUNG DER HANDBEUGER

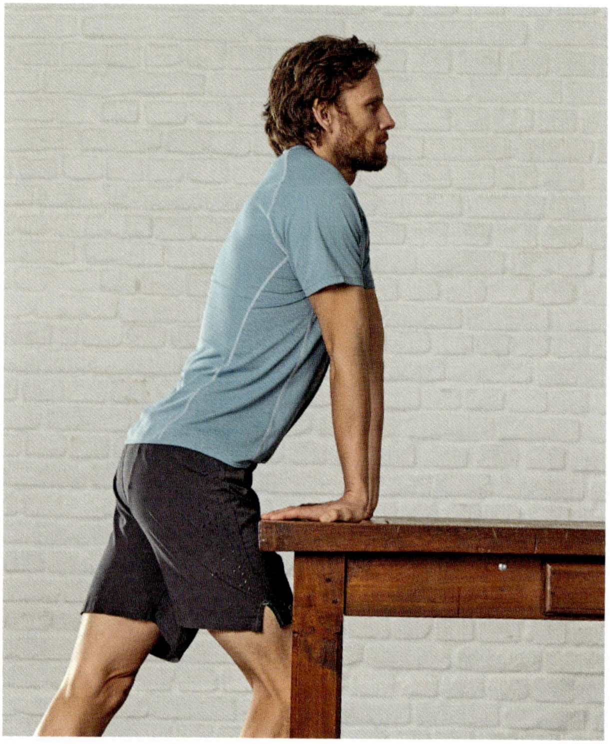

Stellen Sie sich frontal an einen Tisch. Legen Sie beide Hände ganz auf den Tisch. Die Finger zeigen zu Ihnen.

Aufgepasst

Richten Sie bei dieser Dehnung Ihren Oberkörper auf.

Warum

Gezielte myofasziale Dehnung der Unterarmbeuger; sie verkürzen immer wieder durch häufige Greifbewegungen oder bei Arbeiten beispielsweise am Computer.

HANDGELENKSZUG

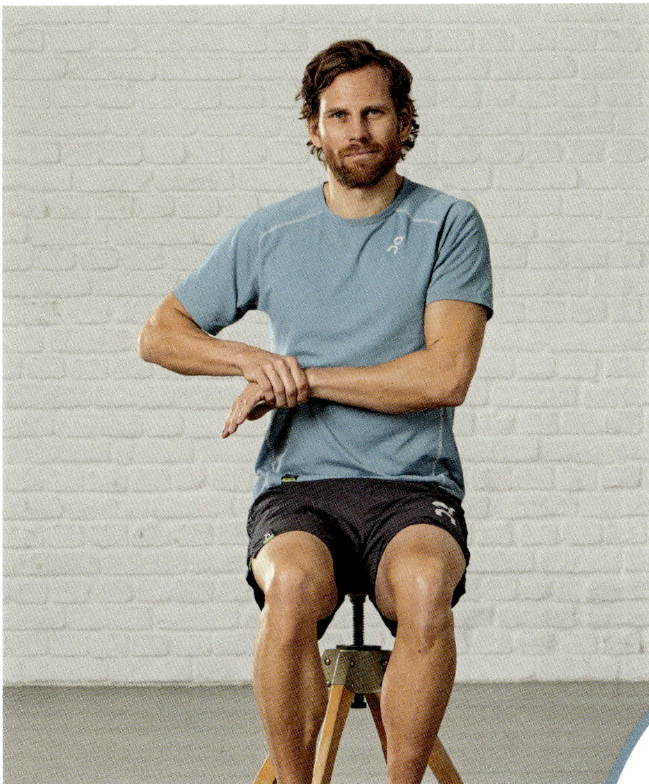

Halten Sie den im Ellenbogen gebeugten, linken Arm an den Oberkörper gedrückt. Ziehen Sie mit der rechten Hand das linke Handgelenk in Verlängerung des Arms sanft heraus.

Aufgepasst
Ziehen Sie genau in der Verlängerungslinie des Arms.

Warum
Lösung im Unterarm und Handgelenk für eine gute Mobilisation der Hand

EMPFEHLENSWERTE ERGÄNZUNGEN FÜR DIESE ÜBUNGEN

1. Halswirbelsäule und Nacken (siehe Seite 80–93)
2. Triggerpunkt *M. extensor carpi* und Triggerband Unterarmlinie mit Bella-Bambi® (siehe Seite 38)
3. Unterarmroller, Daumenroller, Handroller (siehe Seite 58, 57, 56)

HÜFTE

NICHT HÜFTLAHM WERDEN

Ein schöner, schwungvoller Gang zeugt von guter Hüftgesundheit. Machen Sie sich mit diesen Übungen immer wieder locker und geschmeidig. So beugen Sie auch wirksam einer Arthrose vor.

GUT GEGEN

- Hüftschmerzen
- Hüftsteife
- Knieschmerzen
- Beckenringstörungen
- Beinachsenstörungen

BEINZUG ZUR SCHMERZENTLASTUNG

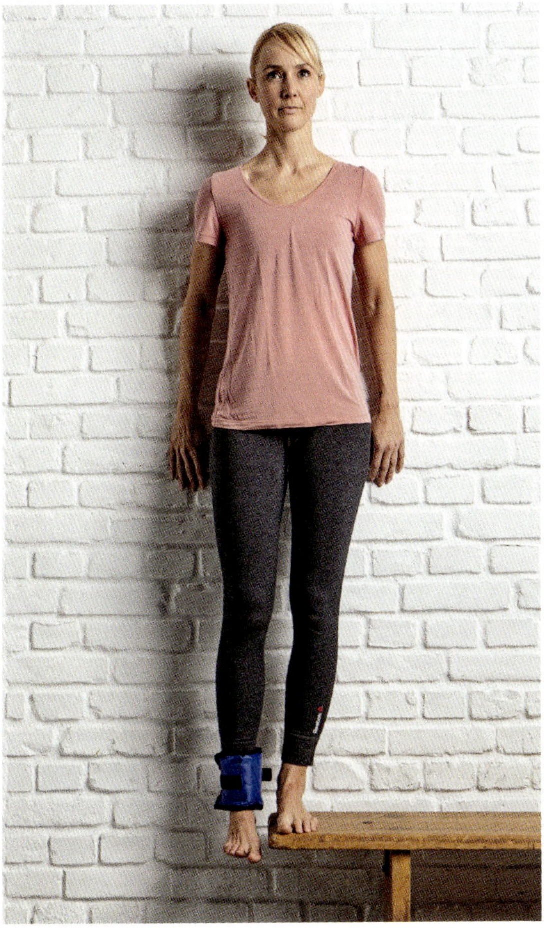

1 Stellen Sie sich mit dem linken Bein auf eine Stufe oder eine kippsichere Bank. Stützen Sie sich zu Ihrer Sicherheit mit der Hand leicht an einer Wand ab. Ihr rechtes Fußgelenk ist mit einer Gewichtsmanschette beschwert.

2 Lassen Sie jetzt das rechte Bein fersenwärts eine Minute lang einige Zentimeter herabhängen.

Aufgepasst
Halten Sie das Bein beim Aushängen ruhig.

Warum
Lösung der Hüftgelenkskapsel im Sinne der Traktion (Zug)

KAPSELDEHNUNG

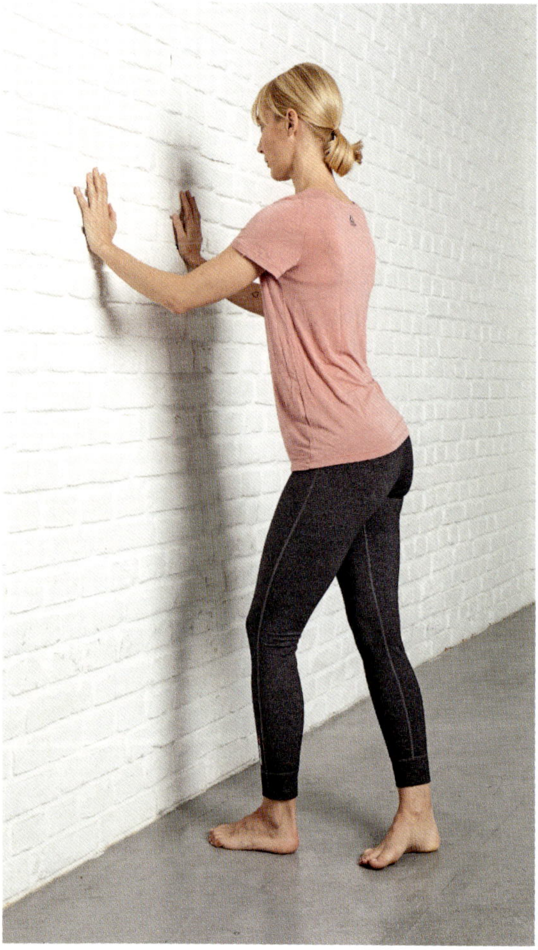

1 Stellen Sie sich frontal in Schrittstellung vor eine Wand und stützen Sie sich mit den Händen in Schulterhöhe ab.

2 Drehen Sie die Fußspitze des rechten Beins einwärts, lassen Sie dabei die rechte Ferse am Boden. Verlagern Sie Ihr Gewicht 1 Minute lang auf das vordere Bein.

Aufgepasst
Behalten Sie mit Ihrem gesamten rechten Fuß Bodenkontakt.

Warum
Mobilisierende Dehnung der Hüftkapsel

HÜFTKRÄFTIGUNG IM ALLTAG

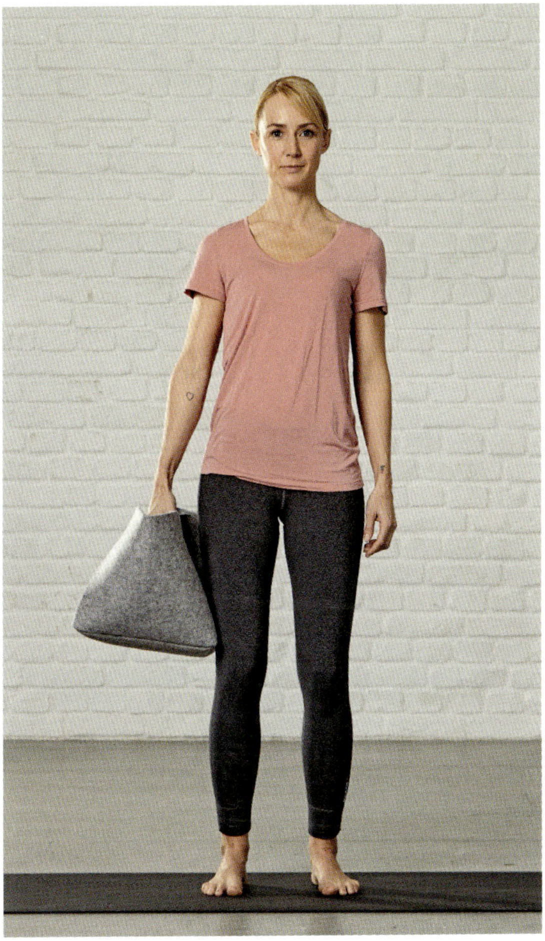

Tragen Sie bei Hüftbeschwerden Ihre Tasche oder andere Gewichte auf Ihrer betroffenen Seite und nicht wie oft empfohlen auf der gesunden Seite (langer Hebel belastet). Biomechanisch gesehen entlasten Sie durch den kurzen Hebel der Hüftachse ihr betroffenes Gelenk und kräftigen so sanft die umgebenden Strukturen.

ROTATIONSMOBILISATION

1 Legen Sie sich ausgestreckt auf den Bauch und beugen Sie das linke Bein um 90 Grad an.

2 Rotieren Sie den Unterschenkel einwärts.

3 Rotieren Sie den Unterschenkel auswärts.

Aufgepasst
Der rechte Oberschenkel bleibt auf der Unterlage liegen. Das Gesäß ist entspannt.

Warum
Durch die Drehung wird Ihr Hüftgelenk mobilisiert.

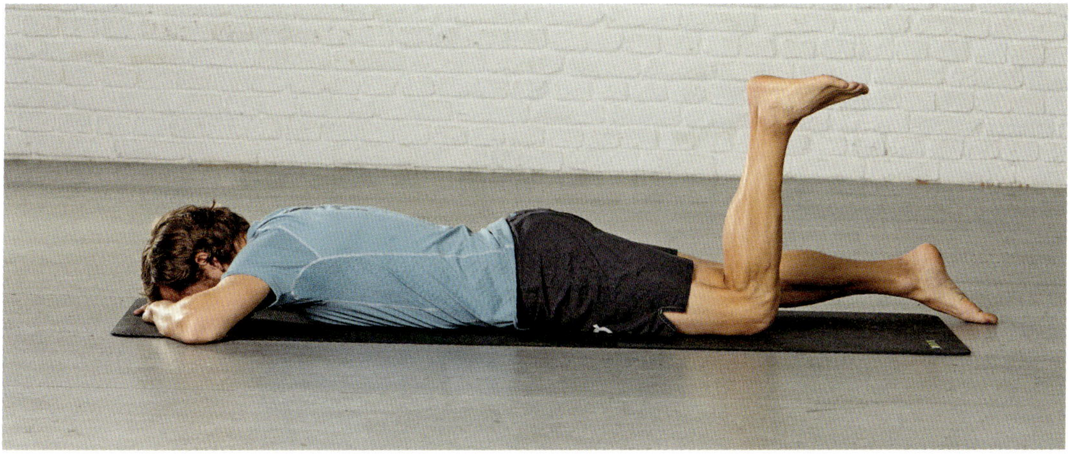

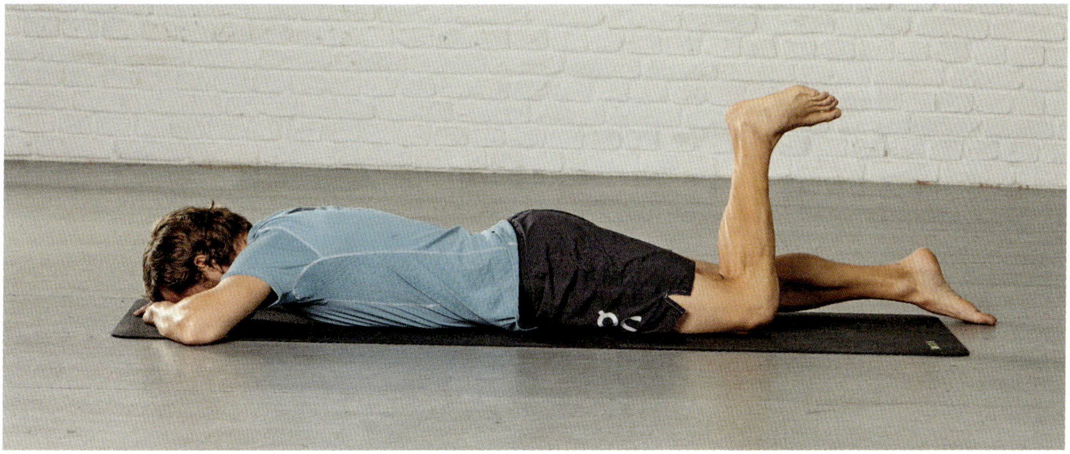

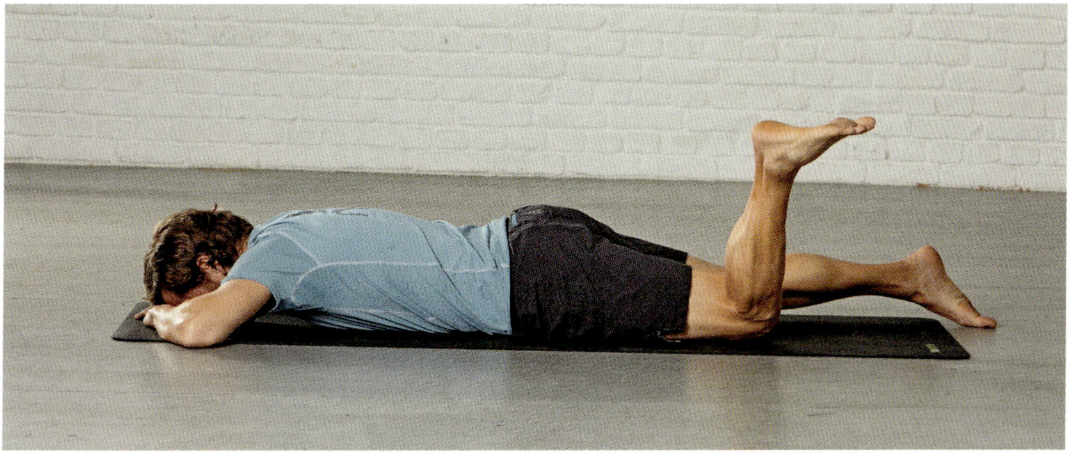

MYOFASZIALE ADDUKTORENDEHNUNG

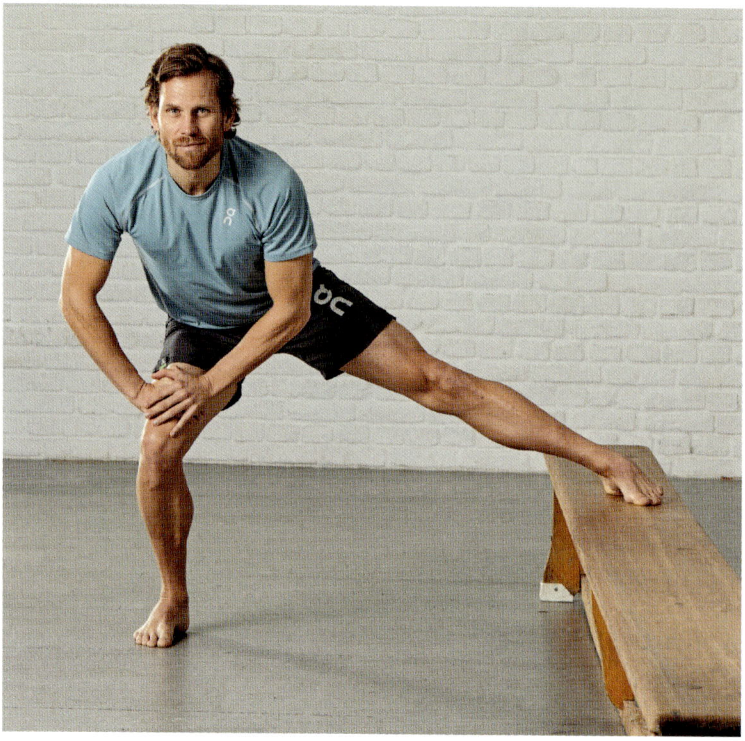

Stellen Sie sich seitlich neben eine flache Bank. Setzen Sie Ihr linkes Bein mit der Fußkante entspannt auf die Bank. Verlagern Sie Ihr Gewicht auf Ihr rechtes Bein und beugen Sie es leicht.

Aufgepasst
Wählen Sie anfangs eine Höhe, die für das erhöhte Bein angenehm ist.

Warum
Myofasziale Dehnung der Innenbeinmuskeln

MYOFASZIALE DEHNUNG DES VORDEREN OBERSCHENKELS

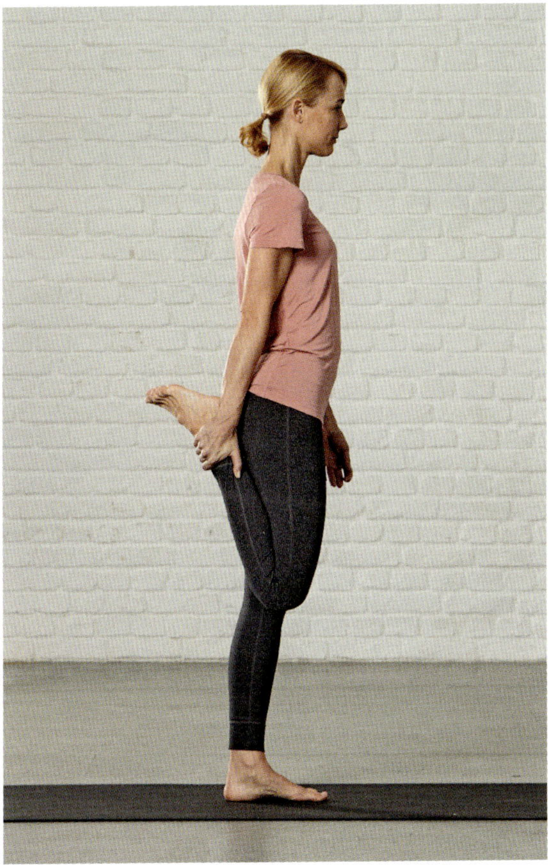

Stellen Sie sich aufrecht hin – für einen sicheren Stand können Sie sich an einer Wand abstützen. Umfassen Sie mit der rechten Hand Ihren Unterschenkel am unteren Ende und ziehen Sie Ihre rechte Ferse an das Gesäß. Spannen Sie Ihr Gesäß an.

Aufgepasst
Umfassen Sie beim Dehnen nicht den Fuß.

Warum
Myofasziale Dehnung des vorderen Oberschenkels

AUF UND AB

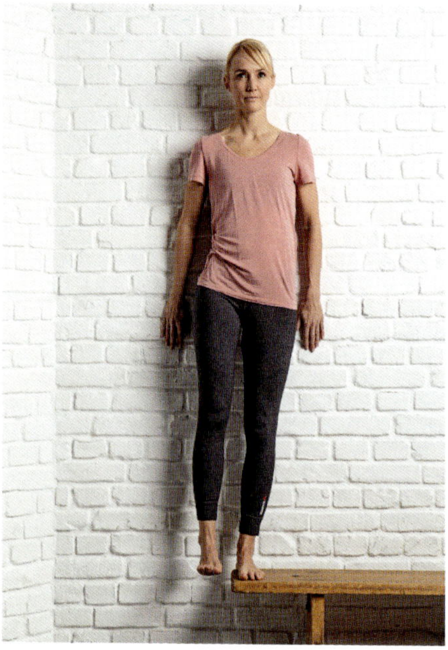

1 Stellen Sie sich mit Ihrem linken Bein auf eine Stufe oder eine kippsichere Bank und halten Sie sich mit den Händen an der Wand fest. Die Füße sind parallel auf einer Höhe.

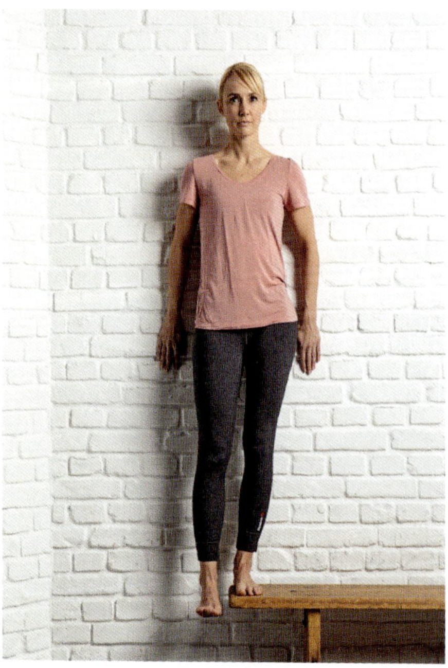

2 Senken Sie das rechte Bein zehnmal um mehrere Zentimeter und ziehen Sie es anschließend so weit wie möglich hoch.

Aufgepasst
Das linke Bein steht im leichten O-Bein gerade, aber nicht überstreckt.

Warum
Training und Kräftigung für die linke Standbeinseite (Gesäß)

FUNKTIONELLES TRAINING

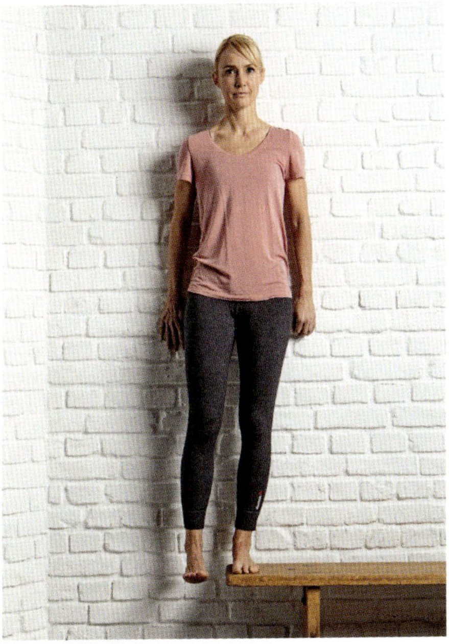

1 Stellen Sie sich mit dem linken Bein auf eine Stufe oder eine kippsichere Bank; halten Sie sich bei Bedarf fest. Die Füße sind parallel auf einer Höhe.

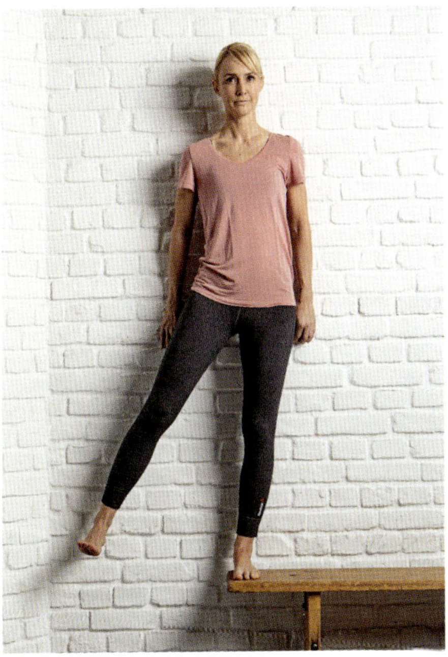

2 Spreizen Sie das rechte Bein zehnmal um 45 Grad seitlich ab und kommen Sie in die Ausgangsstellung zurück.

Aufgepasst
Das Standbein steht im leichten O-Bein gerade, aber nicht überstreckt.

Warum
Training und Kräftigung für die linke Standbeinseite (Gesäß)

FUNKTIONELLES STANDBEINTRAINING

1 Stellen Sie Ihren rechten Fuß auf eine weiche, bewegliche Matte. Verlagern Sie Ihr Körpergewicht auf das rechte Bein und balancieren Sie sich gut aus.

2 Gehen Sie mit dem linken Bein in einem Schritt über die Matte, setzen Sie den Fuß hinter der Matte ab, belasten Sie ihn kurz und kommen Sie mit einem entsprechend großen Schritt mit dem linken Fuß wieder hinter die Matte.

Aufgepasst
Das Standbein steht im leichten O-Bein gerade, aber nicht überstreckt.

Warum
Funktionelles Training der Beinachse auf der Standbeinseite

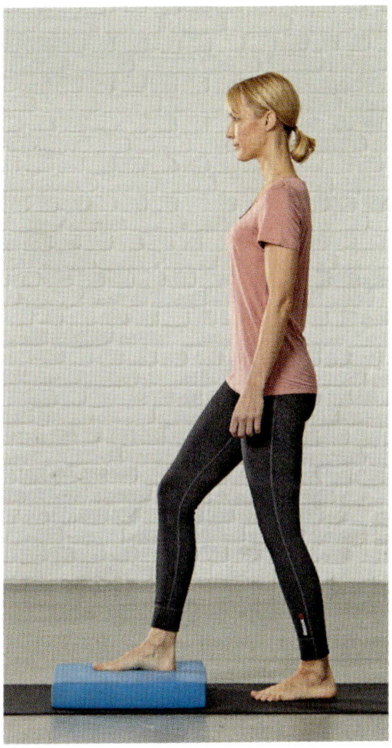
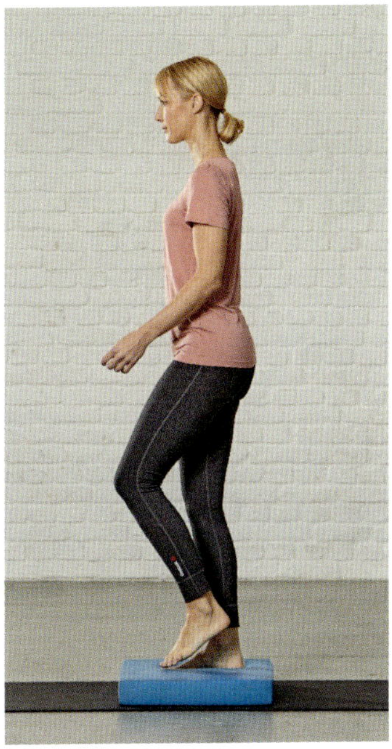
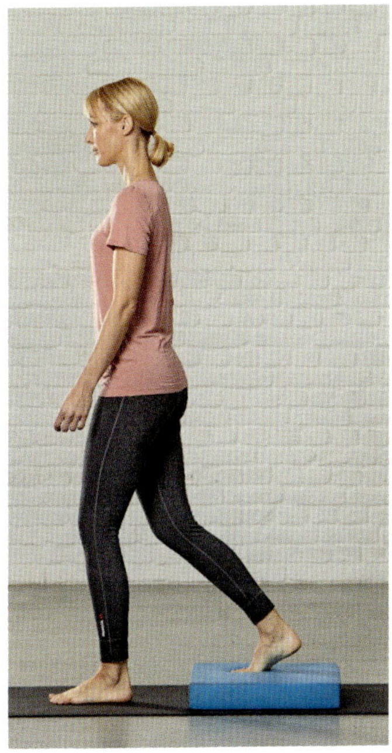

EMPFEHLENSWERTE ERGÄNZUNGEN FÜR DIESE ÜBUNGEN

1. Lendenwirbelsäule und Becken (siehe Seite 104–123)
2. Knie (siehe Seite 154–159)
3. Triggerpunkte *M. piriformis, M. bizeps femoris* und Triggerband seitliche Oberschenkellinie mit BellaBambi® (siehe Seite 38)
4. Seitlicher Oberschenkelroller, Gesäßroller, Oberschenkelroller, Rückenroller (siehe Seite 65, 63, 64, 62)

KNIE

RICHTIG IN DIE KNIE GEHEN

Die Knie sind ein besonders sensibler Körperbereich. Sie übertragen Ihr Körpergewicht und sind infolge von falschen Beinachsenstellungen oft fehlbelastet. Üben Sie immer mal wieder den folgenden Zyklus, um Ihre schmerzfreie Kniestabilität zu fördern. Achten Sie mit zunehmendem Alter darauf, nicht mehr zu tief in die Knie zu gehen.

GUT GEGEN

- Knieschmerzen
- Bewegungsstörungen im Knie
- Beinachsenstörungen
- Fußbeschwerden
- Achillodynie

SCHMERZENTLASTUNG

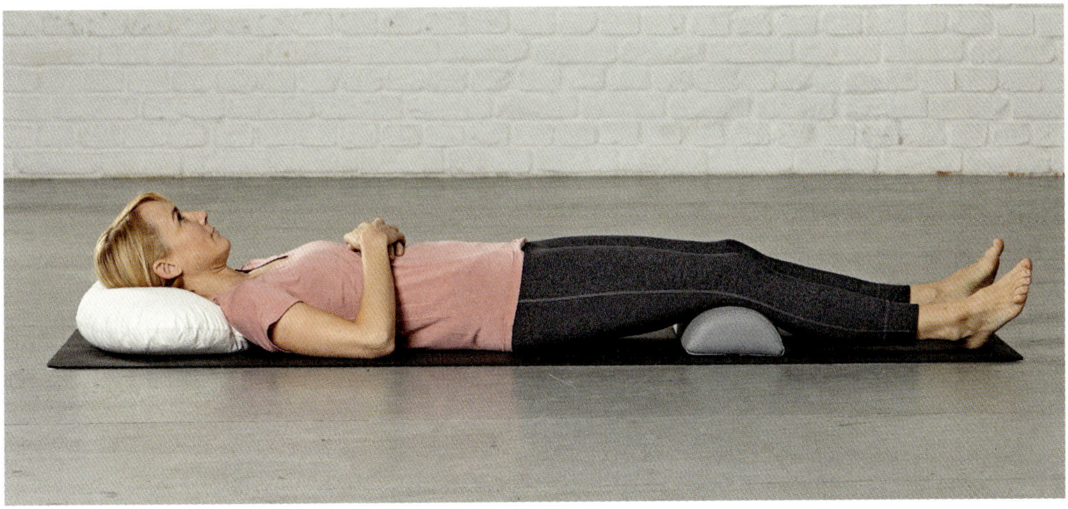

Legen Sie sich entspannt auf den Rücken und entlasten Sie 20 Minuten lang Ihre Knie durch das Unterlagern der Kniekehlen mit einer Rolle oder einem Halbrundkissen.

Aufgepasst
Die Beine nicht, wie oft empfohlen, gestreckt hochlegen. Dadurch entsteht eine gewaltige Belastung der Kniegelenke.

Warum
Gelenkentsprechende Schonstellung der Knie zur Schmerzreduktion

MOBILISATION DES WADENBEINS

1 Legen Sie sich auf den Bauch und beugen Sie das linke Knie um 90 Grad. Der Fuß steht auch im 90-Grad-Winkel zum Unterschenkel.

2 Beugen Sie Ihre rechte Fußspitze zehnmal nach unten und nach oben.

Aufgepasst
Die Fußspitze nicht Richtung Decke, sondern nur nach unten und in die Waagerechte ziehen.

Warum
Selbstmobilisation des Wadenbeins. Häufig gehen Kniebeschwerden von einer Wadenbeinblockierung aus.

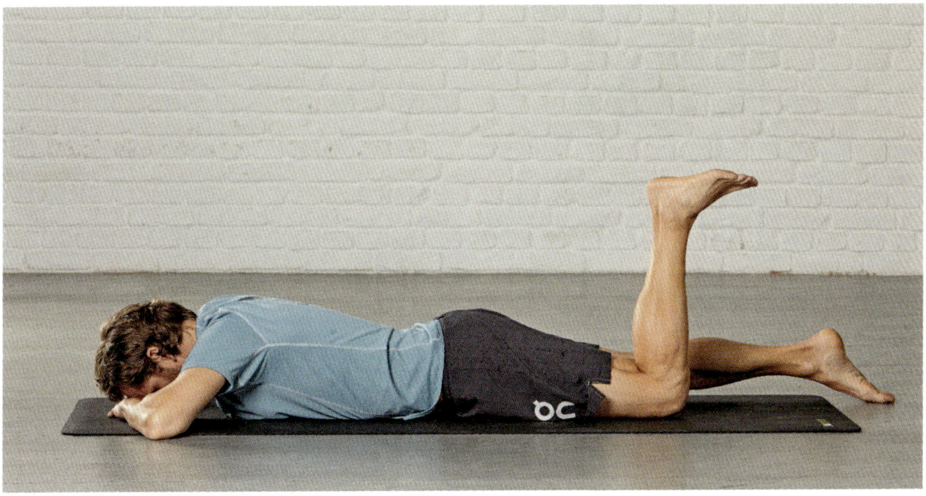

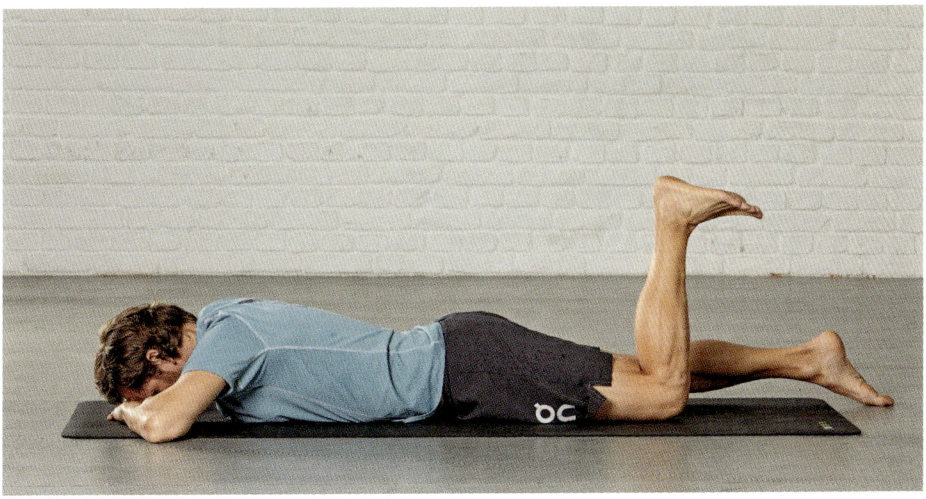

BEINZUG ZUR SCHMERZENTLASTUNG

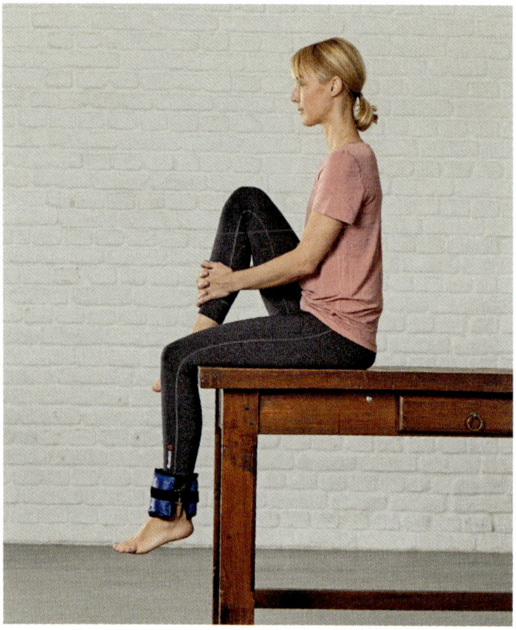

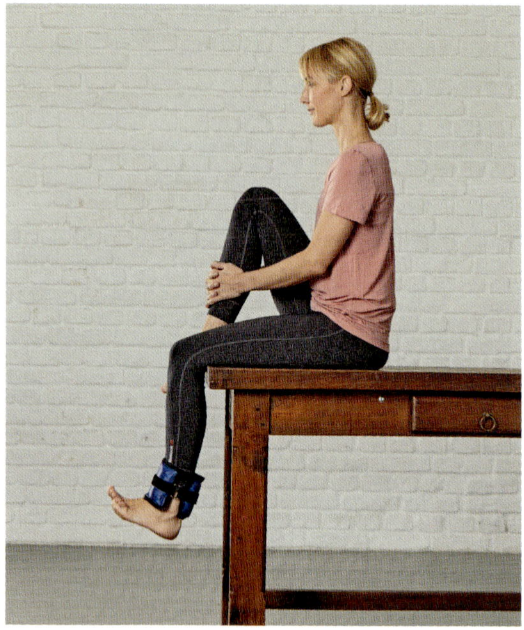

1 Setzen Sie sich so auf einen stabilen Tisch, dass Ihre Oberschenkel bis in die Kniekehlen unterlagert sind. Die Unterschenkel hängen um 90 Grad gebeugt herab. Das linke Bein ist fußnah mit einer Gewichtmanschette beschwert.

2 Lassen Sie Ihr Knie 3 bis 5 Minuten lang in die Tiefe aushängen und ziehen Sie nach jeder Minute die Fußspitze dreimal kurz hoch.

Aufgepasst
Der Unterschenkel hängt ruhig aus. Nicht das Bein zusätzlich in die Kniestreckung bewegen.

Warum
Schmerzentlastende Traktion für das Knie nach zu viel Kompression/ Belastung

MYOFASZIALE DEHNUNG DER WADE

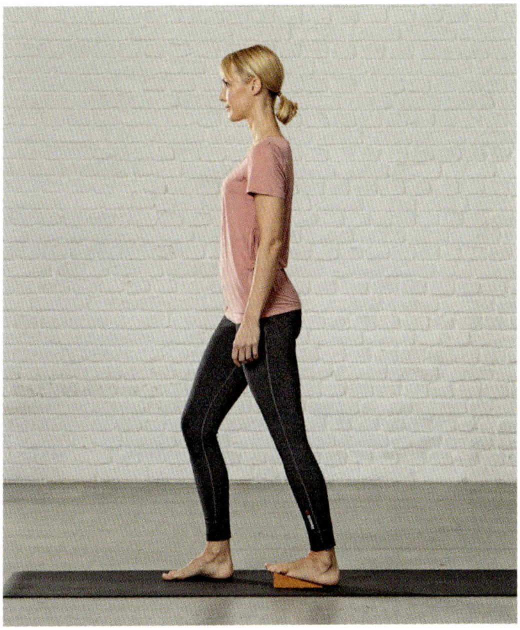

1 Unterlagern Sie Ihren linken Vorfuß mit dem Wadendehnkeil. Stellen Sie sich in eine Schrittposition. Das rechte Bein steht vorn.

2 Verlagern Sie das Körpergewicht nach vorn und bleiben Sie 1 Minute lang in dieser Position.

Aufgepasst
Die linke Ferse bleibt am Boden. Einfach ruhig dastehen.

Warum
Gezielte myofasziale Dehnung der Wade und der Achillessehne

EMPFEHLENSWERTE ERGÄNZUNGEN FÜR DIESE ÜBUNGEN

1. Hüfte (siehe Seite 142–153)
2. Fuß (siehe Seite 160–162)
3. Triggerpunkte *M. popliteus, M. biceps femoris* und Triggerband Wadenlinie mit BellaBambi® (siehe Seite 38)
4. Fußroller, Wadenroller, Oberschenkelroller, Seitlicher Oberschenkelroller (siehe Seite 68, 66, 64, 65)

FUSS

GUT ZU FUSS

Ihre Füße werden Ihnen für diese kleinen Übungen dankbar sein. Nehmen Sie Ihre Füße für den »Gewölbebauer« in die Hand. Das ist buchstäblich Üben mit Hand und Fuß.

GUT GEGEN

- Fußschmerzen
- Bewegungseinschränkungen
- Achillodynie
- Hallux valgus
- Beinachsenfehlstellung

KURZER FUSS

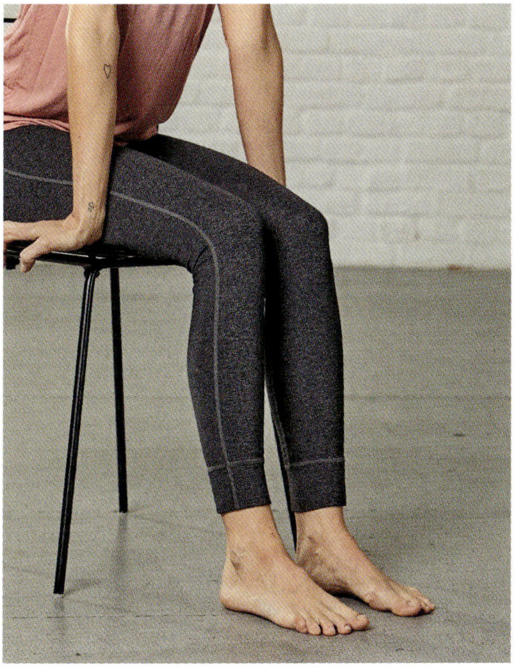

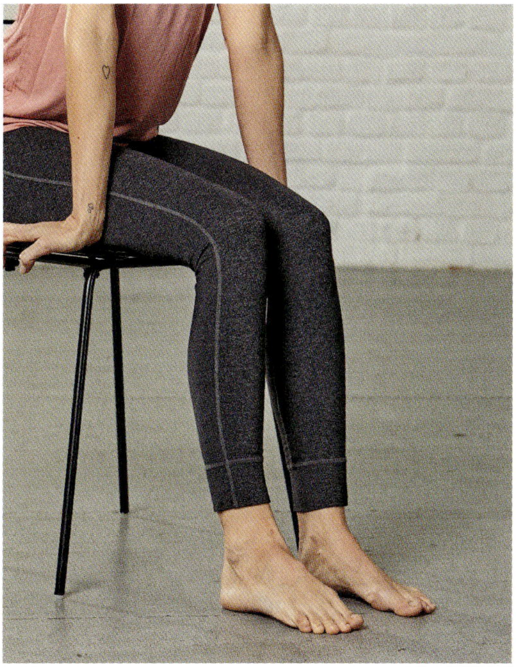

1 Setzen Sie sich auf einen Hocker und stellen Sie beide Füße flach auf.

2 Ziehen Sie mit gestreckten Zehen den rechten Fuß »eine Nummer kürzer«, das heißt zusammen. Ferse und Zehen bleiben in Kontakt mit dem Boden.

Aufgepasst
Der Fuß ruht locker am Boden.

Warum
Aktivierung der Plantarfaszie

GEWÖLBEBAUER

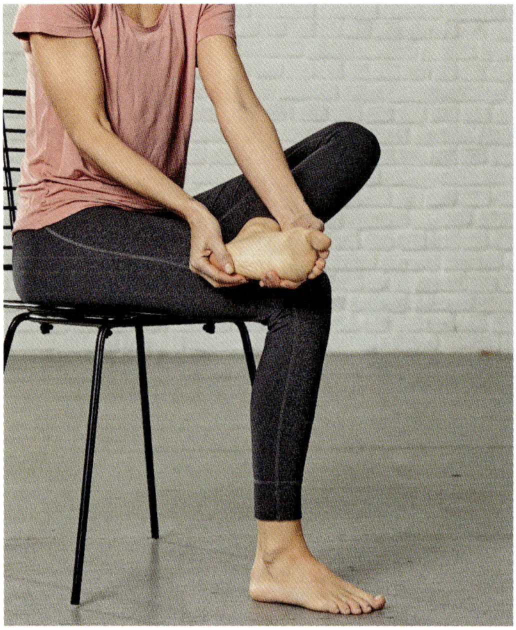

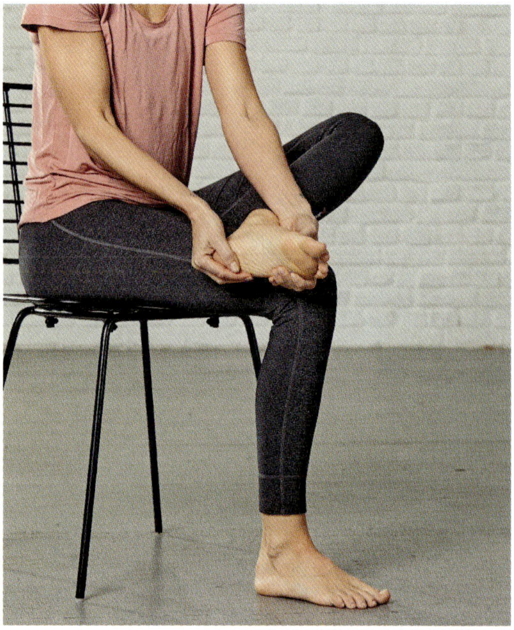

1 Setzen sie sich auf einen Hocker und nehmen Sie Ihren linken Fuß in die Hände. Die eine Hand umgreift die Ferse, die andere die Fußspitze.

2 Verdrehen Sie Ferse und Fußspitze abwechselnd.

Aufgepasst
Üben Sie nur sanften Druck auf den Fuß aus und drücken Sie die Zehen nicht zu stark zusammen.

Warum
Lösung der Sprunggelenke und der Fußfaszien

EMPFEHLENSWERTE ERGÄNZUNGEN FÜR DIESE ÜBUNGEN

1. Knie (siehe Seite 154–159)
2. Hüfte (siehe Seite 142–153)
3. Lendenwirbelsäule und Becken (siehe Seite 104–123)
4. Triggerband Wadenlinie (siehe Seite 38) und Fußsohle mit BellaBambi®
5. Fußroller, Wadenroller (siehe Seite 68, 66)

ZUSATZTIPP

Wahre Wunder?

Heutzutage lesen wir immer wieder von Wunderübungen. Oft sind es mehr oder weniger namhafte Menschen, die behaupten, mit dieser und jener Übung Wunder vollbringen zu können. Da wäre ich sehr vorsichtig in der Nachahmung!
Wahre Wunder können Sie spür- und messbar am besten selbst erreichen: Machen Sie den Vorbeugetest (siehe Seite 45) und merken Sie sich Ihren Finger-Bodenabstand. Anschließend rollen Sie 10 Minuten lang im Sitzen mit beiden Füßen auf der kleinen Rolle ausgiebig ihre Fußsohlenfaszien (siehe Seite 68). Wie ist der Fingerbodenabstand anschließend? Vermutlich geringer als anfangs. Das ist kein Wunder, sondern das Ergebnis der myofaszialen Lösung der großen Rückenfaszie. Sie verläuft auf der Körperrückseite von den Füßen bis über den Kopf zur Stirn.
Das Vor- und Nachspüren ist ein guter Faktor auch bei der Seitdrehlagerung. Wenn Sie eine Seite geübt haben und sich wieder auf den Rücken drehen, haben Sie das Gefühl asymmetrisch zu sein, als würde eine Seite höher liegen als die andere. Kein Wunder, denn Sie haben die myofaszialen Anteile Ihrer vorderen diagonalen Körperfaszien einseitig verbessert.

STARTERPAKET, WENN ES MAL HEFTIGER ZWICKT

Wenn es Sie mal heftiger erwischt hat, empfehle ich zu allererst, Ruhe zu bewahren. Nehmen Sie Ihren Physiocheck zur Hand und analysieren Sie, wo die Ursache Ihrer Schmerzen liegen könnte. Die nachfolgende Tabelle hilft Ihnen, schmerzbezogen Ihre Selbstbehandlung zu wählen. An dieser Stelle möchte ich noch einmal auf die Grenzen der Selbstbehandlung verweisen. Ziehen Sie im Zweifel einen Arzt oder Physiotherapeuten zurate.

MEINE PHYSIOTHERAPIE GEGEN SCHMERZEN

SCHMERZART	PRODUKTANWENDUNG	HILFE DURCH
Schmerzen generell	Je nach Schmerzart	Ruhe bewahren, bewerten, handeln
Anlaufschmerzen, z. B. morgens im Bett	Je nach Schmerzart	Allgemeine Bewegungsübungen, um die Bänder zu aktivieren, ca. 10–15 Min.
Bandscheibenbedingte Schmerzen	Keilkissen	Entlastungslagerung, ca. 15–20 Min., 2–3-mal täglich
Belastungsschmerzen an Wirbelsäule oder Gelenken	Rolle, BellaBambi®, Keilkissen	Entlastung in schmerzfreier Ruhestellung, ca. 15–20 Min., nach dem Mittagessen und/oder abends
Brennender Muskelschmerz	Rolle, BellaBambi®	Salbenreibung oder Salbenverband (Arnika-Wirkstoff), keine schmerzverstärkenden Übungen
Narbenschmerzen	BellaBambi®	Narbenlösung

SCHMERZART	PRODUKTANWENDUNG	HILFE DURCH
Leisten- und Kreuzbeinschmerzen	Rolle, BellaBambi®, Wadendehnkeil	Gehen mit zunehmend ausladenden Bewegungen, möglichst auf unebenen Flächen
»Faszienkater« aufgrund zu intensiver Bewegungsbelastung	Rolle, BellaBambi®	Vollbad zur Entmüdung, z. B. mit Wacholderextrakt oder Salumin, Eistonne
Ruheschmerzen	Keilkissen	Möglichst schmerzfreie Lagerung, Entzündungshemmung
Schmerzen aufgrund von Bewegungsmangel	Rolle, BellaBambi®	Medizinische Trainingstherapie, Hüpfen, Springen, Tollen
Verkrampfungsschmerz	Rolle, BellaBambi®, Wadendehnkeil	Myofasziale Dehnung

SCHMERZART	MASSNAHMEN	HILFE DURCH
Akute Knieschmerzen mit Schwellung	Kühlen	Kühlen von der Kniekehle aus, z. B. mit einer dicken Flasche aus dem Kühlschrank
Akute Knieschmerzen	Umstellen des Bewegungsstereotyps	Treppe rückwärts heruntergehen
Akute Schulterschmerzen	Zug	Tragen eines Stoffbeutels mit den Schlaufen oberhalb des Handgelenks
Beckenblockierung nach langem Sitzen	Mobilisation des Beckens	30 Minuten Gehen über unebenen Untergrund
Rücken- oder Beckenschmerzen	Feststellen der Ursache: Becken oder Rücken	Ein Rücken sucht Schonung, das Becken braucht Bewegung.

TOP TWELVE

Hier ist mein physiotherapeutisches Übungskonzept für Ihre Faszien. Dafür bedarf es keines zusätzlichen Aufwandes – Sie können damit immer und überall ohne technische Hilfsmittel und ohne zusätzliche Trainingszeiten das Beste für sich tun. Meine Top Twelve sind so angelegt, dass Sie mit scheinbar kleinen Bewegungen große Trainingseffekte erzielen. Ganz selbstverständlich sind die Übungen in Ihren Alltag integrierbar. Machen Sie ein Ritual daraus, zum Beispiel beim Zähneputzen die Wade zu dehnen. Mit Freude, nicht mit Mühe werden die Übungen zur Selbstverständlichkeit. Es ist eigentlich nichts Ungewöhnliches dabei. Bestenfalls animiert Ihr Tun andere zum Mitmachen.

FINDEN SIE IHRE GANZ PERSÖNLICHE TOP TWELVE

Abhängig von Ihrem Physiocheck entwickeln Sie Ihr ganz persönliches Übungsprofil. Viele Übungen lassen sich leicht in den Tagesablauf integrieren. Überlegen Sie sich, wann und wo sie am besten durchführbar sind.
Ich nehme gern beim Lesen den Faszienfreund zur Hand. Wenn ich die Beine hochlege, liegt eine gekühlte Wasserflasche unter meiner angestrengten Kniekehle. Nach dem Duschen übe ich den »kurzen Fuß«. Sicher finden Sie bald Ihre ganz eigenen Strategien und Ihre persönlichen, originellen Top Twelve.
Gesund ist, was Spaß macht!

1. GÄHNEN UND RÄKELN

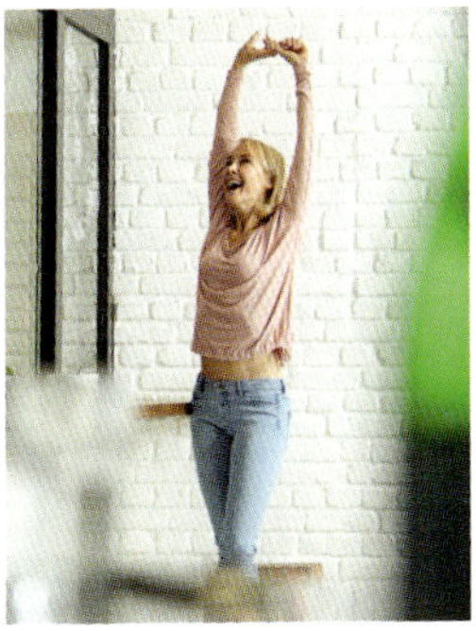

Räkeln Sie sich im Stand wie eine Katze und gähnen Sie ausgiebig.

AUFGEPASST

Manchmal können Sie gar nicht wieder aufhören – ein Zeichen, wie wichtig diese Übung für Sie ist.

WARUM

Das Gähnen ist die intensivste Atemform. Sie spüren, wie sich Ihre Schleimhäute im Mund und in den Augen anfeuchten. Im Körper selbst findet auch eine Anfeuchtung statt, die Ihre Faszien geschmeidig macht. Das Räkeln unterstützt diesen Prozess.

2. HIP DROP BEIM HANDYCHECK

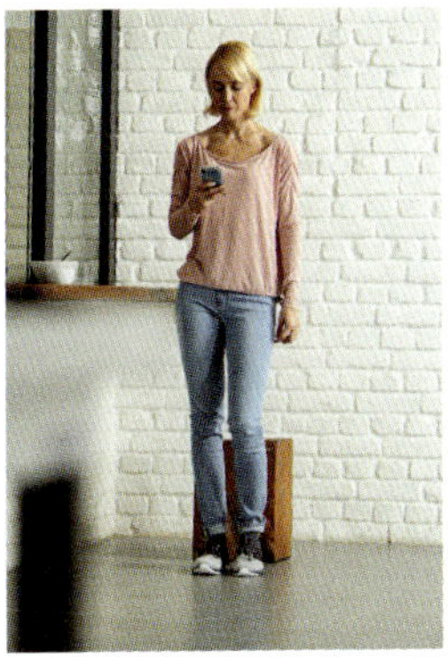

Stellen Sie sich aufrecht hin. Die Beine stehen hüftbreit auseinander. Lassen Sie die Knie nach vorn außen einknicken. Das Gewicht liegt auf dem gestreckten Standbein, das Becken bleibt dabei stabil. Wechseln Sie diese Übung zehnmal zu jeder Seite ab.

AUFGEPASST

Das Becken bleibt stabil. Das Gewicht liegt auf dem gestreckten Standbein.

WARUM

Beckenmobilisation im Stand und Verbesserung Ihrer Beinachsen- und Fußstellung

3. MYOFASZIALE DEHNUNG DER WADE BEIM KAFFEETRINKEN

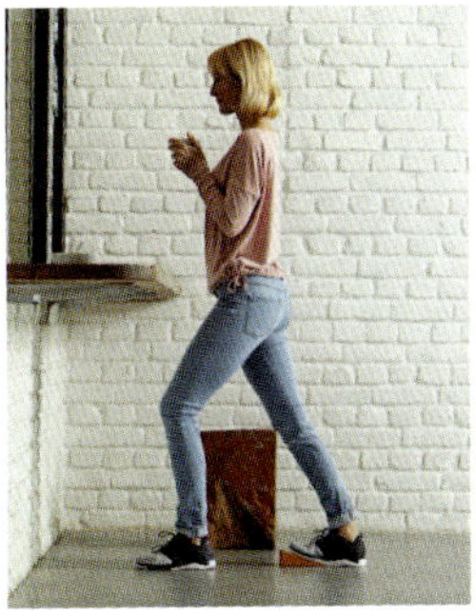

Unterlagern Sie nur Ihren rechten Vorfuß mit dem Wadendehnkeil. Stellen sie sich in eine Schrittposition. Das linke Bein steht vorn. Verlagern Sie das Körpergewicht nach vorn und bleiben Sie 1 Minute lang in dieser Position.

AUFGEPASST

Die rechte Ferse bleibt am Boden. Einfach ruhig dastehen.

WARUM

Gezielte myofasziale Dehnung von Wade und Achillessehne

4. MYOFASZIALE ADDUKTORENDEHNUNG

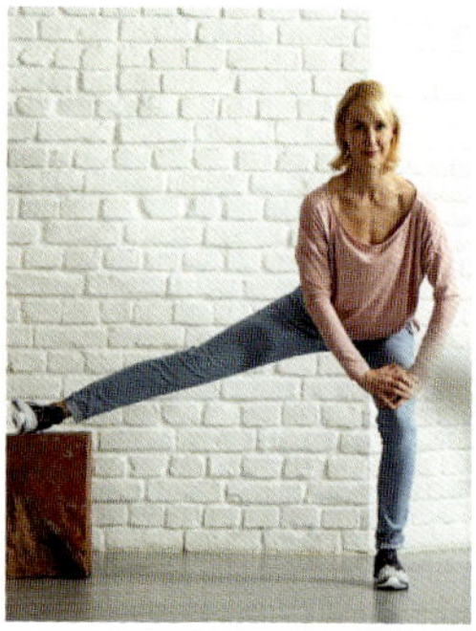

Setzen Sie Ihr rechtes Bein mit der Fußkante entspannt auf eine stabile Unterlage wie einen Hocker. Verlagern Sie Ihr Gewicht 1 Minute lang auf das linke Bein und beugen Sie leicht das linke Knie. Spüren Sie die Dehnung innen im rechten Oberschenkel.

AUFGEPASST

Wählen Sie anfangs eine bequeme Höhe für Ihr rechtes Bein.

WARUM

Myofasziale Dehnung der Innenbeinmuskeln

5. MYOFASZIALE DEHNUNG DER HAMSTRINGS

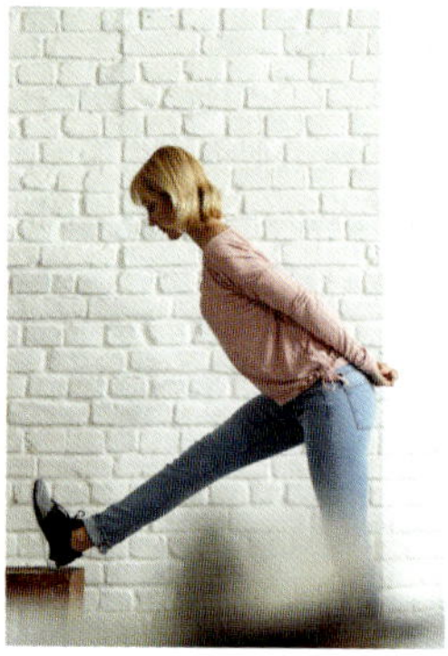

Stellen Sie Ihre rechte Ferse auf eine stabile Unterlage und ziehen Sie Ihre Fußspitze an den Körper. Legen Sie Ihre Hände hinter dem Rücken ineinander. Beugen Sie sich mit geradem Rücken vor, bis Sie die Dehnung an der Rückseite Ihres Oberschenkels spüren.

AUFGEPASST

Das andere Bein hält sicher den Bodenkontakt.

WARUM

Die Hamstrings sind die Gegenspieler der Gesäßmuskulatur und die Beinmuskeln, die am ehesten verkürzt sind. Diese Dehnung bringt sie ins Lot.

6. MYOFASZIALE DEHNUNG DES VORDEREN OBERSCHENKELS BEIM LESEN

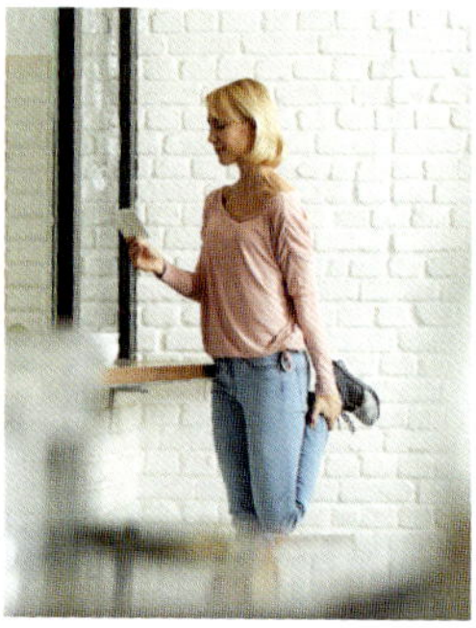

Stellen Sie sich aufrecht hin. Beugen Sie Ihr Knie nach hinten, umfassen Sie mit der linken Hand Ihren linken Unterschenkel und ziehen Sie die Ferse in Ihr Gesäß. Spannen Sie das Gesäß an.

AUFGEPASST

Greifen Sie beim Dehnen nicht an Ihren Fußrücken.

WARUM

Myofasziale Dehnung des vorderen Oberschenkels

7. DREHMOBILISATION VON HALS- UND BRUSTWIRBELSÄULE

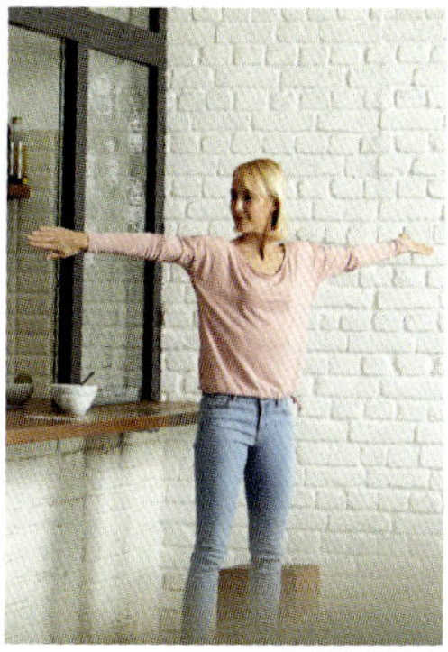

Stellen Sie sich aufrecht hin. Strecken Sie Ihre Arme auf Schulterhöhe seitlich vom Körper ab, eine Hand zeigt nach oben, die andere nach unten. Drehen Sie die Arme gegenläufig, der Blick folgt der nach unten gerichteten Hand. Wechseln Sie Armdrehung und Blickrichtung gleichzeitig.

AUFGEPASST

Ziehen Sie den Schultergürtel nicht hoch.

WARUM

Mobilisation des Übergangs der Hals- zur Brustwirbelsäule und der Nackenfaszien

8. DREHMOBILISATION DER OBEREN HALSWIRBELSÄULE

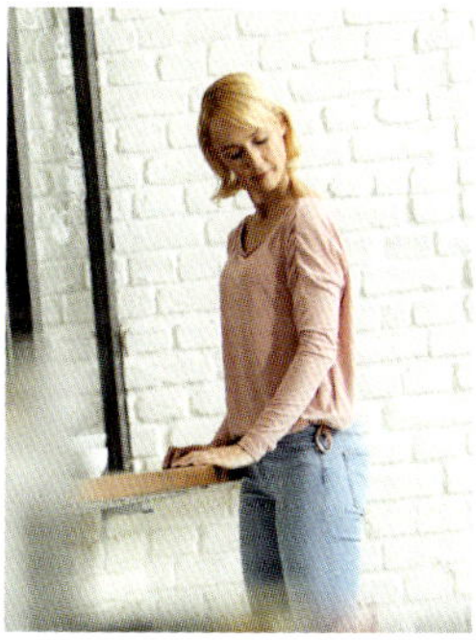

Stellen Sie sich aufrecht hin. Der Kopf ist nach vorn geneigt, der Blick geht nach unten zum Boden. Folgen Sie mit den Augen einer 1 Meter langen gedachten Linie in Vorfußhöhe nach rechts und links.

AUFGEPASST

Den Kopf nicht überdrehen.

WARUM

Drehmobilisation der oberen Halswirbelsäule. Fixierungen und die faszialen Strukturen in diesem Bereich werden gelöst.

9. VORNEHMES NICKEN

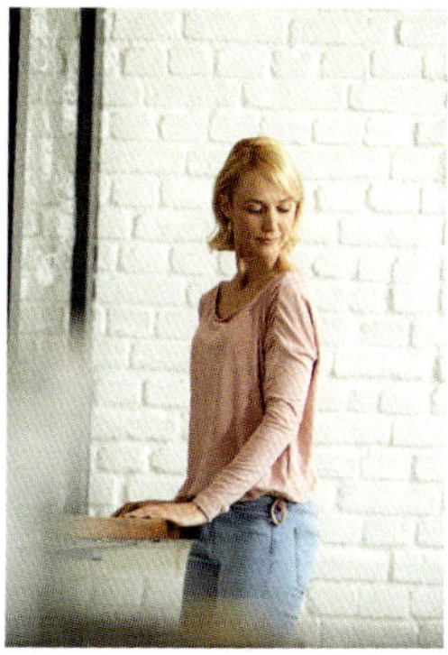

Sie stehen aufrecht und drehen Ihren Kopf weit zur Seite. Machen Sie dann eine leichte, »vornehme« Nickbewegung nach unten und wieder zurück zur Mitte.

AUFGEPASST

Nicken Sie nicht nach oben!

WARUM

Mit dieser Übung werden die obere Halswirbelsäule und ihre Umgebungsfaszien mobilisiert.

10. MYOFASZIALE DEHNUNG DER HANDBEUGER

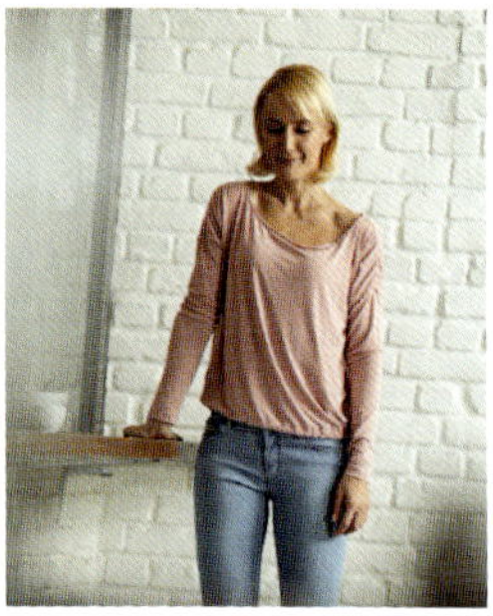

Stellen Sie sich seitlich an einen Tisch. Legen Sie die Hand ganz auf den Tisch. Die Finger zeigen nach hinten zum Körper.

AUFGEPASST

Richten Sie bei dieser Dehnübung Ihren Oberkörper auf.

WARUM

Gezielte, myofasziale Dehnung der Unterarmbeuger; sie verkürzen immer wieder durch häufige Greifbewegungen oder beim Arbeiten am Computer.

11. FUSSROLLER

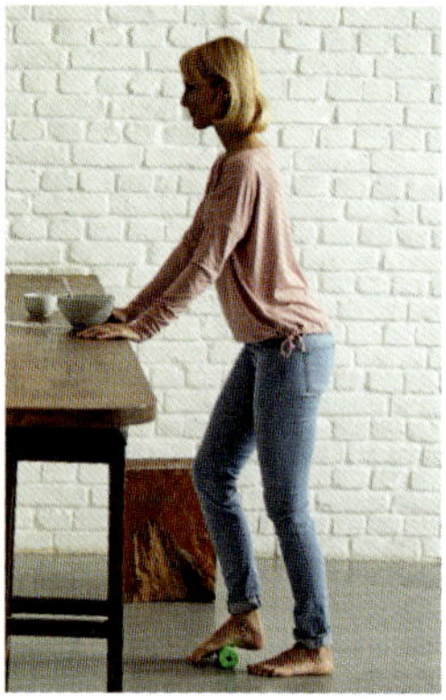

Stellen Sie sich aufrecht hin und legen Sie die Rolle quer unter Ihren Fuß. Die Fußsohle und das Fersenpolster werden langsam und kräftig abgerollt. Die Zehenspitzen sind gebeugt und zeigen Richtung Boden.

AUFGEPASST

Auf empfindliche Fußreflexzonen achten!

WARUM

An der Fußsohle befindet sich die dickste Faszie unseres Körpers, sie ist 2 mm stark. Sie wird mit dieser Übung gelöst.

12. HALSFREUND

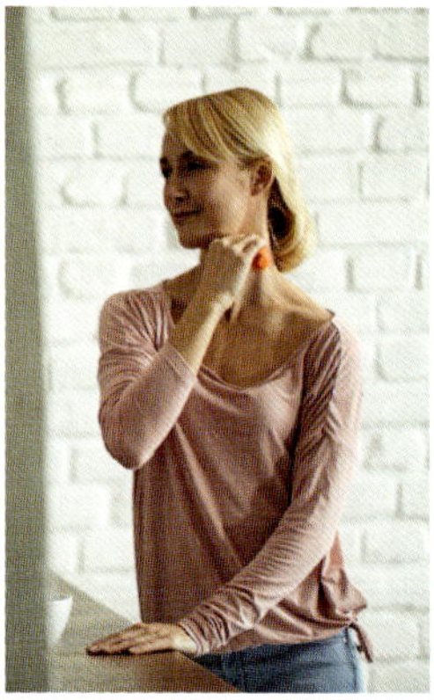

Sie stehen entspannt und setzen sich den Sauger mit der rechten Hand auf den linken, vorderen Halsbereich. Bewegen Sie den Sauger vom Brustbein an aufwärts bis zum Hinterhaupt hinter das Ohr.

AUFGEPASST

Nicht am Kehlkopf saugen und immer mit dem Sauger in Bewegung bleiben.

WARUM

Der Kopfumwendemuskel verspannt sich oft in seiner Faszie und wird so gelöst. Der Hals erhält ein schönes Äußeres.

ÜBUNGSVERZEICHNIS

RUND UM DIE WIRBELSÄULE

SCHULTER UND SCHULTERGÜRTEL

SELBSTBEHANDLUNG MIT DER MINIFASZIENROLLEN

SELBSTTESTS

UNTERDRUCKBEHANDLUNG MIT DEM FASZIENFREUND

TOP TWELVE

LITERATUREMPFEHLUNGEN

Antonovsky, Aaron: *Salutogenese. Zur Entmystifizierung der Gesundheit.* Tübingen: dgvt-Verlag, 1997

Arvay, Clemens G.: *Der Biophilia-Effekt.* München: Ullstein, 2016

Eder, Klaus, Hoffmann, Helmut und Andreas Schlumberger: *Verletzungen im Fußball: vermeiden – behandeln – therapieren.* München: Urban & Fischer Verlag, 2016

Guimberteau, Jean-Claude; Armstrong, Collin: *Faszien-Architektur des menschlichen Fasziengewebes.* Marburg: KVM – Der Medizinverlag, 2016

Hüther, Gerald: *Raus aus der Demenzfalle!* München: Arkana Verlag, 2017

Kiesling, Gabriele: *Mein Faszien-Physiotraining.* Berlin: diqp, 2018

Kiesling, Gabriele: *Neuroorthopädie fängt dort an, wo allgemeine Krankengymnastik aufhört. Neuroorthopädischer Befund, Dokumentation und Berichtsform.* Berlin: diqp, 2013

Kiesling, Gabriele: *RCT-Studie zur Wirksamkeit des Physiotrainings.* Berlin: diqp, 2013

Kiesling, Gabriele: *PatientenZeitung.* Berlin: diqp, seit 2013 (verschiedene Ausgaben verfügbar unter www. diqp.de

Schiffter, Roland und Elke Harms (Hrsg.): *Bindegewebsmassage: Neuronale Abläufe – Befund – Praxis.* Stuttgart: Thieme, 2016

Schleip, Robert: *Lehrbuch Faszien: Grundlagen, Forschung, Behandlung.* München: Urban & Fischer Verlag, 2014

Schleip, Robert: »Die Bedeutung der Faszien in der manuellen Therapie«. In: *Zeitschrift für Osteopathie*, 2004

Stecco, Carla: *Atlas des menschlichen Fasziensystems.* München: Urban & Fischer Verlag, 2016

Travell, Janet G., Simons, David G.: *Handbuch der Muskel-Triggerpunkte, Band 1 und 2.* München: Urban & Fischer, 2014

NÜTZLICHE ADRESSEN

Fascia Research Group Universität Ulm, Deutschland (Robert Schleip): www.fasciaresearch.de

Eden Reha Donaustauf, Deutschland (Klaus Eder): www.eden-reha.de

deutsches institut für qualität in der physiotherapie (diqp), Berlin: www.diqp.de

Faszien-Physiotherapie, Berlin: www.faszien-physiotherapie.de

Bundesverband selbstständiger Physiotherapeuten (IFK), Bochum: www.ifk.de

Internationaler Faszienkongress 2018, Berlin: www.fasciacongress.org

Der Daberer. Das Biohotel, Gailtal, Kärnten: www.biohotel-daberer.at

Physiotherapie Gabriele Kiesling, Gailtal, Kärnten: www.gabriele-kiesling.at

QUELLEN

1 Hüther, Gerald: *Raus aus der Demenzfalle!* München: Arkana Verlag, 2017. S. 9

2 Schleip, Robert: »Die Bedeutung der Faszien in der manuellen Therapie«. In: *Zeitschrift für Osteopathie*, 2004

3 Guimberteau, Jean-Claude; Armstrong, Collin: *Faszien-Architektur des menschlichen Fasziengewebes.* Marburg: KVM – Der Medizinverlag, 2016

4 Stecco, Carla: *Atlas des menschlichen Fasziensystems.* München: Urban & Fischer Verlag, 2016

5 Vortrag »Faszination Faszien – Neueste Erkenntnisse aus der internationalen Forschung«, Dr. Robert Schleip, FIBO 2018

6 Park, J. J., Akazawa, M., Ahn, J., Beckman-Harned, S., Lin, F. C., Lee, K., Fine, J., Davis, R. T., Langevin, H.: »Acupuncture sensation during ultrasound guided acupuncture needling«. In: *Acupunct. Med 12/2011, 29 (4):* 257–265
Langevin, H. M., Bouffard, N. A., Fox, J. R., Palmer, B. M., Wu, J., Iatridis, J. C., Barnes, W. D., Badger, G. J., Howe, A. K.: »Fibroblast cytoskeletal remodeling contributes to connective tissue tension«. In: *J. Cell. Physiol. 05/2011, 226 (5):* 1166–1175

7 Antonovsky, Aaron: *Salutogenese. Zur Entmystifizierung der Gesundheit.* Tübingen: dgvt-Verlag, 1997

8 Travell, Janet G., Simons, David G.: *Handbuch der Muskel-Triggerpunkte, Band 1 und 2.* München: Urban & Fischer, 2014

9 Arvay, Clemens G.: *Der Biophilia-Effekt.* München: Ullstein, 2016

ÜBER DIE AUTORIN

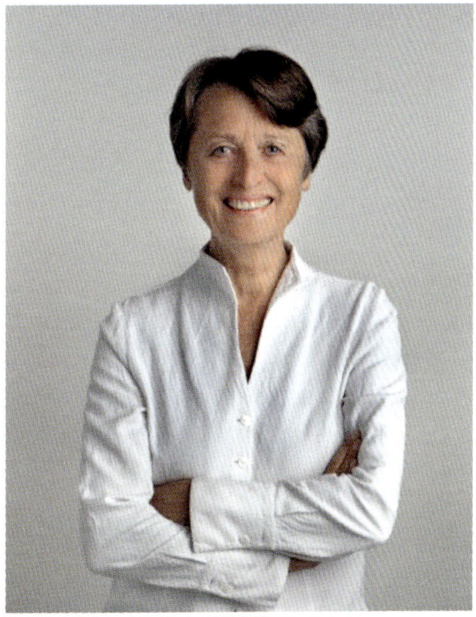

Schon seit Jahrzehnten befasst sich Gabriele Kiesling mit der empirischen Beurteilung und Behandlung von Körperfaszien. Sie verfeinerte ihre gesammelten Erkenntnisse durch die Ergebnisse der internationalen Faszien-Forschung. Dieses Fachwissen begründet so die von ihr benannte Faszien-Physiotherapie. Gabriele Kiesling führte über 40 Jahre lang kompetent und erfolgreich die Physiotherapiepraxis Kiesling. In ihrer Praxis, aber auch im In- und Ausland hielt sie neuroorthopädische Fachfortbildungen für Ärzte und Physiotherapeuten ab. Am Berliner Ausbildungszentrum unterrichtete sie Manuelle Therapie und veröffentlichte zahlreiche Fachartikel. Engagiert tritt Gabriele Kiesling für die Belange der Physiotherapie ein – ihr sind zahlreiche innovative Konzepte der Qualitätssicherung zu verdanken. Die Verbesserung der physiotherapeutischen Arbeit ist ihr ein besonderes Anliegen. Sie war außerdem eine der Gründerinnen des Bundesverbands selbstständiger Physiotherapeuten (IFK). Seit einigen Jahren befasst sie sich mit der Faszienforschung und -therapie. Sie ist Mitglied der Fascia Research Group der Universität Ulm und hat ihre auch dadurch erworbenen Erkenntnisse in die Selbstbehandlung der Faszien einfließen lassen.
Gabriele Kiesling lebt in Berlin, Düsseldorf und Kärnten.

DANKSAGUNG

In ganz großem Maß bin ich meiner lieben Familie dankbar. Sie hat mich ermutigt und mir die Zeit geschenkt, ganz in Ruhe an diesem Buch arbeiten zu dürfen. Besonders bedanke ich mich bei meinem Sohn Philipp für die gemeinsame Zeit mit fruchtbaren Diskussionen, seinen zahlreichen Textoptimierungen und dem interdisziplinären Diskurs zwischen den beiden Welten der Ingenieurwissenschaft und der Physiotherapie. Sehr dankbar bin ich auch meinem Sohn Matthias für sein herausragendes Wissen als Informatiker und für seine Einfühlsamkeit bei der Bewältigung meiner zahlreicher PC-Fragen. Entschuldigen muss ich mich bei meinen Enkeln David und Hanna. Die Oma »Österreich« fehlte leider wegen der Arbeit an diesem Buch häufig in Düsseldorf.

Meiner Verlagsagentin Ulrike Meiser sei Dank für die Erstberatung und die Verlagsfindung.

Ganz herzlichen Dank an meine Redakteurin Katharina May beim riva Verlag. Mit ihrer wissenden, ruhigen und immer freundlichen Begleitung hat sie mich wunderbar beraten und geführt.

Dank auch an meine Lektorin Anke Wellner-Kempf für ihre sprachlichen Feinheiten und an Marianne Dietz für die fachlichen Korrekturarbeiten.

Sehr hoch einzuschätzen ist die Geduld der beiden Fotomodelle Andreas und Anna, denn meine Übungen waren für sie sehr ungewohnt. Das sieht man aber den Bildern gottlob nicht an.

Inge Daberer, der Seniorchefin des Biohotels Daberer, sei Dank für ihre uneingeschränkte, bejahende Einführung meines Wissens und meiner Faszien-Physiotherapie in das Hotelkonzept für Mitarbeiter und Gäste. Vielen Fragen nach meinen Vorträgen dort verdanke ich heute auch eine gewisse Weitsicht auf Faszien-Gesundheit. Diese Erkenntnis half mir, mich jetzt treffender für Nichtfachleute auszudrücken.

Mein kollegialer Dank geht an Klaus und Benjamin Eder. Sie sind wie ich physiotherapeutische Enthusiasten, nimmermüde unseren wunderbaren Beruf in Therapie und Forschung voranzubringen.

Zum guten Schluss danke ich Robert Schleip. Er hat mich herausgefordert mit seiner Bitte, dieses Buch zu schreiben. Dafür und für seine unfassbare Begeisterung für die Faszien und die Faszien-Forschung bin ich nun doch stolz und sehr dankbar.

Gibt es etwas Schöneres als im Jahr meines 70. Geburtstages gesund und munter ein Buch für Sie und Ihre Gesundheit zu schreiben?

AF642489

STARK

Berechnen von Verkaufspreisen

Prozentrechnung

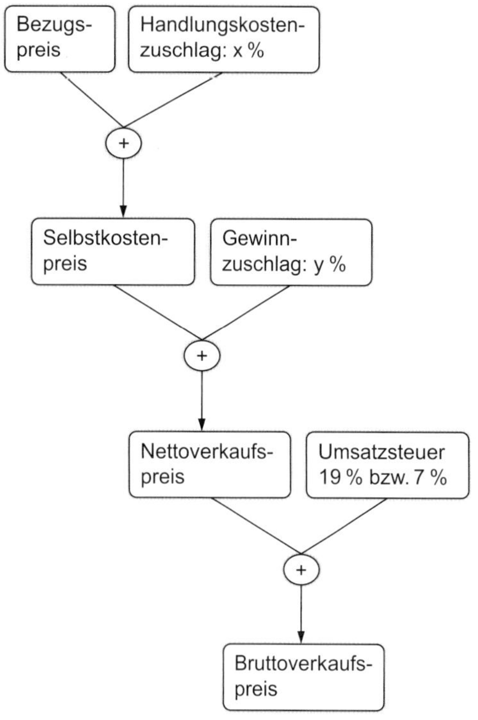

Operatorenrechnung

Bruttoverkaufspreis = Bezugspreis · Faktor Handlungskostenzuschlag · Faktor Gewinnzuschlag · Faktor Umsatzsteuer

Rückrechnung

Bezugspreis = Bruttoverkaufspreis : Teiler Umsatzsteuer : Teiler Gewinnzuschlag : Teiler Handlungskostenzuschlag

Berechnung von Skonto

Skonto	Skontopreis
$\text{Skonto} = \frac{\text{Rechnungsbetrag} \cdot \text{Prozentsatz}}{100}$	Skontopreis = Rechnungsbetrag – Skonto

Die wichtigsten Formeln im Überblick

Durchschnittsberechnung

$$\textbf{Einfacher Durchschnitt} = \frac{\text{Posten 1} + \text{Posten 2} + \text{Posten 3} + \ldots}{\text{Anzahl der Posten}}$$

$$\textbf{Gewogener Durchschnitt} = \frac{\text{3 Mitarbeiter} \cdot \text{Stückzahl} + \text{4 Mitarbeiter} \cdot \text{Stückzahl} + \text{3 Mitarbeiter} \cdot \text{Stückzahl} \ldots}{\text{Anzahl der Kenngröße (Mitarbeiter)}}$$

Dreisatzrechnung

mit geradem Verhältnis	mit ungeradem Verhältnis
mehr Stück → mehr Geld weniger Stück → weniger Geld : 250 (250 Stück ≙ 50,00 €) : 250 1 Stück ≙ 0,20 € · 300 (300 Stück ≙ 60,00 €) · 300	mehr Arbeiter → weniger Zeit weniger Arbeiter → mehr Zeit : 6 (6 Arbeiter ≙ 20 Tage) · 6 1 Arbeiter ≙ 120 Tage · 8 (8 Arbeiter ≙ 15 Tage) : 8

Prozentrechnung

Grundwert	Prozentwert	Prozentsatz
$\text{Grundwert} = \frac{\text{Prozentwert} \cdot 100}{\text{Prozentsatz}}$	$\text{Prozentwert} = \frac{\text{Grundwert} \cdot \text{Prozentsatz}}{100}$	$\text{Prozentsatz} = \frac{\text{Prozentwert} \cdot 100}{\text{Grundwert}}\,\%$

Vermehrter Grundwert und verminderter Grundwert

vermehrter Grundwert	verminderter Grundwert
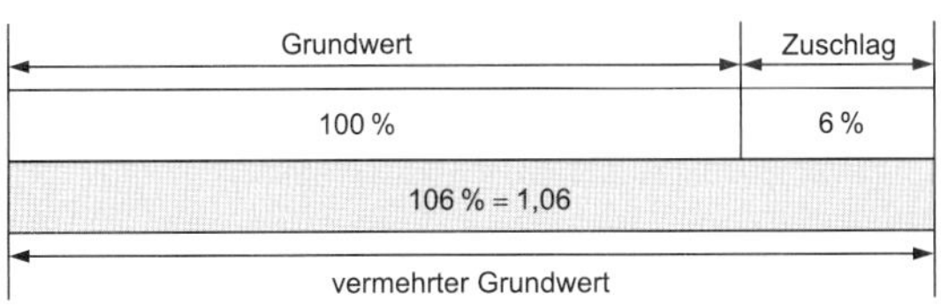	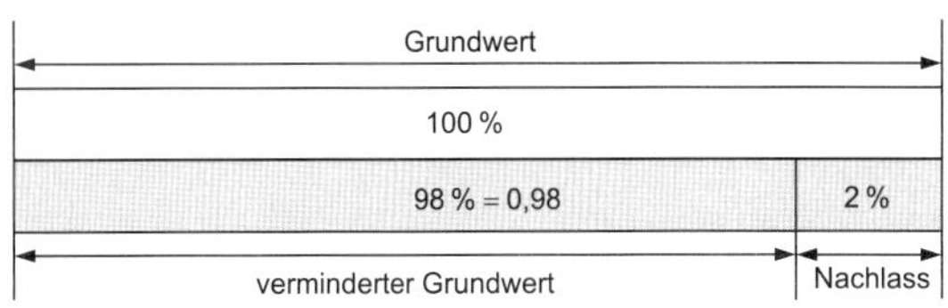

Unternehmensbeschreibung

Hier finden Sie die Unternehmensbeschreibung der Trendkauf GmbH, die als „Musterfirma“ in den nachfolgenden Prüfungen dient:

Name	**Trendkauf GmbH**
Geschäftssitz	Am Dorf 12, 92637 Weiden
Handelsregister	Weiden HRB 1234
Umsatzsteueridentnr.	DE 987651234
Betriebsform	Kaufhaus mit Vollsortiment
Mitarbeiter/-innen	143 Mitarbeiter/-innen, inkl. 10 Auszubildende
Geschäftsführerin	Maria Schmidbauer
Bankverbindung	SparBank, IBAN: DE20 7002 0500 0013 1234, BIC: SPABAN1XXX

Abschlussprüfung

Verkäufer/-innen

Kaufleute im Einzelhandel – Teil 1

STARK

Tamara Schildwächter:

Nach dem Abitur 1998 in Ibbenbüren absolvierte Tamara Schildwächter eine Ausbildung zur Kauffrau im Einzelhandel im Fachbereich Textil in Osnabrück. Es folgte das Studium der Wirtschaftspädagogik an der Universität zu Köln und ein anschließendes Referendariat in Bayern.
Während des Studiums arbeitete sie nebenbei im Einzelhandel, der für sie ein faszinierendes Arbeitsgebiet darstellt. So ist es nicht verwunderlich, dass auch der Großteil ihrer Unterrichtstätigkeit im Bereich des Einzelhandels stattfindet.
Die Diplom-Handelslehrerin lebt mit ihren zwei Kindern in der Oberpfalz.

Alexander Scharl:

Alexander Scharl legte das Abitur 1992 in Weiden in der Oberpfalz ab. Er studierte Lehramt für Mittelschulen an der Friedrich-Alexander-Universität Erlangen-Nürnberg. Daran schloss sich das Referendariat an verschiedenen Mittelschulen im Raum Neustadt an der Waldnaab an. Nach dem Zweiten Staatsexamen erfolgte der Einsatz als Lehrer an Mittelschulen in der nördlichen Oberpfalz. Zum Schuljahr 2007/2008 erfolgte eine Abordnung an eine Berufsschule, wo er im Bereich Wirtschaft/Einzelhandel berufslose Jugendliche unterrichtet.
Alexander Scharl ist bereits langjährig als Autor und Referent in den Bereichen Mathematik, Deutsch und Sozialkunde tätig. Zusammen mit seiner Familie lebt der Pädagoge in der Oberpfalz.

© 2024 STARK Verlag GmbH, Claudius-Keller-Str. 3c, 81669 München, info@stark-verlag.de
www.stark-verlag.de
1. Auflage 2018

Das Werk und alle seine Bestandteile sind urheberrechtlich geschützt. Jede vollständige oder teilweise Vervielfältigung, Verbreitung und Veröffentlichung bedarf der ausdrücklichen Genehmigung des Verlages. Dies gilt insbesondere für Vervielfältigungen, Mikroverfilmungen sowie die Speicherung und Verarbeitung in elektronischen Systemen.

Inhalt

Hinweise und Aufgaben verfasst von:
Alexander Scharl, Tamara Schildwächter

Vorwort

Liebe Auszubildende,

mit dem vorliegendem Buch können Sie sich optimal auf die **Abschlussprüfung für Verkäufer/-innen** bzw. auf den **1. Teil der Abschlussprüfung für Einzelhandelskaufleute** vorbereiten.
Gerade bei einer zentral gestellten Prüfung ist es wichtig, möglichst viele unterschiedliche Aufgabentypen zu üben, um für die Prüfung gut gerüstet zu sein. Die **vier Aufgabensets im Stil der IHK-Abschlussprüfung**, die in diesem Buch enthalten sind, bereiten Sie daher optimal auf den „Ernstfall" vor.

- Zu Beginn dieses Buches finden Sie im Kapitel „**Hinweise und Tipps**" Informationen zur Abschlussprüfung und einen Überblick über **grundlegende Themen** der Prüfung. In einem praktischen **Ausklappbogen** sind auch noch einmal die **wichtigsten Formeln** zusammengefasst.
- Zu jeder Prüfung finden Sie auch die entsprechenden **Lösungen** (und ggf. Lösungswege), und hilfreiche **Hinweise** erklären Ihnen z. B. einen Rechenweg. Versuchen Sie, ohne in die Lösungen zu schauen, alle Aufgaben innerhalb der vorgegebenen Zeit zu bearbeiten, und machen Sie Aufgaben, die Sie nicht gleich lösen konnten, nach einer Weile noch einmal.
- Zu den Bereichen „Warenwirtschaft und Kalkulation" sowie „Wirtschafts- und Sozialkunde" ist, wie in der IHK-Prüfung, immer jeweils auch ein **Lösungsbogen** enthalten, in den Sie Ihre Ergebnisse eintragen, und den Sie heraustrennen können. Da bei der Bewertung nur die Lösungen gelten, die im Lösungsbogen stehen, ist es wichtig, dass Sie beim Eintragen besonders sorgfältig sind. Dies können Sie bereits anhand der Prüfungen in diesem Buch üben.
- Die Prüfungen enthalten auch immer Angaben zur **Bearbeitungszeit** und den erreichbaren **Punkten**. Nach der Bearbeitung der Aufgaben können Sie notieren, wie lange Sie gebraucht und wie viele Punkte Sie erreicht haben.

Viel Erfolg in der Prüfung wünschen Ihnen

Tamara Schildwächter und Alexander Scharl

Hinweise und Tipps
zur Abschlussprüfung Verkäufer/-innen und Kaufleute im Einzelhandel (Teil 1)

1 Ablauf der Prüfung

Die schriftliche Abschlussprüfung für Verkäufer/-innen findet am Ende der Berufsausbildung statt. Es gibt jeweils **zwei Termine**, einen Sommer- (April/Mai) und einen Wintertermin (November), an denen die Prüfung abgelegt werden kann. Die Prüfung beginnt immer jeweils um 8 Uhr und dauert insgesamt **210 Minuten**.
In der **schriftlichen Prüfung** werden die in der Ausbildung erlangten Kenntnisse in drei Prüfungsbereichen abgefragt:

Übersicht der Prüfungsbereiche

Prüfungsbereiche	Prüfungszeit	Prüfungsverfahren	Punkte
Teil 1: Verkauf und Werbemaßnahmen	90 min.	ungebunden	100
Teil 2: Warenwirtschaft und Kalkulation	60 min.	gebunden und ungebunden (mit Lösungsbogen)	100
Teil 3: Wirtschafts- und Sozialkunde	60 min.	gebunden und ungebunden (mit Lösungsbogen)	100

Neben dem schriftlichen Teil gibt es auch einen **mündlichen Prüfungsteil** in Form eines **fallbezogenen Fachgesprächs** (Prüfungsbereich: Fachgespräch in der Wahlqualifikation). Hier sollen die Auszubildenden zeigen, dass sie kunden- und serviceorientiert handeln können. Sie dürfen sich auf eine von zwei zur Wahl gestellten praxisbezogenen Aufgaben aus ihrem festgelegten Wahlqualifikationsbaustein schriftlich (höchstens 15 Minuten) vorbereiten. Das anschließende Prüfungsgespräch soll 20 Minuten nicht überschreiten.

2 Inhalte

Die Abschlussprüfung beinhaltet die im Ausbildungsrahmenplan genannten Fertigkeiten, Kenntnisse und Fähigkeiten sowie den im Unterricht behandelten Lehrstoff, soweit er dem Ausbildungsrahmenplan entspricht. Dazu gehören folgende **Lernfelder**, die in den Prüfungsbereichen „**Verkauf und Werbemaßnahmen**“ bzw. „**Warenwirtschaft und Kalkulation**“ abgedeckt werden:

Lernfelder

Lernfeld	Beschreibung
1	Das Einzelhandelsunternehmen präsentieren
2	Verkaufsgespräche kundenorientiert führen
3	Kunden im Servicebereich Kasse betreuen
4	Waren präsentieren
5	Werben und den Verkauf fördern
6	Waren beschaffen

7	Waren annehmen, lagern und pflegen
8	Geschäftsprozesse erfassen und kontrollieren
9	Preispolitische Maßnahmen vorbereiten und durchführen
10	Besondere Verkaufssituationen bewältigen

Im Prüfungsteil „**Wirtschafts- und Sozialkunde**" werden den Einzelhandel betreffende rechtliche Aspekte sowie auch betriebsorganisatorische und allgemeine wirtschaftliche Themen behandelt.

3 Hinweise zur Bearbeitung der Aufgaben

Im **Prüfungsteil 1** (Verkauf und Werbemaßnahmen) schreiben Sie die Antworten auf Ihr Aufgabenblatt. Sie können dabei in Stichpunkten antworten, es sei denn eine Antwort in ganzen Sätzen ist ausdrücklich gefordert. Bei den Rechenaufgaben ist es wichtig, dass Sie immer den Rechenweg angeben, andernfalls können Ihnen Punkte verloren gehen! Nutzen Sie für Ihre Rechnungen die Rechenkästen unterhalb der Aufgaben.

Im **Prüfungsteil 2 und 3** (Warenwirtschaft und Kalkulation sowie Wirtschafts- und Sozialkunde) tragen Sie die Lösungen in einen **Lösungsbogen** ein, der maschinell auswertbar ist. Achten Sie darauf, den Bogen leserlich und korrekt (mit Kugelschreiber) auszufüllen, denn nur die Antworten auf dem Bogen werden gewertet! Für Nebenrechnungen und Hilfsaufzeichnungen können Sie die Rechenkästen unterhalb der Aufgaben verwenden.

Lesen Sie sich in der Prüfung, bevor Sie mit den Aufgaben beginnen, auf jeden Fall die **Bearbeitungshinweise** durch, die auf der ersten Seite des Prüfungsbogens abgedruckt sind!

Erlaubte Hilfsmittel: Sie dürfen zur Lösung der Rechenaufgaben nur einen nicht programmierten und netzunabhängigen Taschenrechner verwenden.

4 Gewichtung der Prüfungsteile

Die einzelnen Prüfungsteile werden wie folgt **gewichtet:**

Übersicht

Schriftlich:	
Verkauf und Werbemaßnahmen	25 %
Warenwirtschaft und Kalkulation	15 %
Wirtschafts- und Sozialkunde	10 %
Mündlich:	
Fallbezogenes Fachgespräch	50 %

5 Zusammenfassung grundlegender Prüfungsthemen

Im Folgenden sind **grundlegende Themen bzw. Fertigkeiten** aus den Prüfungsteilen „Verkauf und Werbemaßnahmen“ und „Warenwirtschaft und Kalkulation“ in übersichtlicher und kompakter Form aufgeführt.

5.1 Verkauf und Werbemaßnahmen – Phasen des Verkaufsgesprächs

Begrüßung und Kontaktaufnahme

- Nehmen Sie bewusst **Blickkontakt** mit dem Kunden auf.
- Sprechen Sie den Kunden mit freundlicher und kräftiger **Stimme** an.

Wie die Kontaktaufnahme gestaltet wird und wann sie erfolgt, hängt von der jeweiligen Verkaufsform im Einzelhandel ab:

Bedienungssystem (Fachgeschäft)	Vorwahlsystem (Kaufhaus)	Selbstbedienungssystem (Supermarkt)

Bedarfsermittlung/ Kaufmotive

Das **Kaufmotiv** wird beschrieben als Beweggrund des Kunden, eine Ware zu kaufen. Kaufmotive werden unterteilt in:

- **rationale** Kaufmotive (*Beispiele:* Sparsamkeit, Arbeitserleichterung)
- **emotionale** Kaufmotive (*Beispiele:* Prestige, Nachahmungstrieb)

Die **Bedarfsermittlung** kann direkt oder indirekt erfolgen:

- **Direkte Bedarfsermittlung:** Der Kunde wird durch gezielte Fragen animiert, seinen Kaufwunsch zu äußern.
  Zu Beginn des Gesprächs: offene Frageform
  Im Verlauf des Gesprächs: geschlossene Frageform
- **Indirekte Bedarfsermittlung:** Der Kunde hat einen gezielten Wunsch geäußert. Sie legen ihm ein Testangebot vor. Stellen Sie dabei immer einen Bezug zwischen dem vom Kunden genannten Verwendungszweck und einem Produktmerkmal her.

Warenvorlage

Achten Sie bei der **Warenvorlage** auf folgende Punkte:

- 3–5 Artikel
- mittlere Preisklasse
- einwandfreier Zustand der Ware

Verkaufsargumentation

Bauen Sie Ihre **Argumentationskette** folgendermaßen auf (3-Schritt-Methode):

- Warenmerkmal nennen (*Beispiel:* „Die Jacke besteht aus winddichtem Material.“)
- Warenvorteil beschreiben (*Beispiel:* „Sie kostet nur 99 €.“)
- Kundennutzen ableiten (*Beispiel:* „Sie hält Sie bei rauem Wetter warm.“)

Formulierung von Verkaufsargumenten

Die Wortwahl bei der Argumentation hat einen erheblichen Einfluss auf die Vertrauensbildung beim Kunden. Folgende Regeln sind zu beachten:

Argumentieren Sie …

- fachkundig, aber verständlich
- positiv
- anschaulich
- glaubwürdig
- persönlich

Preisnennung

Gehen Sie bei der **Preisnennung** nach der „**Sandwichmethode**“ vor: der Preis wird hier zwischen Produktvorteil und Kundennutzen „verpackt“.

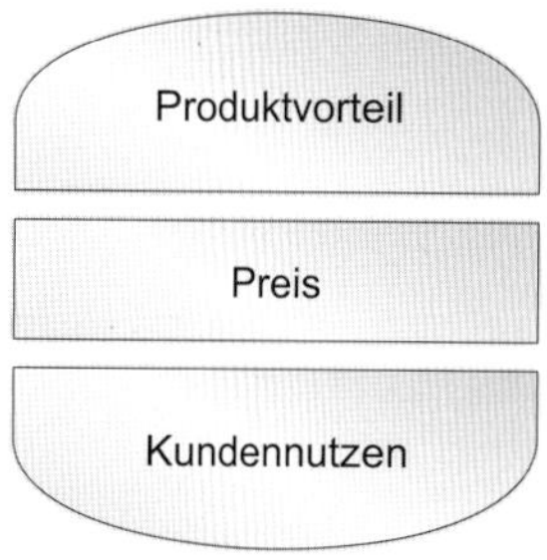

„Dies ist ein weicher Kaschmirpullover, der sich durch lange Haltbarkeit auszeichnet.“

„Er kostet 195 €.“

„Sie werden sehr lange Freude an ihm haben.“

Preistaktiken dienen der Verhinderung von „Preisschocks“. Man unterscheidet vier weitere Preistaktiken:

- **Verkleinerungsmethode:** Der Preis wird auf eine Anwendung heruntergerechnet. (*Beispiel:* „Diese Creme hält bei täglicher Anwendung 12 Wochen. Somit kostet eine Anwendung 25 Cent.“)
- **Vergleichsmethode:** Es werden zwei Produkte miteinander verglichen. (*Beispiel:* „Im Gegensatz zum Backofen der Firma … kostet Sie dieser Backofen der Firma … nur 899 €.“)
- **Zerlegungsmethode:** Der Gesamtpreis wird in Teilleistungen zerlegt. (*Beispiel:* „Das Bettgestell kostet 289 €, der Lattenrost 119 € und die passende Matratze 329 €.“)
- **Verharmlosungsmethode:** Der Mehrpreis wird verharmlost. (*Beispiel:* „Für nur 15 € mehr bekommen Sie diese Kaffeemaschine mit der von Ihnen gewünschten Self-Clean-Funktion.“)

Kundeneinwände

Kunden können gegen die Ware, den Preis, das Geschäft oder den Verkäufer Einwände erheben.

Methoden zur **Einwandbehandlung:**

- **Ja-Aber-Methode:** Der Verkäufer stimmt dem Kunden zunächst zu und liefert dann ein Gegenargument.
- **Bumerang-Methode:** Der Verkäufer wandelt den Kundeneinwand in einen Vorteil um.
- **Rückfragemethode:** Der Verkäufer stellt dem Kunden bezüglich des Einwandes eine Frage, um reagieren zu können.

Ergänzungsangebote

Es gibt folgende Arten von **Ergänzungsangeboten:**

- notwendig: für den Gebrauch des Hauptartikels unentbehrlich (z. B. Batterien für Elektroartikel)
- sinnvoll: direkter Zusammenhang mit dem Gebrauchsnutzen des Hauptartikels (z. B. Pflegemittel für Schuhe)
- verdeckt: kein direkter Zusammenhang mit dem Gebrauchsnutzen des Hauptartikels (z. B. Teekanne und Weingläser)

Alternativangebote

Es gibt sechs Grundregeln, die bei der Unterbreitung von **Alternativangeboten** beachtet werden sollten:

1. Vermeiden Sie Wörter wie „leider“, „nur“ oder „aber auch“.
2. Drücken Sie Ihr Bedauern über das Fehlen eines Artikels aus.
3. Reden Sie so wenig wie möglich über den fehlenden Artikel.

④ Stellen Sie die Vorteile Ihres Alternativangebots in den Vordergrund.
⑤ Entscheiden Sie, ob der Kunde genau dieses Produkt von Ihnen will.
⑥ Fragen Sie nach den Produktmerkmalen, die der Kunde mit seinem Produktwunsch verbindet.

Serviceleistungen

Arten von Serviceleistungen	Beispiele
auf die *Ware* gerichtet	Änderungsservice, Gerät gleich einrichten
auf *Informationen* gerichtet	Prospektmaterial, gute Beratung
auf den *Transport* gerichtet	Lieferdienst
auf die *Zahlung* gerichtet	Girocard, Ratenkauf, Kreditkarte
auf den *Kunden* gerichtet	Sitzplätze, Getränke anbieten

Kaufsignale des Kunden

Folgende Signale können vonseiten des Kunden ausgesendet werden:

Sprachliche Kaufsignale:
- Zustimmung äußern
- Verkaufsargumente wiederholen
- Fragen zur Ware stellen
- Fragen zu Zahlungsmodalitäten stellen

Körpersprachliche Kaufsignale:
- Zustimmung signalisieren, z. B. Nicken
- zugewandter Körper
- positive Mimik
- Besitz der Ware simulieren

Abschlusstechniken als Entscheidungshilfen

Abschlusstechnik	Beispiel
Ja-Fragen	VERKÄUFER: „Sie wollen doch einen Ski, der gut dreht?" KÄUFER: „Ja, richtig." VERKÄUFER: „Und der Ski soll auch gute Gleiteigenschaften haben?" KÄUFER: „Stimmt, das ist besonders wichtig." VERKÄUFER: „Dann ist der Gneissel 500 genau der richtige Ski für Sie."
Alternativ-Fragen	VERKÄUFER: „Gefällt Ihnen der Pullover in Rot oder in Schwarz besser?"
Zusammenfassung	VERKÄUFER: „Die Kamera X300 ist eine sehr gute Wahl; vor allem, wenn Sie sich für das Modell mit optischem Zoom und dem besonders leistungsstarken Akku entscheiden."
Empfehlung	VERKÄUFER: „An Ihrer Stelle würde ich den grünen Pullover wählen, denn die Farbe passt perfekt zu Ihren grünen Augen."
Einschränken der Auswahl	VERKÄUFER: „Diese Hose kommt wohl nicht mehr infrage?"
direkte Kaufaufforderung	VERKÄUFER: „Darf ich Ihnen die Vase als Geschenk einpacken?"
Schweigen des Verkäufers	VERKÄUFER: „Lassen Sie sich ruhig Zeit." Dabei sollte sich der Verkäufer nicht aus der Sichtweite des Kunden entfernen.

Bekräftigung der Kaufentscheidung

Die **Bekräftigung der Kaufentscheidung** dient der Vermeidung eines „Kaufkaters". Sie kann erfolgen durch:

- Bezugnahme auf das Kaufmotiv
- Hinweis auf die Möglichkeit zum Umtausch
- Betonung der Qualität
- Hinweis auf Kundendienst und Serviceleistungen
- Tipps zum Gebrauch und zur Pflege der Ware

Verabschiedung

Die **Verabschiedung** sollte zwei Elemente umfassen:
- Eine situations- oder personenbezogene Formulierung
- Dank an den Kunden für den Besuch/Einkauf

5.2 Warenwirtschaft und Kalkulation – Beispiele für kaufmännische Rechnungen

Runden auf Euro- und Centbeträge

Folgende Regeln gelten für das **Runden auf Euro- und Centbeträge:**

1. Die dritte Stelle hinter dem Komma entscheidet über die Rundung.
2. Die zweite Stelle nach dem Komma wird auf die nächsthöhere Zahl aufgerundet, wenn die dritte Stelle eine 5 oder größer ist.
3. Die zweite Stelle bleibt unverändert, wenn die dritte Stelle eine 4 oder kleiner ist.
4. Alle Ziffern nach der 2. Stelle fallen weg.

Beispiele:
5,221 € wird abgerundet auf 5,22 €.
5,225 € wird aufgerundet auf 5,23 €.

Durchschnittsberechnung

Einfacher Durchschnitt/Mittelwert

Bei der Berechnung des einfachen Durchschnitts werden alle Posten addiert und die Summe durch die Anzahl der Posten dividiert.

$$\text{Einfacher Durchschnitt (Mittelwert)} = \frac{\text{Posten 1} + \text{Posten 2} + \text{Posten 3} + \ldots}{\text{Anzahl der Posten}}$$

Beispielaufgabe:

Tagesumsätze:

Montag:	16 374,41 €
Dienstag:	15 361,34 €
Mittwoch:	17 645,37 €
Donnerstag:	16 843,65 €
Freitag:	17 765,73 €
Samstag:	18 435,12 €

Durchschnittlicher Tagesumsatz =

$$\frac{16\,374{,}41\,€ + 15\,361{,}34\,€ + 17\,645{,}37\,€ + 16\,843{,}65\,€ + 17\,765{,}73\,€ + 18\,435{,}12\,€}{6\ \text{[Kassentage]}}$$

$\approx 17\,070{,}94\,€$

Gewogener Durchschnitt/gewichteter Mittelwert

Der gewogene Durchschnitt wird dann berechnet, wenn einzelne Kenngrößen (z. B. Mitarbeiter) in unterschiedlichen Anteilen (z. B. Stückzahl, Umsatz) an einem Ganzen beteiligt sind. Da die unterschiedlichen Werte entsprechend ihrem Anteil am Ganzen einbezogen werden, spricht man vom „gewogenen Durchschnitt“.

Gewogener Durchschnitt =

$$\frac{\text{3 Mitarbeiter} \cdot \text{Stückzahl} + \text{4 Mitarbeiter} \cdot \text{Stückzahl} + \text{3 Mitarbeiter} \cdot \text{Stückzahl} \ldots}{\text{Anzahl der Kenngröße (Mitarbeiter)}}$$

Beispielaufgabe:
In einem Kaufhaus erzielen 3 Mitarbeiter (Ma) einen Wochenumsatz von 7 600 €, 4 Mitarbeiter einen Wochenumsatz von 8 200 €, 3 Mitarbeiter einen Umsatz von 6 300 € und 5 Mitarbeiter einen Umsatz von 5 900 €. Berechnen Sie den durchschnittlichen Umsatz pro Mitarbeiter.

Lösung:

Gewogener Durchschnitt =

$$\frac{3\,\text{Ma} \cdot 7\,600\,€ + 4\,\text{Ma} \cdot 8\,200\,€ + 3\,\text{Ma} \cdot 6\,300\,€ + 5\,\text{Ma} \cdot 5\,900\,€}{3\,\text{Ma} + 4\,\text{Ma} + 3\,\text{Ma} + 5\,\text{Ma}} = \frac{104\,000\,€}{15} \approx 6\,933{,}33\,€$$

Dreisatzrechnung

Dreisatz mit geradem Verhältnis

Bei einem Dreisatz mit geradem Verhältnis ändern sich beide Größen in gleichem Verhältnis:
Mehr Stück → mehr Geld
Weniger Stück → weniger Geld

Beispielaufgabe:
Ein Verkäufer erhält bei 250 verkauften Stück eine Umsatzbeteiligung von 62,50 €.
Mit welcher Umsatzbeteiligung kann er bei 271 verkauften Stück rechnen?

Lösung:

Dreisatz

$$\begin{aligned} &:250 \quad 250\,\text{Stück} \triangleq 62{,}50\,€ \quad :250 \\ & \quad 1\,\text{Stück} \triangleq 0{,}25\,€ \\ &\cdot 271 \quad 271\,\text{Stück} \triangleq 67{,}75\,€ \quad \cdot 271 \end{aligned}$$

Bruchsatz

$$\frac{62{,}50\,€}{250\,\text{Stück}} \cdot 271\,\text{Stück} = 67{,}75\,€$$

Dreisatz mit ungeradem Verhältnis

Bei einem Dreisatz mit ungeradem Verhältnis entwickeln sich die beiden Größen genau entgegengesetzt:
Mehr Arbeiter → weniger Zeit
Weniger Arbeiter → mehr Zeit

Beispielaufgabe:
Für eine Lagerinventur brauchen 6 Arbeiter 20 Tage.
Wie lange würden 8 Arbeiter brauchen?

Lösung:

Dreisatz

$$\begin{aligned} &:6 \quad 6\,\text{Arbeiter} \triangleq 20\,\text{Tage} \quad \cdot 6 \\ & \quad 1\,\text{Arbeiter} \triangleq 120\,\text{Tage} \\ &\cdot 8 \quad 8\,\text{Arbeiter} \triangleq 15\,\text{Tage} \quad :8 \end{aligned}$$

Bruchsatz

$$\frac{6\,\text{Arbeiter} \cdot 20\,\text{Tage}}{8\,\text{Arbeiter}} = 15\,\text{Tage}$$

Prozentrechnung

Grundwert: Der Grundwert ist „das Ganze", d. h. 100 %.
Beispiel: eine ganze Pizza

Prozentwert: Der Prozentwert ist ein bestimmter Anteil vom Ganzen. Berechnet wird er mithilfe des Prozentsatzes.
Beispiel: 3 Stück von einer ganzen Pizza

Prozentsatz: Der Prozentsatz entspricht einem Anteil vom Ganzen. Er wird als Teil von Hundert oder in Prozent angegeben.
Beispiel: $\frac{1}{4}$ Pizza $\triangleq \frac{25}{100}$ Pizza $\triangleq$ 25 von 100 $\triangleq 0,25 \triangleq 25\ \%$

Grundwert

Um den Grundwert zu erhalten, muss man berechnen, wie groß das Ganze, also 100 % sind. Für die Berechnung des Grundwerts müssen der **Prozentwert** und der **Prozentsatz** gegeben sein.

Beispielaufgabe:
Ein Kunde zahlt für einen Fernseher 30 % des kompletten Kaufpreises an, das sind 149,70 €. Welchen Kaufpreis hat der Fernseher?

Lösung:
Grundwert: Kaufpreis des Fernsehers ($\triangleq$ 100 %)
Prozentwert: 149,70 €
Prozentsatz: 30 %

Dreisatz

$$\begin{aligned} &:30 \;\big(\quad 30\ \% \triangleq 149{,}70\ € \quad \big):30 \\ &\qquad\quad\;\; 1\ \% \triangleq 4{,}99\ € \\ &\cdot 100 \;\big(\quad 100\ \% \triangleq 499{,}00\ € \quad \big)\cdot 100 \end{aligned}$$

Formel

$$\text{Grundwert} = \frac{\text{Prozentwert} \cdot 100}{\text{Prozentsatz}} = \frac{149{,}70\ € \cdot 100}{30} = 499{,}00\ €$$

Operator

Prozentsatz: 30 % $\triangleq$ 0,30
Grundwert = 149,70 € : 0,30 = 499,00 €

Prozentwert

Bei der Berechnung des Prozentwerts wird ermittelt, welchen konkreten Anteil vom Ganzen man besitzt, z. B. wie viel Stück man von einer kompletten Pizza hat. Zur Berechnung müssen die beiden Größen **Grundwert** und **Prozentsatz** gegeben sein.

Beispielaufgabe:
Ein Geschäft erzielt einen Umsatz von 1 330 438,00 €, die Personalkosten nehmen 35 % des Umsatzes ein. Wie hoch sind die Personalkosten des Unternehmens in Euro?

Lösung:
Grundwert: 1 330 438,00 € ($\triangleq$ 100 %)
Prozentwert: Höhe der Personalkosten in Euro
Prozentsatz: 35 %

Dreisatz

$$
\begin{aligned}
&100\,\% \mathrel{\widehat{=}} 1\,330\,438{,}00\,€ \\
:100 \quad &1\,\% \mathrel{\widehat{=}} 13\,0304{,}38\,€ \quad :100 \\
\cdot 35 \quad &35\,\% \mathrel{\widehat{=}} 465\,653{,}30\,€ \quad \cdot 35
\end{aligned}
$$

Achtung: An dieser Stelle sollte nicht gerundet werden!

Formel

$$\text{Prozentwert} = \frac{\text{Grundwert} \cdot \text{Prozentsatz}}{100} = \frac{1\,330\,438{,}00\,€ \cdot 35}{100} = 465\,653{,}30\,€$$

Operator

Prozentsatz: 35 % $\widehat{=}$ 0,35

Prozentwert = 1 330 438,00 € · 0,35 = 465 653,30 €

Prozentsatz

Der Prozentsatz ist der Anteil vom Ganzen in Prozent, er wird immer als Teil von Hundert angegeben. Die Größen Grundwert und Prozentwert müssen dabei gegeben sein.

Beispielaufgabe:

Ein Kunde zahlt für einen PC mit einem Kaufpreis von 799,00 € einen Betrag von 359,55 € an. Welchen Prozentsatz des Gesamtbetrags zahlt der Kunde an?

Lösung:

Grundwert: 799,00 €
Prozentwert: 359,55 €
Prozentsatz: Anzahlung in Prozent

Dreisatz

$$
\begin{aligned}
&100\,\% \mathrel{\widehat{=}} 799{,}00\,€ \\
:100 \quad &1\,\% \mathrel{\widehat{=}} 7{,}99\,€ \quad :100 \\
&x\,\% \mathrel{\widehat{=}} 359{,}55\,€ : 7{,}99\,€ = 45\,\%
\end{aligned}
$$

Formel

$$\text{Prozentsatz} = \frac{\text{Prozentwert} \cdot 100}{\text{Grundwert}}\,\% = \frac{359{,}55\,€ \cdot 100}{799{,}00\,€}\,\% = 45\,\%$$

Operator

Prozentsatz = Prozentwert : Grundwert

$359{,}55\,€ : 799{,}00\,€ = 0{,}45$

$0{,}45 \mathrel{\widehat{=}} 45\,\%$

Vermehrter und verminderter Grundwert

Vermehrter Grundwert

Beim vermehrten Grundwert steigt der reine Grundwert um einen bestimmten Zuschlag (z. B. Mehrwertsteuer, Gewinnzuschlag) in Prozent, sodass er über 100 % liegt.

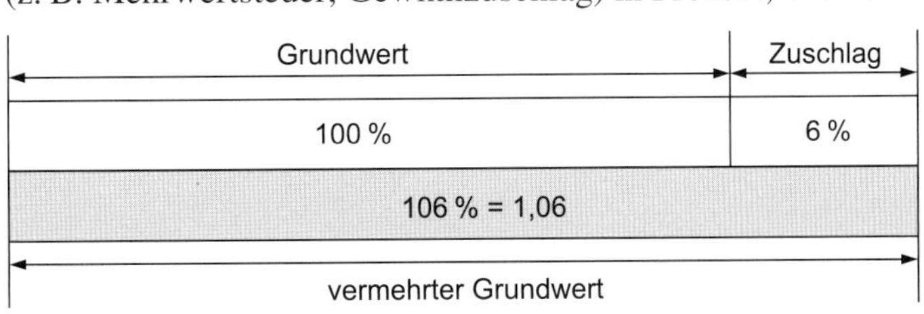

Beispielaufgabe:

Der Nettoverkaufspreis einer Ware beträgt 255,00 €. Berechnen Sie den Bruttoverkaufspreis mit 19 % Umsatzsteuer.

Lösung:

Prozentrechnung

$$\text{Prozentwert (Umsatzsteuer in Euro)} = \frac{\text{Grundwert} \cdot \text{Prozentsatz (Umsatzsteuer in \%)}}{100}$$

$$= \frac{255{,}00\,€ \cdot 19}{100} = 48{,}45\,€$$

$$\text{Bruttoverkaufspreis} = \text{Nettoverkaufspreis} + \text{Umsatzsteuer}$$
$$= 255{,}00 + 48{,}45\,€ = 303{,}45\,€$$

Operator

$$\text{Bruttoverkaufspreis} = 255{,}00\,€ \cdot 1{,}19 = 303{,}45\,€$$

Rückrechnung

Achtung bei Rückrechnungen:
Wenn aus dem Bruttoverkaufspreis der Nettoverkaufspreis berechnet werden soll, muss mit dem **vermehrten Grundwert** (= 119 %) gerechnet werden.

Beispielaufgabe:
Ein Kunde kauft eine Bohrmaschine zu einem Bruttoverkaufspreis von 940,10 €. Für das Finanzamt braucht er eine Rechnung, auf der der Nettoverkaufspreis extra ausgewiesen ist (→ **Grundwertberechnung**).

Lösung:

Grundwert: Nettoverkaufspreis
Prozentwert: Bruttoverkaufspreis
Prozentsatz: Umsatzsteuer (= 19 %)

$$\text{Nettoverkaufspreis} = \frac{\text{Prozentwert} \cdot 100}{\text{Prozentsatz}} = \frac{940{,}10\,€ \cdot 100}{119} = 790{,}00\,€$$

Verminderter Grundwert

Beim verminderten Grundwert geht die Rechnung von einem Wert aus, der unter dem Wert des Ganzen (= 100 %) liegt. Geläufige Berechnungen des verminderten Grundwertes sind Skontoberechnung, Rabatte und Preissenkungen.

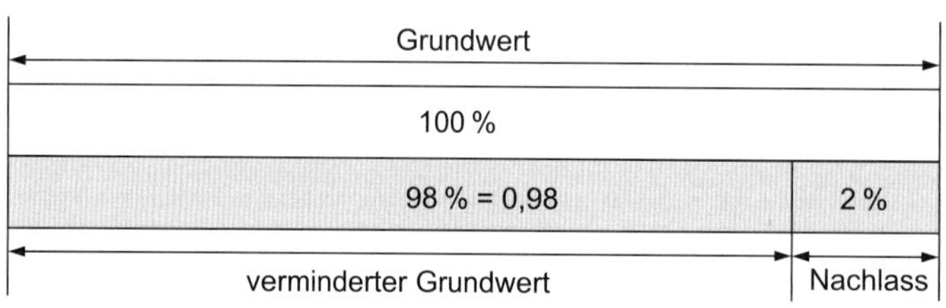

Beispielaufgabe:
Wegen einer guten Kundenbeziehung gibt ein Lieferant 2 % Skonto auf eine Rechnung von 2 560,00 €. Welcher Betrag muss überwiesen werden?
(→ **Prozentwertberechnung**)

Lösung:

Grundwert: Bruttoverkaufspreis
Prozentwert: Skontopreis
Prozentsatz: Skonto (= 2 %)

Prozentrechnung

$$\text{Skonto} = \frac{\text{Grundwert} \cdot \text{Prozentsatz (Skonto)}}{100}$$

$$= \frac{2\,560{,}00\,€ \cdot 2}{100} = 51{,}20\,€$$

$$\text{Skontopreis} = \text{Bruttoverkaufspreis} - \text{Skonto in Euro}$$

$$2\,560{,}00 - 51{,}20\,€ = 2\,508{,}80\,€$$

Operator

$$\text{Skontopreis} = 2\,560{,}00\,€ \cdot 0{,}98 = 2\,508{,}80\,€$$

Rückrechnung

> **Achtung bei Rückrechnungen:**
> Wenn aus dem Skontopreis wieder der ursprüngliche Rechnungspreis berechnet werden soll, muss als Basis mit dem **verminderten Grundwert** (z. B. 97 %) gerechnet werden.

Beispielaufgabe:

Ein Lieferant gewährte auf eine Rechnung 3 % Skonto, sodass nur 7 658,15 € beglichen werden mussten. Wie hoch war der ursprüngliche Rechnungsbetrag?
(→ **Grundwertberechnung**)

Lösung:

Grundwert:	Ursprünglicher Rechnungsbetrag
Prozentwert:	7 658,15 € (= Skontopreis)
Prozentsatz:	97 % (100 % – 3 % Skonto)

Ursprünglicher Rechnungsbetrag

$$= \frac{\text{Prozentwert} \cdot 100}{\text{Prozentsatz}} = \frac{7\,658{,}15\,€ \cdot 100}{97} = 7\,895{,}00\,€$$

Berechnen von Verkaufspreisen

Für die **Berechnung des Bruttoverkaufspreises** müssen folgende Kosten auf den Bezugspreis aufgerechnet werden:

- Handlungskostenzuschlag
- Gewinnzuschlag
- Umsatzsteuer (19 % bzw. 7 %)

Diese Posten werden meistens in einem Prozentsatz angegeben.

Übersicht Preisberechnung:

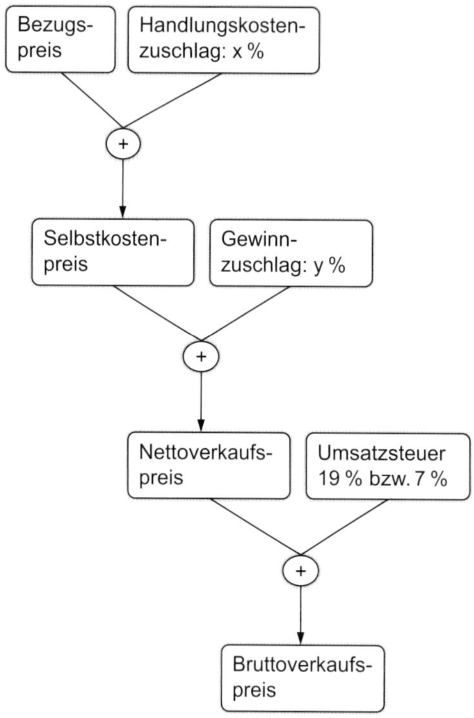

Beispielaufgabe:

Der Bezugspreis für ein Kaffeeservice beträgt 120,00 €, der Handlungskostenzuschlag beträgt 65 % und der Gewinnzuschlag 15 %. Welcher Bruttoverkaufspreis muss auf das Etikett gedruckt werden, wenn die Umsatzsteuer für diesen Artikel 19 % beträgt?

Achtung:
Die verschiedenen Prozentsätze können nicht einfach zusammengerechnet werden, da der jeweilige Grundwert verschieden hoch ist.

Lösung:

Lösungsweg 1: Prozentrechnung

Die Aufgabe wird in verschiedene Teilaufgaben zerlegt.

Selbstkostenpreis

Handlungskostenzuschlag

$$= \frac{\text{Bezugspreis} \cdot \text{Handlungskostenzuschlagssatz}}{100} = \frac{120{,}00\,€ \cdot 65}{100} = 78{,}00\,€$$

$$\text{Selbstkostenpreis} = \text{Bezugspreis} + \text{Handlungskostenzuschlag in Euro}$$
$$120{,}00\,€ + 78{,}00\,€ = 198{,}00\,€$$

Nettoverkaufspreis

$$\text{Gewinnzuschlag} = \frac{\text{Selbstkostenpreis} \cdot \text{Gewinnzuschlagssatz}}{100} = \frac{198{,}00\,€ \cdot 15}{100} = 29{,}70\,€$$

$$\text{Nettoverkaufspreis} = \text{Selbstkostenpreis} + \text{Gewinnzuschlag in Euro}$$
$$= 198{,}00\,€ + 29{,}70\,€ = 227{,}70\,€$$

Bruttoverkaufspreis

$$\text{Umsatzsteuer} = \frac{\text{Nettoverkaufspreis} \cdot \text{Umsatzsteuersatz}}{100} = \frac{227{,}70\,€ \cdot 19}{100} = 43{,}26\,€$$

Bruttoverkaufspreis = Nettoverkaufspreis + Umsatzsteuer in Euro
= 227,70 € + 43,26 € = 270,96 €

Lösungsweg 2: Operatorenrechnung
Die Prozentsätze für Handlungskostenzuschlag, Gewinnzuschlag und Umsatzsteuer können in Faktoren umgewandelt werden, der Faktor muss aber immer über 1,0 (100 %) liegen.

Faktoren
Handlungskostenzuschlag: · 1,65
Gewinnzuschlag: · 1,15
Umsatzsteuer: · 1,19
Bruttoverkaufspreis = Bezugspreis · Faktor Handlungskostenzuschlag · Faktor Gewinnzuschlag · Faktor Umsatzsteuer
= 120,00 € · 1,65 · 1,15 · 1,19 ≈ 270,96 €

Rückrechnung
Bei der Rückrechnung, d. h., um aus einem Bruttoverkaufspreis den Bezugspreis zu berechnen, müssen die Faktoren als Teiler (Divisor) in der umgekehrten Reihenfolge, beginnend mit der Umsatzsteuer, abgerechnet werden. Am kürzesten geht das mit der Operatoren-Methode.

Beispielaufgabe:
Ein Kaffeevollautomat hat einen berechneten Bruttoverkaufspreis von 439,11 €. Wie hoch war der Bezugspreis, wenn mit einem Handlungskostenzuschlag von 64 %, einem Gewinnzuschlag von 12,5 % und einer Umsatzsteuer von 19 % kalkuliert wurde?

Teiler (Divisor)
Handlungskostenzuschlag: : 1,64
Gewinnzuschlag: : 1,125
Umsatzsteuer: : 1,19

Lösungsweg
Bezugspreis = Bruttoverkaufspreis : Teiler Umsatzsteuer : Teiler Gewinnzuschlag : Teiler Handlungskostenzuschlag
= 439,11 € : 1,19 : 1,125 : 1,64 = 200,00 €

Berechnung von Skonto

Skonto ist ein Prozentsatz, der vom Rechnungsbetrag (Bruttobetrag) abgezogen werden darf. Der Skontorahmen bewegt sich üblicherweise zwischen 2 und 3 %. Der Kunde soll durch Skonto angeregt werden, seine Rechnung rasch zu bezahlen. Deshalb sind auch Skontofristen angegeben.

Menge	Artikelnummer	Beschreibung	Einzelpreis	Rabatt	Summe der Positionen
25	5443	Kaffeemaschine LaPerla	102,40 €	Rabattpreis	2 560,00 €
			Rabatt gesamt	---	---
				Zwischensumme	2 560,00 €
				MwSt	486,40 €
				Gesamtsumme	3 046,40 €

Angebot erstellt von: Herr Holler
Dieses Angebot gilt für die genannten Produkte und unterliegt den nachstehend aufgeführten Bedingungen:
- Lieferung erfolgt am Tag nach Zahlungseingang
- Zahlbar innerhalb von 14 Tagen nach Rechnungseingang mit 2,5 % Skonto
- Lieferung erfolgt unter Eigentumsvorbehalt.
- Ware wird frei Haus geliefert

Beispielaufgaben:

1. Wie viel € Skonto dürfen abgezogen werden?
   Lösung:
   $$\text{Skonto} = \frac{\text{Rechnungsbetrag} \cdot \text{Prozentsatz}}{100} = \frac{3\,046{,}40\,€ \cdot 2{,}5}{100} = 76{,}16\,€$$

2. Welcher Betrag muss innerhalb von 14 Tagen überwiesen werden?
   Lösung:
   Variante 1
   Überweisungsbetrag = Rechnungsbetrag – Skonto in Euro
   = 3 046,40 € – 76,16 €
   = 2 970,24 €

   Variante 2
   Prozentsatz: 97,5 % (100 % – 2,5 % Skonto)
   97,5 % ≙ 0,975
   3 046,40 · 0,975 = 2 970,24 €

Kassenbericht

Am Ende eines Geschäftstages muss nach gesetzlichen Bestimmungen ein Kassenbericht erstellt werden. In diesem Kassenbericht werden alle Einnahmen und Ausgaben des Geschäftstages aufgezeichnet.

Beispielaufgaben:

Kassenbericht für den 24.05.20xx	
Kassenschlussbestand:	4 236,27 €
Wechselgeld:	250,00 €
Entnahmen: • Handwerkerrechnung • Barauszahlungen an Kunden	 326,67 € 350,00 €

1. Berechnen Sie die Barverkäufe des Tages.
   Lösung:

Kassenschlussbestand:	4 236,27 €
– Wechselgeld: + Entnahmen: + Handwerkerrechnung + Barauszahlungen an Kunden	– 250,00 € + 326,67 € + 350,00 €
Barverkäufe	4 662,94 €

2. An diesem Tag wurden 236 Kunden abkassiert. Berechnen Sie den durchschnittlichen Umsatz pro Kunde.
   Lösung:
   $$\text{Umsatz pro Kunde} = \frac{\text{Barverkäufe}}{\text{Anzahl der Kunden}} = \frac{4\,662{,}94\,€}{236\,[\text{Kunden}]} \approx 19{,}76\,€$$

Bilanzrechnung

In einer **Bilanz** wird das Inventar eines Unternehmens übersichtlich dargestellt. Auf der linken Seite stehen dabei die Aktiva, auf der rechten die Passiva. Auf der Passivseite wird die Herkunft der Mittel aufgeführt, auf der Aktivseite die Verwendung von Kapital und Vermögen. Aktiv- und Passivseite müssen immer ausgeglichen sein.

Beispielaufgabe:

Aktiva		Passiva	
I. Anlagevermögen		**I. Eigenkapital**	
a) BGA:	50 000 €	a) Eigenkapital:	❸
II. Umlaufvermögen		**II. Fremdkapital**	
a) Waren:	15 000 €	a) Hypothek:	16 000 €
b) Forderungen:	❶	b) Verbindlichkeiten:	13 500 €
c) Kasse:	1 600 €	c) Darlehen:	22 300 €
d) Guthaben Bank:	3 700 €		
Bilanzsumme:	77 800 €	**Bilanzsumme:**	❷

Füllen Sie die Lücken in der Bilanz.

❶ **Forderungen:**
Forderungen = 77 800 [Bilanzsumme] – 50 000 € [BGA] – 15 000 € [Waren] – 1 600 € [Kasse] – 3 700 € [Guthaben Bank] = 7 500 €

❷ **Bilanzsumme Passiva:**
Da bei Aktiva und Passiva die gleiche Summe stehen muss, ist die Bilanzsumme hier auch 77 800,00 €.

❸ **Eigenkapital:**
Eigenkapital = 77 800 € [Bilanzsumme] – 16 000 € [Hypothek] – 13 500 € [Verbindlichkeiten] – 22 300 € [Darlehen] = 26 000

Gewinn- und Verlustrechnung

Anhand einer **Gewinn- und Verlustrechnung** kann der wirtschaftliche Erfolg eines Betriebes festgestellt werden. Das **GuV-Konto** wird in eine Soll- und eine Habenseite aufgeteilt. Auf der Sollseite werden alle Aufwendungen aufgelistet, auf der Habenseite alle Erträge. Auf beiden Seiten muss jeweils dieselbe Summe stehen:

Soll/Aufwendungen	Haben/Erträge
Hier werden die Aufwendungen aufgeführt, z. B.: – Wareneinsatz – Personalkosten – Miete – Werbung …	Hier werden die Netto-Umsatzerträge aufgeführt.
Ist die Summe der obigen Aufwendungen kleiner als der Ertrag, wurde ein Gewinn erzielt (Reingewinn).	Ist die Summe der Umsatzerträge kleiner als die Aufwendungen, wurde ein Verlust erzielt (Reinverlust).

Beispielaufgabe:

Soll/Aufwendungen			**Haben/Erträge**
Wareneinsatz	1 008 876 €	Netto-Umsatzerlöse	1 716 365 €
Miete	84 783 €		
Werbung	45 526 €		
Strom	10 256 €		
Personal	580 256 €		
Summe			

Berechnen Sie mithilfe der Aufwendungen im GuV-Konto, ob ein Gewinn oder Verlust erzielt wurde.

1 008 876 € [Wareneinsatz] + 84 783 € [Miete] + 45 526 € [Werbung] + 10 256 € [Strom] + 580 256 € [Personal] = 1 729 697 €

Die Aufwendungen betragen also 1 729 697 €. Dem gegenüber stehen 1 716 365 € Netto-Umsatzerlöse – die Firma hat also einen Verlust erwirtschaftet.

Höhe des Verlusts:
1 729 697 € – 1 716 365 € = 13 332 €

Der Reinverlust der Firma wird auf der Ertragsseite eingebucht.

Aufgaben im Stil der Abschlussprüfung

Prüfung I

Teil 1: Verkauf und Werbemaßnahmen

13 Punkte
10 Minuten

1. Aufgabe

Situation

Sie hören als Mitarbeiter/-in der Trendkauf GmbH zufällig ein Gespräch zwischen einem Kunden und Ihrer Kollegin, einer Auszubildenden im 1. Lehrjahr. Der Kunde teilt Ihrer Kollegin mit: „Das Produkt, das ich vor drei Tagen bei Ihnen gekauft habe, gefällt mir bei näherer Betrachtung doch nicht mehr so gut. Es ist noch originalverpackt. Ich möchte es gerne zurückgeben." Die Kollegin antwortet: „Da die Ware keinen Mangel aufweist, ist dies nicht möglich. Gekauft ist gekauft."

2 Punkte

1.1 Beurteilen Sie die Situation unter Beachtung rechtlicher Aspekte.

3 Punkte

1.2 Geben Sie **2** Gründe an, warum die Trendkauf GmbH dem Kunden unabhängig von der rechtlichen Lage entgegenkommen sollte. Wie wird dieses Verhalten seitens des Unternehmens genannt?

3 Punkte

1.3 Erläutern Sie **3** Möglichkeiten, wie Sie die Wahrscheinlichkeit eines späteren Umtauschs durch den Kunden bereits im Verkaufsgespräch minimieren können.

2 Punkte

1.4 Entscheiden Sie sich für eine aus Aufgabe 1.3 genannte Möglichkeit zur Verhinderung von Rückgaben und formulieren Sie eine entsprechende Ansprache in wörtlicher Rede.

3 Punkte

1.5 Sie möchten mit Ihrer Kollegin über Ihre Beobachtung sprechen. Die Beachtung allgemeiner Feedbackregeln hat sich dafür als sinnvoll herausgestellt.
Geben Sie **3** Feedbackregeln an.

23 Punkte
23 Minuten

2. Aufgabe

Situation

Die Spielwarenabteilung der Trendkauf GmbH wird nach 4-wöchigem Umbau wiedereröffnet. Sie planen eine verkaufswirksame Werbeaktion für Ihre Kunden. Ihnen steht dabei ein Budget von 20 000 € (Werbeetat) zur Verfügung.

6 Punkte

2.1 Sie werden beauftragt, einen Werbeplan zu entwickeln. Schreiben Sie in folgendes Schema, was mit den jeweiligen Fachbegriffen gemeint ist.

Fachbegriff	Zentrale Fragestellung
Zielgruppe (Streukreis)	
Streuzeit	
Werbeetat	
Streugebiet	
Streuweg	
Werbeziel	

2 Punkte **2.2** Eine Kollegin, die Ihnen zur Seite gestellt wird, schlägt vor, einen Radiospot bei einem landesweiten Radiosender zu schalten. Beurteilen und begründen Sie anhand von **2** Argumenten, ob dieser Vorschlag sinnvoll ist.

____

____

____

____

2 Punkte **2.3** Gehen Sie auf den Begriff „Werbemittel" ein.
Beschreiben Sie diesen Begriff und geben Sie **1** Beispiel an.

Werbemittel: ______________________________

____

Beispiel: ______________________________

____

2 Punkte **2.4** Wie in der Situationsbeschreibung angegeben, steht Ihnen ein Werbeetat von 20 000 € zur Verfügung. Erklären Sie den Begriff „Werbeetat". Nennen Sie darüber hinaus **1** Faktor, der die Höhe des veranschlagten Werbeetats bestimmt.

Erklärung: ______________________________

____

Faktor: ______________________________

____

4 Punkte **2.5** Eine gute und erfolgreiche Werbemaßnahme soll aufgrund einer zielgruppengerechten Werbebotschaft die Umworbenen zum Kauf des Artikels veranlassen. Dabei ist hinsichtlich der Wirksamkeit einer Werbung die sogenannte „AIDA-Formel" zu beachten. Vervollständigen Sie die nachfolgende Tabelle.

AIDA	Bedeutung bzw. Aussage
A =	
I =	
D =	
A =	

2 Punkte **2.6** Bei der Umsetzung einer Werbemaßnahme sollten bestimmte Werbegrundsätze Beachtung finden. Neben der Wirksamkeit aus Aufgabe 2.5 gibt es noch andere Grundsätze. Nennen und erklären Sie **2** weitere Grundsätze.

2 Punkte **2.7** Ein erfolgreicher Geschäftsmann sagte einmal: „Die Hälfte meiner Werbeausgaben werfe ich zum Fenster raus. Leider weiß ich nicht, welche Hälfte."
Was will der Geschäftsmann damit aussagen?

3 Punkte **2.8** Nach Beendigung der Werbeaktion wollen Sie deren Erfolg messen. Erklären Sie die Begriffe der ökonomischen und außerökonomischen Werbeerfolgskontrolle und geben Sie jeweils **1** Möglichkeit an, wie der Erfolg gemessen werden kann.

ökonomischer Werbeerfolg: ____

außerökonomischer Werbeerfolg: ____

18 Punkte
16 Minuten

3. Aufgabe

Situation

Die Umsatzzahlen im Bereich Elektro sind im letzten Jahr stark zurückgegangen. Ihr Chef setzt daher eine Teamsitzung an. Er bittet Sie, die Sitzung zu organisieren.

3 Punkte **3.1** Nennen Sie **3** Punkte, die bei der Vorbereitung einer Teamsitzung zu beachten sind.

2 Punkte **3.2** Bei der Teamsitzung kommt es zu lebhaften Diskussionen.
Geben Sie **2** Gesprächsregeln an, die unbedingt eingehalten werden sollten.

4 Punkte **3.3** Nennen Sie jeweils **2** Vor- und Nachteile von Teamarbeit.

Vorteile:

Nachteile:

3.4 Zur Überlegung über die weitere Vorgehensweise wird die „Renner-/Penner"-Liste der Elektroabteilung herangezogen. Das WWS liefert Ihnen folgenden Auszug:

„Renner-/Penner"-Liste				September
Rang	**Artikel**	**verkaufte Stückzahl**	**Brutto-Verkaufspreis**	**Bruttoumsatz**
1	EL-A101	205	69,90	14 329,50
2	EL-A102	189	49,90	9 431,10
3	EL-B101	156	99,90	15 584,40
4	EL-B102	126	49,90	6 287,40
5	EL-C103	89	39,90	3 551,10
6	EL-C104	54	79,90	4 314,60
7	EL-D101	19	129,90	2 468,10

3 Punkte **3.4.1** Erklären Sie, was die Liste aussagt. Beschreiben Sie auch, was mit „Rennern" und „Pennern" gemeint ist.

4 Punkte **3.4.2** Welchen Artikel würden Sie eindeutig als „Renner", welchen als „Penner" bezeichnen? Begründen Sie Ihre Entscheidung anhand der Zahlen.

2 Punkte **3.4.3** Sollten die „Penner" auch weiterhin im Sortiment bleiben?
Geben Sie eine Empfehlung ab.

27 Punkte
23 Minuten

4. Aufgabe

Situation

Sie sind nun schon ein Jahr in einer Abteilung der Trendkauf GmbH eingesetzt. Die Ware wird vorwiegend in der Verkaufsform „Vorwahl" angeboten. Sie beobachten einen Kunden, der sich bereits intensiv mit der Ware beschäftigt.

4 Punkte

4.1 Beschreiben Sie die Verkaufsformen „Bedienung" und „Selbstbedienung", die neben der Verkaufsform „Vorwahl" ebenfalls bei der Trendkauf GmbH vorkommen.

Bedienung: ______________________

____

Selbstbedienung: ______________________

____

2 Punkte

4.2 Erklären Sie den Begriff der „nonverbalen Kommunikation" und beschreiben Sie **1** nonverbales Signal, um Kontakt zu Ihrem Kunden aufzunehmen.

Erklärung: ______________________

____

Signal: ______________________

4 Punkte

4.3 Der Kunde beschäftigt sich bereits mit der Ware. Sprechen Sie ihn „über die Ware" an. Formulieren Sie Ihre Ansprache in wörtlicher Rede anhand eines von Ihnen gewählten Produkts.

____

____

____

____

3 Punkte

4.4 Im weiteren Verkaufsgespräch erkundigt sich der Kunde nach dem Preis des Produkts. Beschreiben Sie die allgemeine Vorgehensweise bei der Preisnennung („Sandwich-Methode").

____

____

3 Punkte

4.5 Formulieren Sie in wörtlicher Rede, wie Sie dem Kunden den Preis anhand eines von Ihnen gewählten Produkts nennen. Beachten Sie dabei die Sandwich-Methode.

____

____

____

4 Punkte **4.6** Der Kunde findet den Preis, den Sie ihm genannt haben, zu hoch. Sie möchten diesen Einwand entkräften. Überlegen Sie sich, welche Methode der Einwandbehandlung Sie einsetzen. Benennen Sie diese Methode und formulieren Sie eine kundenbezogene Einwandbehandlung in wörtlicher Rede.

Methode: ______________________________

Formulierung: ______________________________

____

____

2 Punkte **4.7** Auch nach Ihrer Einwandbehandlung ist der Kunde noch unentschlossen, ob er das Produkt wirklich kaufen soll. Wie können Sie ihm seine Entscheidung erleichtern? Geben Sie **2** Beispiele an.

____

____

3 Punkte **4.8** Der Kunde hat sich dank Ihrer Beratung für das Produkt entschieden. Es soll ein Geschenk sein. Sie bieten ihm eine kostenlose Geschenkverpackung an.
Nennen Sie **3** weitere allgemeine Serviceleistungen, die die Trendkauf GmbH ihren Kunden anbieten kann.

____

____

____

2 Punkte **4.9** Warum bietet die Trendkauf GmbH Serviceleistungen an?
Nennen Sie **2** Gründe.

____

____

19 Punkte
18 Minuten

5. Aufgabe

Situation

Sie sind derzeit bei der Trendkauf GmbH an der Kasse eingesetzt und machen sich mit den bevorstehenden Aufgaben vertraut.

3 Punkte **5.1** Beschreiben Sie **3** Tätigkeiten für den Bereich Kasse, die Sie vor Kassierbeginn erledigen müssen.

____

____

____

3 Punkte **5.2** Im Kassenbereich erhält der Kunde den abschließenden Eindruck von Ihrem Unternehmen. Geben Sie **3** Beispiele an, wie Sie dem Kunden begegnen.

4 Punkte **5.3** Sie sollen einen neuen Auszubildenden in den Ablauf eines Kassiervorgangs einweisen. Beschreiben Sie die einzelnen Arbeitsschritte (**4** Schritte) in sachlogischer Reihenfolge, nachdem Sie dem Kunden bereits den zu zahlenden Betrag genannt haben und dieser bar bezahlt.

4 Punkte **5.4** Der Auszubildende fragt Sie, wie Sie einen 100-€-Schein auf seine Echtheit prüfen. Nennen Sie **4** Sicherheitsmerkmale von Geldscheinen.

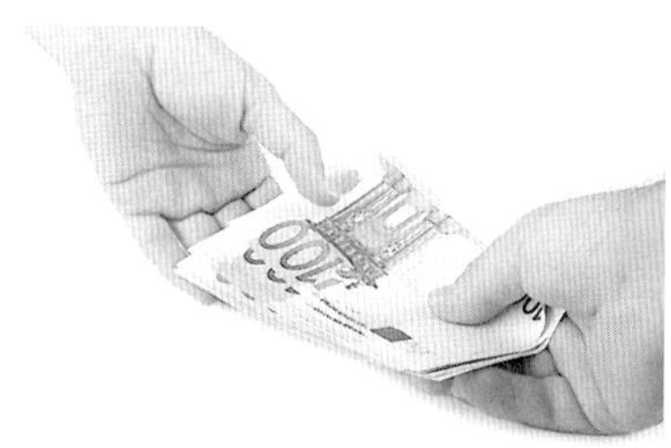

© AMA. Shutterstock

3 Punkte **5.5** Die Trendkauf GmbH bietet ihren Kunden die Möglichkeit einer Kundenkarte. Nennen Sie **3** Vorteile für das Unternehmen.

2 Punkte **5.6** Nennen Sie **2** Vorteile für die Kunden.

100 Punkte
60 Minuten

Teil 2: Warenwirtschaft und Kalkulation

Tragen Sie die Lösungen der Aufgaben in den Lösungsbogen ein (siehe Seite 19). Bei Rechenaufgaben müssen Sie das Endergebnis eintragen.

Situation zur 1. bis 3. Aufgabe

Zur Erleichterung der Warenerfassung verfügt die Trendkauf GmbH über ein elektronisches Warenwirtschaftssystem.

1. Aufgabe

Welche Erklärung trifft auf ein Warenwirtschaftssystem zu?

1. Es stellt den Wirtschaftskreislauf von Waren dar.
2. Es ein gemeinsames Wirtschaftssystem verschiedener Staaten.
3. Es ist ein System zur Erfassung und Verarbeitung von Warenbestands- und Bewegungsdaten.
4. Es ist ein computergesteuertes Einkaufs- und Verkaufsprogramm.
5. Es ist ein Programm zur Optimierung der Geschäftsprozesse.

2. Aufgabe

Mit einem Warenwirtschaftssystem können viele verschiedene Merkmale eines Artikels erfasst werden. Welches Merkmal gehört **nicht** dazu?

1. Bestand eines Artikels im Lager
2. Saisonaler Verkauf eines Artikels
3. Bedarfsplanung für den Artikel beim Großhändler
4. Erfassung des Einkaufspreises des Artikels
5. Durchschnittliche Lagerdauer eines Artikels

3. Aufgabe

Der Einsatz eines elektronischen Warenwirtschaftssystems macht den Einsatz von Etiketten mit GTIN-Codes möglich. Welche Vorteile ergeben sich dadurch bei der Lagerhaltung?

1. Erkennt das System das Erreichen des Mindestbestands eines Artikels, wird dieser automatisch nachbestellt.
2. Der Wareneingang muss nicht mehr gesondert überprüft werden.
3. Der Lagerbestand eines Artikels bleibt immer gleich.
4. Fehlende Artikel müssen nicht mehr aus dem Lager geholt werden.
5. Der Artikel kann nicht mehr ausgehen.

Situation zur 4. bis 9. Aufgabe

Sie sind an der Kasse der Trendkauf GmbH eingesetzt.

4. Aufgabe

Welche Vorteile bietet eine Scannerkasse? (**2** Antworten)

1. Durch Scannerkassen können keine Kassendifferenzen entstehen.
2. Preisänderungen können leichter ins Datensystem eingepflegt werden.
3. Alle wesentlichen Daten des Artikels können schnell erfasst werden.
4. Es muss weniger Wechselgeld bereitgehalten werden.
5. In Verbindung mit einem elektronischen Warenwirtschaftssystem kann der Ist-Stand eines Artikels ermittelt werden.

5. Aufgabe

Am Ende eines Arbeitstages hat sich eine Kassendifferenz in Höhe von 5,00 € ergeben. Durch welchen Fehler könnte diese Kassendifferenz entstanden sein?

1. Ein Kunde hat einen Artikel im Wert von 5,00 € in die Tasche gesteckt und nicht bezahlt.
2. Ein Kunde hat 6 Artikel zu je 55 ct mit einem 10-€-Schein bezahlt und Sie haben ihm 1,70 € zurückgegeben.
3. Sie haben einer Kollegin 2 Rollen 2-€-Münzen zu je 50 € und 4 Rollen 50-ct-Münzen zu je 20 € gegeben. Dafür haben Sie 180 € erhalten.
4. Der Kunde kauft 3 Artikel zu je 45 € und 4 Artikel zu je 2,75 €. Er bezahlt mit einem 220-€-Schein und Sie geben ihm 54 € zurück.
5. Sie entnehmen 5,00 € aus der Kasse für Briefmarken und lassen sich dafür eine Quittung geben.

6. Aufgabe

Die Kassenabrechnung am Ende Ihres Arbeitstages liefert Ihnen folgende Zahlen:

Kassenbestand (Wechselgeld):	250,00 €
Entnahmen im Laufe des Tages:	
Barauszahlungen an Kunden:	300,00 €
Handwerkerrechnung:	230,00 €
Kassenabschlussbestand:	6 340,31 €

Icon Rechnung © i3alda. Shutterstock

Berechnen Sie die Höhe der Barverkäufe.

7. Aufgabe

Sie hatten an diesem Tag 331 Kunden und Barverkäufe im Wert von 7 566,37 €. Welcher durchschnittliche Umsatz wurde pro Kunde erwirtschaftet?

8. Aufgabe

Im Jahr 2016 wurden nach Angaben der deutschen Bundesbank in Deutschland 82 200 falsche Euro-Banknoten registriert. Das waren rund 14 % weniger als 2015. Berechnen Sie die Anzahl der Fälschungen für das Jahr 2015.

9. Aufgabe

Kreditkarten erfreuen sich steigender Beliebtheit bei den Kunden. Welche Vorteile hat der Einzelhandel durch das Anbieten der Kreditkartenzahlung?

1. Die Umsätze werden nur einmal im Monat gebucht.
2. Der Einzelhändler bekommt eine Provision beim Einsatz der Kreditkarte.
3. Der Einzelhändler erhält die Zahlung sicher, da das ausstellende Kreditinstitut sich verpflichtet, unabhängig von der Bonität des Kunden die Zahlung zu leisten.
4. Der Verwaltungsaufwand sinkt.
5. Die Kosten für den Kassieraufwand sinken, da weniger Wechselgeld benötigt wird.

Situation zur 10. bis 13. Aufgabe

Sie sind für drei Monate in der Einkaufsabteilung eingesetzt und sollen Angebote für Kaffeeautomaten einholen. Von zwei Großhändlern erhalten Sie die folgenden Angebote für die Kaffeemaschine Brüh-O-Mat.

Großkauf GmbH
06.12.20xx

Angebot Nr. 25456

Rechnungsadresse		**Lieferadresse**	
Kunde	Trendkauf GmbH	**Empfänger**	Trendkauf GmbH
Anschrift	Am Dorf 12 92637 Weiden	**Anschrift**	Am Dorf 12 92637 Weiden
Telefon	0961/541251551524	**Telefon**	0961/541251551524

Menge	Artikel-Nr.	Beschreibung	Einzelpreis	Rabatt	Position gesamt
40	4456	Kaffeeautomat Brüh-O-Mat	240,00 €		9 600,00 €
				15 % auf den Warenwert	
1		Lieferung	120,00 €		120,00 €
				2 % Skonto	
				MwSt.	
				Gesamt	**8 114,40 €**

Zahlung: Innerhalb von 10 Arbeitstagen 2,0 % Skonto, innerhalb von 30 Tagen ohne Abzug

Warengroß AG
04.12.20xx

Angebot Nr. 1234

Rechnungsadresse		**Lieferadresse**	
Kunde	Trendkauf GmbH	**Empfänger**	Trendkauf GmbH
Anschrift	Am Dorf 12 92637 Weiden	**Anschrift**	Am Dorf 12 92637 Weiden
Telefon	0961/541251551524	**Telefon**	0961/541251551524

Menge	Artikel-Nr.	Beschreibung	Einzelpreis	Rabatt	Position gesamt
35	4456	Kaffeeautomat Brüh-O-Mat	230,00 €		8 050,00 €
				5 % auf den Warenwert	
1		Lieferung	75,00 €		75,00 €
				2 % Skonto	
				MwSt.	
				Gesamt	**7 568,05 €**

Zahlung: Innerhalb von 10 Arbeitstagen 2,0 % Skonto, innerhalb von 30 Tagen ohne Abzug

10. Aufgabe

Für welchen Lieferanten entscheiden Sie sich?

1. Für die Firma Großkauf, da sie 15 % Rabatt gibt.
2. Für die Firma Warengroß, da hier der Einzelpreis für eine Kaffeemaschine am günstigsten ist.
3. Für die Firma Warengroß, da die Lieferung dort nur 75 € kostet.
4. Für die Firma Großkauf, da hier der Einzelpreis für eine Kaffeemaschine am günstigsten ist.
5. Da beide Angebote gleich sind, hole ich noch ein drittes Angebot ein.

11. Aufgabe

Beide Firmen bieten bei der Bezahlung Skonto an. Welche Aussage ist richtig?

1. Durch Skonto soll erreicht werden, dass man mehr Waren bestellt.
2. Durch Skonto als Preisnachlass soll erreicht werden, dass der Kunde die Rechnung sofort innerhalb der angegebenen Zeit begleicht.
3. Skonto ist ein Preisnachlass, den langjährige Kunden bekommen.
4. Skonto darf auf allen Rechnungen dieses Lieferanten abgezogen werden.
5. Skonto bekommen nur Geschäftskunden.

12. Aufgabe

Sie haben nach Anweisung Ihrer Abteilungsleitung die Kaffeemaschinen bei der Firma Großkauf bestellt. Die Rechnung wird 11 Tage nach Rechnungsstellung bezahlt.
Um welchen Betrag verteuert sich die Rechnung dadurch?

13. Aufgabe

Im letzten Jahr wurde bei der Trendkauf GmbH durch den Verkauf von 256 anderen Kaffeeautomaten ein Gesamtumsatz von 82 176 € erzielt. In diesem Jahr plant die Firma mit diesen Kaffeeautomaten einen Umsatz von 102 720 € ein.
Wie viele Kaffeeautomaten müssen in diesem Jahr verkauft werden, wenn der Preis der Maschinen gleichgeblieben ist?

Situation zur 14. bis 16. Aufgabe

Sie sind nun im Lager eingesetzt und nehmen die Lieferung der 40 Kaffeemaschinen entgegen.

14. Aufgabe

Ein Lkw liefert die Kaffeemaschinen.
Was müssen Sie noch im Beisein des Lieferanten erledigen?

1. Kontrollieren, ob es sich um die bestellten Geräte handelt.
2. Geräte auspacken.
3. Beschaffenheit der äußeren Verpackung und die Anzahl der gelieferten Geräte überprüfen.
4. Rechnung sichten.
5. Ein Gerät testen.

15. Aufgabe

Vier Wochen nach der Lieferung bemerken Sie, dass in einigen der Kaffeemaschinen das Kaffeesieb fehlt, und melden diesen Mangel unverzüglich Ihrem Lieferanten.
Wurde dadurch die gesetzliche Zeit zur Mängelrüge eingehalten?

1. Nein, Sie hätten sofort bei Lieferung jeden einzelnen Artikel überprüfen müssen.
2. Ja, eine Mängelrüge kann jederzeit eingereicht werden.
3. Ja, der Mangel wurde innerhalb der gesetzlichen Rügefrist gemeldet.
4. Nein, Sie hätten vor der Bezahlung der Ware rügen müssen.
5. Wenn der Artikel noch originalverpackt ist, kann man immer eine Mängelrüge vornehmen.

16. Aufgabe

Sie sollen ein Preisschild für die Kaffeemaschine einer anderen Marke erstellen.
Welchen Verkaufspreis für den Endverbraucher müssen Sie angeben, wenn folgende Zuschläge einberechnet werden sollen?

Bezugspreis:	220,00 €
Handlungskosten:	55 %
Gewinnzuschlag:	25 %
Mehrwertsteuer:	19 %

Situation zur 17. bis 19. Aufgabe

Barzahlung nimmt im Einzelhandel immer mehr ab, während bargeldlose Bezahlsysteme an Bedeutung gewinnen.

17. Aufgabe

Rechts sehen Sie eine Übersicht über die Zahlungsarten der Trendkauf im letzten Jahr. Wie viel Prozent der Kunden haben mit einer Kreditkarte bezahlt?

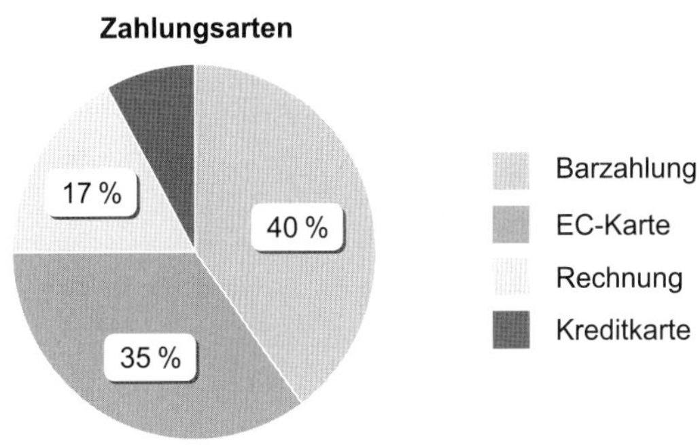

18. Aufgabe

Im Jahr zuvor erwirtschaftete die Trendkauf GmbH einen Umsatz von 1 280 000 €.
9 % der Käufe wurden mit einer Kreditkarte bezahlt.
Um welchen Euro-Betrag handelt es sich dabei?

19. Aufgabe

In diesem Jahr erwartet die Trendkauf GmbH einen Umsatz von 130 000 € mit Kreditkarten. Sie muss dafür 390,00 € Transaktionsgebühr zahlen. Berechnen Sie die Transaktionsgebühr in Prozent.

20. Aufgabe

Am Jahresende liegt Ihnen folgende Gewinn- und Verlustrechnung vor:

Soll			**Haben**
Aufwendungen für Waren		Umsatz	1 800 300,00 €
Personalkosten	208 236,00 €		
Kosten für Werbung	190 000,00 €		
Zinsen für Kredite	12 256,00 €		
Steuern	13 260,00 €		
Erwirtschaftete Gewinne	110 321,00 €		
Summe	1 867 323,00 €		1 867 323,00 €

Berechnen Sie die Aufwendungen für die Waren.

21. Aufgabe

Um wie viel % wurde der Verkaufspreis des Skihelms gesenkt?

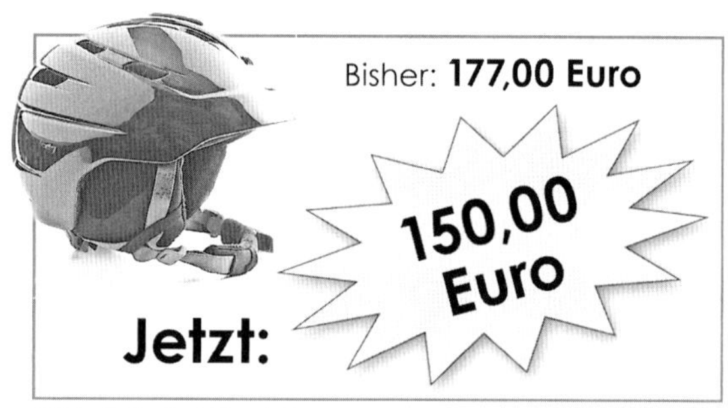

Skihelm © Can Stock Photo/jirkaejc

Situation zur 22. bis 26. Aufgabe

Nach der jährlichen Inventur der Trendkauf GmbH liegt Ihnen folgender Bericht der Bestandsaufnahme in der Sportabteilung vor:

Skihandschuhe:

	Soll				Ist		Differenz der Inventur	
Firma	Artikelnummer	Bezugspreis	Anzahl	Ges. in €	Anzahl	Ges. in €	Anzahl	Ges. in €
Aki	3837	29,30	12	351,60	11	322,30	1	
Aki	3834	31,40	9	282,60	7	219,80	2	
Niklas	7943	46,80	5	234,00	3	140,40	2	
Adlos	8743	59,26	4	237,04	3	177,78	1	
Sevro	1562	32,50	19	617,50	18	585,00	1	
			Gesamt	1 722,74	Gesamt		Gesamt	

22. Aufgabe

Die Trendkauf GmbH ist nach jedem Geschäftsjahr verpflichtet, eine Inventur durchzuführen. Welchem Zweck dient eine Inventur?

1. Überprüfung der Arbeit der Angestellten
2. Feststellung der Vermögens- und Sachanlagewerte des Unternehmens
3. Ermittlung des Ist- und Sollbestands der Waren
4. Ermittlung von Artikeln, die sich besonders gut verkaufen
5. Zur besseren Berechnung der Kosten für den Wareneinkauf

23. Aufgabe

Berechnen Sie die gesamte Inventurdifferenz bei den Skihandschuhen.

24. Aufgabe

Bei der Inventur der Skischuhe ergaben sich folgende Zahlen:
Bezugspreis: 4 566,50 €
Ist-Warenwert: 4 357,50 €
Berechnen Sie die Inventurdifferenz in Prozent.

25. Aufgabe

Welche Ursachen kann eine Inventurdifferenz haben? (**2** Antworten)

1. Gelieferte Waren wurden falsch ins Warenwirtschaftssystem eingebucht.
2. Saisonware wurde nicht ins Lager gebracht.
3. Waren wurden gestohlen oder sind verloren gegangen.
4. Teile der Waren wurden nicht ausgepackt.
5. Die Waren befinden sich im Lager.

26. Aufgabe

Durch den Einsatz einer elektronischen Diebstahlwarnanlage konnte der Verlust durch Diebstahl im aktuellen Jahr um 43 % gesenkt werden. Im letzten Jahr betrug dieser Verlust 23 800 €.

Wie hoch ist der Verlust im aktuellen Jahr?

Lösungsbogen

Aufgabe Nr.	
Aufgabe Nr. Seite 9	**1** ☐ **2** ☐ **3** ☐
Aufgabe Nr. Seite 10	**4** ☐ , ☐ **5** ☐ **6** € ☐☐☐☐ , ☐☐ ct
Aufgabe Nr. Seite 11	**7** € ☐☐ , ☐☐ ct **8** ☐☐☐☐☐ **9** ☐
Aufgabe Nr. Seite 13	**10** ☐ **11** ☐ **12** € ☐☐☐ , ☐☐ ct **13** Anzahl ☐☐☐
Aufgabe Nr. Seite 14	**14** ☐ **15** ☐ **16** € ☐☐☐ , ☐☐ ct
Aufgabe Nr. Seite 15	**17** % ☐ **18** € ☐☐☐☐☐☐ **19** % ☐ , ☐
Aufgabe Nr. Seite 16	**20** € ☐☐☐☐☐☐☐ **21** % ☐☐
Aufgabe Nr. Seite 17	**22** ☐ **23** € ☐☐☐ , ☐☐ ct **24** % ☐ , ☐☐ **25** ☐ , ☐
Aufgabe Nr. Seite 18	**26** € ☐☐☐☐☐

100 Punkte
60 Minuten

Teil 3: Wirtschafts- und Sozialkunde

Tragen Sie die Lösungen der Aufgaben in den Lösungsbogen ein (siehe Seite 31). Bei Rechenaufgaben müssen Sie das Endergebnis eintragen.

Situation zur 1. bis 3. Aufgabe

Sie sind an der Kasse der Trendkauf GmbH eingesetzt.

1. Aufgabe

Der 6-jährige Sascha steht an der Kasse und will einen Teddy zum Preis von 16,99 € kaufen. Entscheiden Sie, ob ein gültiger Kaufvertrag zustande kommen kann.

1. Ja, denn der Einkaufspreis übersteigt nicht die Höhe seines Taschengeldes.
2. Nein, denn er ist nicht geschäftsfähig.
3. Ja, denn er darf Geschäfte tätigen, die ihm einen Vorteil bringen.
4. Nein, denn Kinder dürfen generell keine Kaufverträge abschließen.
5. Nein, denn er darf nur Waren bis zu einem Preis von 10 € kaufen.

2. Aufgabe

Ein Kaufvertrag kann durch eine schlüssige Handlung zustande kommen.
In welchem Fall liegt eine solche Handlung vor?

1. Der Kunde legt seine Waren auf das Förderband der Kasse.
2. Der Kunde geht mit der Verkäuferin zur Kasse, die ihn dann abkassiert.
3. Der Kunde bekommt eine Kaufbestätigung.
4. Der Kunde geht durch die Kasse.
5. Der Kunde legt den Artikel in seinen Einkaufskorb.

3. Aufgabe

Bestimmte Verträge sind von Anfang an nichtig.
Auf welchen der folgenden Verträge trifft das zu?

1. Die 7-jährige Hannah kauft ein Spielzeug zum Preis von 17,99 €.
2. Simon, 5 Jahre, bekommt von seiner Tante 100 € geschenkt.
3. Tobias, 16 Jahre, kauft eine Flasche Schnaps.
4. Die 18-jährige Chantal schließt einen Ausbildungsvertrag ab.
5. Der 16-jährige Jörg unterschreibt einen Ausbildungsvertrag.

Situation zur 4. bis 9. Aufgabe

In der Bundesrepublik Deutschland gilt das Prinzip der sozialen Marktwirtschaft.

4. Aufgabe

In der Grafik ist in vereinfachter Form der Waren- und Güterstrom abgebildet. Ordnen Sie die Nummern den entsprechenden Situationen zu.
Übertragen Sie anschließend Ihre senkrecht angeordneten Lösungsziffern von links nach rechts in den Lösungsbogen.

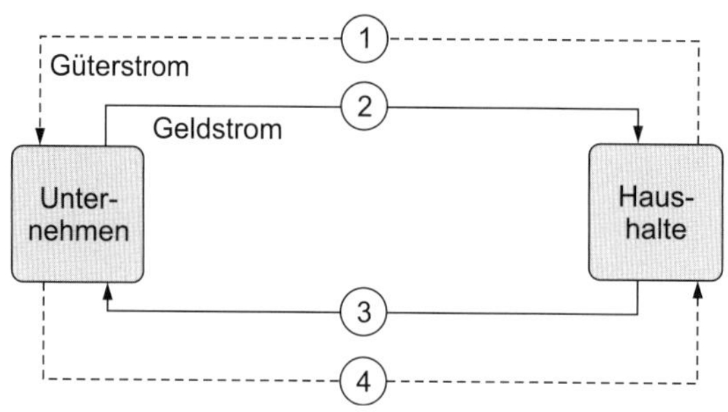

- [ ] Die Trendkauf GmbH beliefert einen Kunden mit einer Waschmaschine.
- [ ] Frau Hausner arbeitet bei der Trendkauf GmbH als Verkäuferin.
- [ ] Ein Kunde bezahlt seinen Einkauf per Girocard.
- [ ] Die Firma Trendkauf GmbH bezahlt ihre Mitarbeiter.

5. Aufgabe

In der Gesamtwirtschaft nehmen die Betriebe des Einzelhandels eine wichtige Rolle ein. Welche Aufgabe hat der Einzelhandel hauptsächlich?

1. Versorgung des Marktes mit Geld
2. Versorgung der Endverbraucher mit Waren und Gütern
3. Versorgung der Firmen mit Waren
4. Erbringen von Dienstleistungen
5. Das Schaffen von Arbeitsplätzen

6. Aufgabe

Wodurch bildet sich in der freien Marktwirtschaft der Marktpreis?

1. Der Einzelhändler legt den Preis fest.
2. Der Staat legt bei den meisten Gütern den Preis durch die Steuern fest.
3. Der Hersteller bietet einen unverbindlichen Preisvorschlag.
4. Der Preis wird durch Angebot und Nachfrage bestimmt.
5. Die Kunden legen den Preis fest, den sie zu zahlen bereit sind.

7. Aufgabe

Entscheiden Sie, welcher Aspekt **nicht** zum Prinzip der sozialen Marktwirtschaft gehört.

1. Es herrscht Gewerbe-, Produktions- und Preisfreiheit.
2. Der Staat lenkt zentrale Bereiche der Wirtschaft.
3. Der Staat darf aus sozial- oder konjunkturpolitischen Maßnahmen in die Wirtschaft eingreifen.
4. Die Preise für Waren und Dienstleistungen werden nicht staatlich reguliert.
5. Privatpersonen dürfen Eigentum an Produktionsmitteln haben.

8. Aufgabe

In Deutschland gibt es zwei verschiedene Mehrwertsteuersätze (Umsatzsteuersätze). Für welche Produkte gilt der verminderte Steuersatz?

1. Mahlzeiten in Restaurants
2. Alkoholische Getränke
3. Süßigkeiten mit Spielzeug
4. Zeitschriften mit Beigabe (z. B. CD)
5. Zeitschriften

9. Aufgabe

An welche staatliche Behörde muss die Trendkauf GmbH die Umsatzsteuer, die beim Verkauf an Endkunden anfällt, abführen?

1. Zoll
2. Finanzamt
3. Stadtkasse
4. Bundesrepublik Deutschland
5. Bundesfinanzministerium

Situation zur 10. bis 12. Aufgabe

In Vorbereitung auf das Weihnachtsgeschäft bittet Sie die Einkaufsabteilung, ein Angebot bei der Firma „Kunst und Holz" für Weihnachtskrippen und -figuren einzuholen. Das nachfolgende Angebot trifft am 11. Oktober bei Ihnen ein.

Kunst und Holz
Kunst und Holz
Weinbergstraße 13
97563 Zadeln

Angebot
Datum: 11.10.20xx
Angebot NR. [100]
Ablaufdatum: 15.10.20xx

Trendkauf GmbH
Am Dorf 12
92637 Weiden

Telefon: 0961/235
Kundennummer: TK208

Verkäufer	Auftrag	Versandart	Lieferbedingungen	Lieferdatum	Zahlungsbedingungen	Fälligkeit
Herr Horst	Angebot 235	Ab Lager	Abholung		Zahlung vor Abholung	

Menge	Artikelnummer	Beschreibung	Einzelpreis	Rabatt	Summe der Positionen
70	8976	Krippenfiguren Set	27,60 €	–	
25	8977	Weihnachtskrippe klein	45,45 €	–	
25	8990	Weihnachtskrippe Bethlehem	70,54 €	–	
			Rabatt gesamt	15 %	
				Zwischensumme	
				MwSt.	–
				Gesamtsumme	

Angebot erstellt von: ____________________

Dieses Angebot gilt für die genannten Produkte und unterliegt den nachstehend aufgeführten Bedingungen: Bestellungen nur innerhalb unserer Bürozeiten.

Wenn Sie dieses Angebot annehmen möchten, bitte hier unterzeichnen und zurücksenden: ____________

Vielen Dank für Ihre Bestellung!

Kunst und Holz, Weinbergstraße 13, 97563 Zadeln, Telefon 0876/986 545, Fax 0876/986 546, www.kunst-und-holz.de
Bürozeiten: Mo.–Fr. 7.30–16.30 Uhr

10. Aufgabe

Prüfen Sie das Angebot und entscheiden Sie, wer die Kosten für die Lieferung übernehmen muss.

1. Die Ware befindet sich schon im Lager der Trendkauf GmbH, daher ist keine Lieferung nötig.
2. Da sich die Ware im Lager der Firma „Kunst und Holz" befindet, muss der Anbieter die Kosten der Lieferung übernehmen.
3. Die Ware wird „ab Lager" verkauft, daher muss die Trendkauf GmbH die Kosten tragen.
4. Die Trendkauf GmbH ist ein guter Kunde, weshalb die Lieferung kostenlos ist.
5. Bei diesem Lieferanten muss die Trendkauf GmbH die Lieferung immer bezahlen, weil er nur ab Lager liefert.

11. Aufgabe

Sie bestellen am 15. Oktober um 17.30 Uhr per Fax die Waren aus dem Angebot. Ist zu diesem Zeitpunkt ein gültiger Kaufvertrag zustande gekommen?

1. Ja, denn Sie haben rechtzeitig am 15. Oktober bestellt.
2. Nein, denn die Bestellung ging nach 16.30 Uhr am letzten Angebotstag ein.
3. Ja, denn wer ein Angebot erstellt, ist immer auch zur Lieferung verpflichtet.
4. Ja, denn die Ware ist bei „Kunst und Holz“ auf Lager.
5. Nein, denn eine Bestellung per Fax ist nicht möglich.

12. Aufgabe

Sie bekommen die Weihnachtsartikel auch noch am 16. Oktober zum Angebotspreis. Vor dem Begleichen der Rechnung beauftragen Sie am 16. Oktober eine Spedition, die die Ware noch an diesem Tag abholen wird. Die Firma „Kunst und Holz“ verweigert allerdings die Herausgabe der bestellten Ware. Ist die Firma im Recht?

1. Nein, denn Sie haben die Weihnachtsartikel verbindlich bestellt.
2. Ja, die Firma muss nicht liefern, da Sie zu spät bestellt haben.
3. Ja, denn die Zahlung hätte vor der Abholung erfolgen müssen.
4. Ja, denn die Spedition kann auf Ihren Auftrag hin nicht einfach Waren abholen.
5. Ja, die Firma muss die Waren an die Spedition herausgeben, da Sie Kunde sind.

Situation zur 13. bis 16. Aufgabe

Die 16-jährige Simone Müller wird bei der Trendkauf GmbH für den Ausbildungsberuf „Kauffrau im Einzelhandel“ eingestellt. Der Geschäftsführer bittet Sie, den Ausbildungsvertrag zu prüfen.

13. Aufgabe

Welche Angaben müssen bei der täglichen und wöchentlichen Arbeitszeit eingetragen werden, damit der Ausbildungsvertrag gültig ist?

1. 8,5 Stunden am Tag bei 42,5 Stunden in der Woche
2. 9 Stunden am Tag bei 5 Tagen in der Woche
3. Der Betrieb legt die Arbeitszeit flexibel fest.
4. 8 Stunden am Tag bei 40 Stunden in der Woche
5. 7 Stunden am Tag bei 6 Tagen in der Woche

14. Aufgabe

Entscheiden Sie, worauf bei der Unterschrift des Vertrags zu achten ist.

1. Das Datum muss ausgefüllt sein, sonst ist der Vertrag ungültig.
2. Simone Müller muss den Vertrag unterschreiben.
3. Die Erziehungsberechtigten von Simone Müller müssen den Vertrag unterschreiben.
4. Die Unterschriften müssen lesbar und in Druckschrift sein.
5. Simone und ihre Erziehungsberechtigten müssen den Vertrag unterschreiben.

15. Aufgabe

Ab wann ist der Ausbildungsvertrag gültig?

1. Mit der Unterschrift der Erziehungsberechtigten
2. Sofort ab dem Unterschriftsdatum
3. Zu Beginn der Ausbildung
4. Sobald die IHK den Ausbildungsvertrag eingetragen hat
5. Mit der Unterschrift des Betriebs

16. Aufgabe

Die Auszubildende Simone Müller ist verpflichtet, neben der Ausbildung im Betrieb auch die Berufsschule zu besuchen. Wie heißt diese Art der Ausbildung in Deutschland?

1. Duales System Deutschland
2. Duales Studium
3. Duale Ausbildung
4. Ausbildung in Schule und Betrieb
5. Berufsergänzende Ausbildung

Situation zur 17. bis 18. Aufgabe

Die Trendkauf GmbH kündigt mehreren Mitarbeitern – unter anderem dem Auszubildenden Max Meier im 2. Ausbildungsjahr – mit sofortiger Wirkung, weil sie Waren unterschlagen haben. Beachten Sie dazu den Auszug aus dem Berufsausbildungsvertrag.

§7 – Kündigung

1. **Kündigung während der Probezeit**
   Während der Probezeit kann das Berufsausbildungsverhältnis ohne Einhaltung einer Kündigungsfrist und ohne Angabe von Gründen gekündigt werden.
2. **Kündigungsgründe**
   Nach der Probezeit kann das Berufsausbildungsverhältnis nur gekündigt werden
   a) aus einem wichtigen Grund ohne Einhalten einer Kündigungsfrist,
   b) von der/vom Auszubildenden mit einer Kündigungsfrist von 4 Wochen, wenn sie/er die Berufsausbildung aufgeben oder sich für eine andere Berufstätigkeit ausbilden lassen will.
3. **Form der Kündigung**
   Die Kündigung muss schriftlich, im Falle der Nr. 2 unter Angabe der Kündigungsgründe erfolgen.
4. **Unwirksamkeit einer Kündigung**
   Eine Kündigung aus einem wichtigen Grund ist unwirksam, wenn die ihr zugrunde liegenden Tatsachen der/dem zur Kündigung Berechtigten länger als 2 Wochen bekannt sind. Ist ein Schlichtungsverfahren gem. §9 eingeleitet, so wird bis zu dessen Beendigung der Lauf dieser Frist gehemmt.
5. **Schadenersatz bei vorzeitiger Beendigung**
   Wird das Berufsausbildungsverhältnis nach Ablauf der Probezeit vorzeitig gelöst, so kann der Ausbildende oder der/die Auszubildende Ersatz des Schadens verlangen, wenn der andere den Grund für die Auslösung zu vertreten hat. Das gilt nicht bei Kündigung wegen Aufgabe oder Wechsels der Berufsausbildung (Nr. 2b). Der Anspruch erlischt, wenn er nicht innerhalb von 3 Monaten nach Beendigung des Berufsausbildungsverhältnisses geltend gemacht wird.

17. Aufgabe

Entscheiden Sie, ob der Auszubildende Max Meier die Kündigung akzeptieren muss.

1. Nein, denn er hat als Auszubildender besonderen Kündigungsschutz.
2. Ja, jeder Mitarbeiter kann fristlos gekündigt werden.
3. Ja, auch ein Auszubildender kann gekündigt werden, wenn ein wichtiger Grund vorliegt.
4. Nein, denn eine Kündigung aus diesem Grund ist nicht erlaubt.
5. Nein, weil Max Meier nicht mehr in der Probezeit ist.

18. Aufgabe

Damit die Kündigung während der Ausbildungszeit wirksam ist, bedarf sie einer besonderen Form. Welcher?

1. Die Kündigung muss mündlich vor Zeugen ausgesprochen werden.
2. Die Kündigung muss innerhalb von 14 Tagen nach Bekanntwerden des zur Kündigung führenden Grundes schriftlich unter Angabe des Kündigungsgrundes erfolgen.
3. Die Kündigung darf erst 14 Tage nach Bekanntwerden des Grundes ausgesprochen werden.
4. Die Kündigung muss innerhalb von 14 Tagen nach Bekanntwerden des Kündigungsgrundes schriftlich erfolgen, jedoch darf der genaue Kündigungsgrund nicht genannt werden.
5. Die Kündigung eines Ausbildungsverhältnisses muss vor der IHK erfolgen.

Situation zur 19. bis 20. Aufgabe

Der Kunde Manuel Melchert kauft bei einer Sonderaktion eine Außenleuchte, bei der eine Garantie von 5 Jahren auf Korrosion besteht. Trotzdem zeigen sich nach 7 Monaten schon deutliche Rostspuren.

19. Aufgabe

Welche Möglichkeiten haben Sie, diese Situation zur Zufriedenheit des Kunden zu lösen?

1. Es besteht die Möglichkeit der Nacherfüllung.
2. Sie tragen schnell und unverbindlich Farbe auf die Roststelle auf.
3. Sie bieten dem Käufer 20 € als Entschädigung an, weil die Lampe funktioniert, aber etwas angerostet ist.
4. Sie bieten dem Käufer eine gebrauchte, aber rostfreie Lampe als Ersatz an.
5. Sie erklären dem Kunden, dass Rost keine Form der Korrosion ist.

20. Aufgabe

Trotz Ihrer Bemühungen rostet die Lampe weiter. Welche Möglichkeiten hat der Käufer nun?

1. Der Käufer kann vom Vertrag zurücktreten.
2. Der Käufer muss so lange warten, bis die Lampe repariert ist.
3. Der Käufer kann Schadensersatz fordern.
4. Der Käufer kann eine Minderung des Preises verlangen.
5. Der Käufer muss eine zweite Nachbesserung akzeptieren.

Situation zur 21. bis 23. Aufgabe

Löhne und Gehälter können z.B. in Tarifverhandlungen ausgehandelt und in Tarifverträgen festgehalten werden.

21. Aufgabe

Zwischen welchen beiden Parteien wird ein Tarifvertrag geschlossen?

1. Zwischen der Trendkauf GmbH und den Angestellten
2. Zwischen dem Staat und den Arbeitgebervertretern
3. Zwischen den Arbeitgebervertretern und den Arbeitnehmervertretern
4. Zwischen der Trendkauf GmbH und den Gewerkschaften
5. Zwischen der Trendkauf GmbH und staatlichen Gewerkschaften

22. Aufgabe

In einem Manteltarifvertrag sind alle wesentlichen Regelungen für eine Berufsgruppe festgelegt. Welche Dinge sind dabei **nicht** berücksichtigt?

1. Arbeitszeit
2. Kündigungsbedingungen
3. Regelungen für Sondervergütungen im Betrieb
4. Urlaubszeitregelungen
5. Zuschläge für Mehrarbeit

23. Aufgabe

Vom Bruttolohn werden Steuern und Abgaben abgezogen. Welche der Steuern oder Abgaben muss nicht jede Mitarbeiterin/jeder Mitarbeiter der Trendkauf GmbH bezahlen?

1. Lohnsteuer
2. Kirchensteuer
3. Krankenversicherung
4. Rentenversicherung
5. Arbeitslosenversicherung

Situation zur 24. bis 25. Aufgabe

Umweltschutz spielt in immer mehr Betrieben eine wichtige Rolle.

24. Aufgabe

Die Trendkauf GmbH möchte ihre Kunden zu umweltbewusstem Handeln animieren. Welche Maßnahmen sind dazu geeignet? (**2** Maßnahmen)

1. Getränke nur noch in Mehrwegflaschen mit Rückgabesystem verkaufen
2. Auf Plastiktüten verzichten
3. PET-Flaschen mit Rückgabesystem einführen
4. Mülleimer aus dem Geschäft entfernen
5. Mehrwegflaschen aus dem Geschäft entfernen

25. Aufgabe

Auf vielen Flaschen ist das nebenstehende Zeichen abgedruckt. Was bedeutet es?

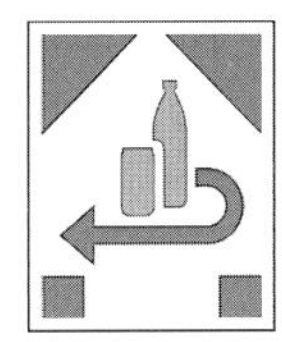

1. Es ist handelt sich um eine pfandpflichtige Einwegflasche.
2. Die Flasche darf nicht weggeworfen werden.
3. Es handelt sich um eine Mehrwegflasche, die wieder befüllt wird.
4. Die Flasche muss über das Duale System Deutschland entsorgt werden.
5. Diese Flasche muss in einem anderen Geschäft abgegeben werden.

Situation zur 26. bis 28. Aufgabe

Sie befinden sich mit Ihrer Ausbildungsleiterin Frau Schundler im Lager und bemerken, dass ein Brand ausgebrochen ist.

26. Aufgabe

Sie setzen einen Notruf bei der Feuerwehr ab. Welche Angabe ist dabei **nicht** notwendig?

1. Der genaue Brandort
2. Die Anzahl der verletzten Personen
3. Die Telefonnummer des Arztes
4. Welche Dinge brennen
5. Der Name des Anrufers

27. Aufgabe

Frau Schundler wurde bei dem Brand verletzt und kann die nächsten 3 Wochen nicht arbeiten. Wer ist für die Lohnfortzahlung zuständig?

1. Die Berufsgenossenschaft zahlt den Lohn weiter, da es ein Arbeitsunfall ist.
2. Die Krankenversicherung zahlt den Lohn bis zu 6 Wochen weiter.
3. Die Trendkauf GmbH zahlt den Lohn die gesamte Zeit weiter.
4. Frau Schundlers Unfallversicherung zahlt den Lohn weiter.
5. Die Arbeitslosenversicherung, da Frau Schundler nicht arbeiten kann.

28. Aufgabe

Welche Leistungen muss die gesetzliche Krankenversicherung **nicht** erbringen?

1. Lohnfortzahlung bei Krankheiten über 6 Wochen
2. Leistungen bei Krankheiten
3. Kosten für eine Kur
4. Individuelle Gesundheitsleistungen (IGEL)
5. Leistungen für bestimmte Vorsorgeuntersuchungen

Lösungsbogen

Aufgabe Nr.	
Seite 21	1 ☐ 2 ☐ 3 ☐
Seite 22	4 ☐-☐-☐-☐ 5 ☐ 6 ☐
Seite 23	7 ☐ 8 ☐ 9 ☐
Seite 24	10 ☐
Seite 25	11 ☐ 12 ☐ 13 ☐ 14 ☐
Seite 26	15 ☐ 16 ☐
Seite 27	17 ☐ 18 ☐ 19 ☐
Seite 28	20 ☐ 21 ☐ 22 ☐ 23 ☐
Seite 29	24 ☐, ☐ 25 ☐ 26 ☐
Seite 30	27 ☐ 28 ☐

Lösungen

Teil 1: Verkauf und Werbemaßnahmen

Hinweis zur 1. Aufgabe: Die Situation und die folgenden Teilaufgaben stammen aus dem Themengebiet „Umtausch". Nennen Sie immer nur so viele Aspekte/Punkte wie angegeben, auch wenn in der Lösung noch mehr Alternativen aufgeführt sind.

___ von 2

1.1 *Hinweis: Sie sollen hier nur auf die* ***rechtlichen*** *Aspekte eingehen.*

Da die Ware einwandfrei ist, hat der Kunde keinen Rechtsanspruch auf eine Rückgabe des Artikels. Wäre die Ware fehlerhaft, könnte der Kunde diese reklamieren.

___ von 3

1.2 Das Verhalten wird Kulanz genannt.

Die Trendkauf GmbH sollte dem Kunden entgegenkommen, …

- um ihn zufriedenzustellen und ihn damit an das Unternehmen zu binden.
- weil der Kunde ansonsten verärgert sein und das fehlende Entgegenkommen seitens des Kaufhauses weiterverbreiten könnte. Andere Kunden könnten dann auch fernbleiben.

___ von 3

1.3

- Eventuelle Kundeneinwände schon im Verkaufsgespräch beachten. /
- Dem Kunden Zeit zum Überlegen geben und nicht zum Kauf drängen. /
- Dem Kunden durch Aufzählen von kundenbezogenen Vorteilen das Produkt argumentativ näherbringen. /
- Den Kunden die Ware ausprobieren lassen.

___ von 2

1.4 *Hinweis: Beachten Sie, dass Sie hier ganze Sätze schreiben müssen. Im folgenden Beispiel wird dem Kunden Zeit zum Überlegen gegeben, verbunden mit dem Angebot, das Produkt noch einmal zu testen.*

„Nehmen Sie sich ruhig Zeit und überlegen Sie in aller Ruhe. Sie können das Produkt gerne auch noch einmal ausprobieren."

___ von 3

1.5 Das Feedback soll …

- Ich-Botschaften enthalten. /
- sachlich sein und keine verletzenden Bemerkungen enthalten. /
- ehrlich sein. /
- zeitnah erfolgen. /
- Verbesserungsvorschläge enthalten und positive Aspekte verstärken.

Hinweis zur 2. Aufgabe: Die Situation und die folgenden Teilaufgaben stammen aus dem Themengebiet „Werbeplanung und Werbewirksamkeit“. Nennen Sie immer nur so viele Aspekte/Punkte wie angegeben, auch wenn in der Lösung noch mehr Alternativen aufgeführt sind.

____ von 6

2.1

Fachbegriff	Zentrale Fragestellung
Zielgruppe (Streukreis)	Wer soll mit der Werbung angesprochen werden?
Streuzeit	Wann und wie lange soll geworben werden?
Werbeetat	Wie viel Geld steht für die verschiedenen Werbemaßnahmen zur Verfügung?
Streugebiet	Wo soll geworben werden?
Streuweg	Womit soll geworben werden? (Werbemittel / Werbeträger)
Werbeziel	Was soll mit der Werbemaßnahme erreicht werden?

____ von 2

2.2 *Hinweis: Werbung in einer landesweiten Radiosendung ist relativ teuer, da der Werbespot von Menschen im gesamten Bundesland gehört werden kann. Da die Trendkauf GmbH nur in Weiden ihren Sitz hat, ist das Einzugsgebiet der Kunden aber eher klein.*

Der Vorschlag ist nicht sinnvoll, da …

- der Streuverlust zu groß ist / nur ein kleiner Teil der Hörer potenzielle Kunden sind.
- die Maßnahme zu teuer wäre.

____ von 2

2.3 **Werbemittel:** enthält die Werbebotschaft
Beispiel: Anzeige / Radiospot / Werbespot / Plakat

____ von 2

2.4 **Erklärung:** Der Werbeetat bezeichnet die Geldmittel, die zur Durchführung einer Werbemaßnahme in einer bestimmten Zeit ausgegeben werden sollen bzw. können.

Faktor: Größe und Art des Unternehmens / Finanzlage / Umsatz / Aktivitäten der Konkurrenten / gewählter Streukreis / gewählte Streuzeit / gewählte Werbeträger

____ von 4

2.5

AIDA	Bedeutung bzw. Aussage
A = **A**ttention / **A**ufmerksamkeit	Aufmerksamkeit erzielen
I = **I**nterest / **I**nteresse	Interesse wecken
D = **D**esire / **D**rang	Drang zum Kauf schaffen / Kaufwunsch wecken
A = **A**ction / **A**bschluss	Abschluss herbeiführen / Kauf tätigen

____ von 2

2.6

- Klarheit: Die Werbebotschaft muss schnell und sicher erkannt werden. /
- Wirtschaftlichkeit: Den Werbekosten muss ein ausreichender Werbeerfolg gegenüberstehen. /
- Wahrheit: Die Werbung soll keine übertriebenen Versprechungen oder falsche Behauptungen machen. /
- Soziale Verantwortung: Die Werbung darf keine Aussagen enthalten, die gegen die guten Sitten verstoßen. /

- Originalität: Die Werbung soll sich deutlich von fremder Werbung unterscheiden. /
- Stetigkeit: Die Werbung soll über einen längeren Zeitraum erfolgen.

___ von 2

2.7 *Hinweis: Externe Faktoren wie Modeänderungen, technische Weiterentwicklungen etc. haben ebenfalls Einfluss auf mögliche Umsatzsteigerungen.*

Man kann nie genau wissen, ob das Budget für die Werbung sinnvoll investiert war. Umsatzsteigerungen lassen sich z. B. häufig nicht einer bestimmten Werbemaßnahme zuordnen. Werbemaßnahmen wirken sich oft auch erst langfristig aus.

___ von 3

2.8 **ökonomischer Werbeerfolg:**
wirtschaftliche Werbewirkung
Hinweis: Die wirtschaftliche Werbewirkung zeigt sich an der Veränderung von Warenmenge, Umsatz und Gewinn.
Messmethoden: Umsatzerfolgskontrolle / Kassenbon-Analyse / Kundenfrequenzmessung

außerökonomischer Werbeerfolg:
nichtwirtschaftliche Werbewirkung
Hinweis: Die nichtwirtschaftliche Werbewirkung zeigt sich an der Veränderung des Bekanntheitsgrads, der Änderung der Käufermeinung oder der Imageverbesserung.
Messmethoden: Wiedererkennungstests / Erinnerungstests

Hinweis zur 3. Aufgabe: Die angegebene Situation und die folgenden Teilaufgaben stammen aus den Themengebieten „Teambesprechungen" und „,Renner-Penner'-Listen auswerten". Nennen Sie immer nur so viele Aspekte/Punkte wie angegeben, auch wenn in der Lösung noch mehr Alternativen aufgeführt sind.

___ von 3

3.1
- Ort und Zeit festlegen /
- Tagesordnungspunkte festsetzen /
- Einladungen schreiben bzw. verschicken /
- mediale Ausstattung bereitstellen

___ von 2

3.2
- ruhig bleiben /
- zuhören /
- den anderen ausreden lassen /
- sachlich bleiben

___ von 4

3.3 **Vorteile:** verschiedene Ideen können einfließen / jeder kann seine Stärken einbringen / man fühlt sich bei Entscheidungen involviert

Nachteile: Einigung manchmal schwierig / kann schnell unübersichtlich werden / dauert oft lang

___ von 3

3.4.1 Die Liste zeigt die verkaufte Stückzahl an Artikeln, den Bruttoverkaufspreis und den Bruttoumsatz auf. Dabei werden „Renner" und „Penner" angegeben:

„Renner": Artikel, die häufig verkauft werden
„Penner": Artikel, die seltener verkauft werden

___ von 4 **3.4.2** Artikel EL-A101 ist ein „Renner". Er wurde im September 205-mal verkauft und brachte einen Umsatz von 14 329,50 €. Artikel EL-D101 ist ein „Penner", da er nur 19-mal verkauft wurde und der Umsatz lediglich 2 468,10 € betrug.

___ von 2 **3.4.3** Nein, da sie nur unnötig Lagerplatz wegnehmen und somit Kosten verursachen.

Hinweis zur 4. Aufgabe: Die Situation und die folgenden Teilaufgaben stammen aus den Themengebieten „Verkaufsformen" und „Verkaufsgespräche kundenorientiert führen". Nennen Sie immer nur so viele Aspekte/Punkte wie angegeben, auch wenn in der Lösung noch mehr Alternativen aufgeführt sind.

___ von 4 **4.1** **Bedienung:** Der Kunde/die Kundin wird vom Betreten des Geschäfts bis zur Verabschiedung durch den Verkäufer/die Verkäuferin begleitet. Die Ware ist meist nicht zugänglich und vorwiegend hochwertig und erklärungsbedürftig.

Selbstbedienung: Der Kunde/die Kundin kommt meist erst an der Kasse zum ersten Mal mit einem Verkäufer/einer Verkäuferin in Kontakt. Die Ware ist frei zugänglich und meist unkompliziert. Es handelt sich oft um Waren des täglichen Bedarfs.

___ von 2 **4.2** **Erklärung:** Ausdrucksbewegungen durch Gestik, Mimik und Körperhaltung

Signale: Blickkontakt zum Kunden aufbauen, lächeln, zunicken, offene, dem Kunden zugewandte Körperhaltung

___ von 4 **4.3** *Hinweis: Sie müssen hier ganze Sätze schreiben. Die Ware dürfen Sie selbst aussuchen. Wählen Sie am besten ein Produkt, das Sie aus Ihrer täglichen Arbeit kennen. Die folgende Lösung ist ein Beispiel.*

„Guten Tag! Ich sehe, Sie interessieren sich für die Windjacke. Die haben wir gerade neu hereinbekommen. Ich zeige Ihnen gerne die Vorzüge dieser Jacke."

___ von 3 **4.4** *Hinweis: Bei der Sandwich-Methode wird der Preis zwischen dem allgemeinen Warenvorteil (allgemeingültig und unabhängig vom Kunden) und dem Nutzen für den speziellen Kunden „verpackt". Der Preis steht also nie „nackt" da.*

Erst Warenvorteil, dann Preis, dann Nutzen für den Kunden nennen.

___ von 3 **4.5** *Hinweis: Sie müssen hier ganze Sätze schreiben. Die folgende Lösung ist ein Beispiel.*

„Diese Jacke besteht aus einem winddichten Material. Sie kostet 99,90 € und hält Ihre Freundin bei einem Spaziergang an der Nordsee warm."

___ von 4 **4.6** *Hinweis: Wählen Sie die Methode aus, mit der Sie am besten zurechtkommen. Bei der Formulierung müssen Sie dann ganze Sätze schreiben.*

Methode: Rückfragemethode / Bumerangmethode / Nachteil-Vorteil-Methode / Ja-aber-Methode (Ja-und-Methode)

Formulierung: „Da gebe ich Ihnen recht. Der Preis erscheint auf den ersten Blick hoch. Bedenken Sie aber, dass Sie dafür eine 100 % winddichte Jacke erhalten, die perfekt auf Ihre Bedürfnisse abgestimmt ist." (Ja-aber-Methode)

___ von 2 **4.7**
- noch mal die Vorteile aufzählen /
- Bedenkzeit einräumen /
- Umtauschmöglichkeiten anbieten

___ von 3 **4.8** *Hinweis: Sie sollen 3 Serviceleistungen aufzählen. Die folgenden Nennungen sind Beispiele.*

Anbieten von:
- Sitzmöglichkeiten /
- Lieferservice /
- Änderungsservice /
- Parkplätzen /
- Rücknahme des Altgeräts /
- Erfrischungsgetränken /
- Einkaufswagen mit Lupe

___ von 2 **4.9** Die Trendkauf GmbH bietet Serviceleistungen an, um zufriedene Kunden zu haben, Neukunden zu werben, Stammkunden zu halten und um sich von der Konkurrenz abzuheben.

Hinweis zur 5. Aufgabe: Die Situation und die folgenden Teilaufgaben stammen aus dem Themengebiet „Kunden im Servicebereich ‚Kasse' betreuen". Nennen Sie immer nur so viele Aspekte/Punkte wie angegeben, auch wenn in der Lösung noch mehr Alternativen aufgeführt sind.

___ von 3 **5.1** Prüfen, ob …
- genügend Wechselgeld, (Ersatz-)Kassenrollen und Tüten vorhanden sind. /
- das Kassierband sauber und intakt ist (falls Kassierband vorhanden). /
- Schreibmaterial vorhanden ist. /
- Vordrucke für z. B. Gutscheine, Quittungen und das Beantragen von Kundenkarten vorhanden sind.

___ von 3 **5.2**
- freundlich und mit einem Lächeln begrüßen /
- für den Einkauf bedanken /
- zusätzliche Serviceleistungen (z. B. Kundenkarte) anbieten /
- situationsgerecht verabschieden

___ von 4 **5.3**
- Geld entgegennehmen (und den Betrag nennen) /
- Geldscheine prüfen /
- Geld neben die Kasse legen /
- Wechselgeld herausgeben und dem Kunden vorzählen /
- Geld in die Kasse legen /
- Kasse schließen /
- Kassenzettel aushändigen /
- verabschieden

___ von 4 **5.4** *Hinweis: Die Sicherheitsmerkmale lassen sich in die Kategorien „Fühlen", „Sehen", „Kippen" und „Sonstige" einteilen. Geben Sie dazu je ein Merkmal an.*
- Fühlen: fühlbares Relief (Stichtiefdruck)
- Sehen: Durchsichtsregister (unvollständige Zahl), Wasserzeichen, Sicherheitsfaden
- Kippen: Zahl mit Farbwechsel, Hologramm
- Sonstiges: UV-Merkmale, Infrarot-Merkmale, Mikroschrift

___ von 3 **5.5**
- Kunden werden an das Unternehmen gebunden. /
- Sie können gezielt über Aktionen informiert werden. /
- Die Kundendatei wird erweitert. /
- Die Kaufbereitschaft wird erhöht (Ziel der Umsatzsteigerung)

___ von 2 **5.6**
- Es werden Rabatte und/oder Zusatzleistungen gewährt. /
- Man bekommt Newsletter mit den neuesten Aktionen. /
- Daten über Einkäufe können gespeichert werden (Kassenzettel bei Reklamation/Umtausch nicht mehr nötig).

So viele Punkte habe ich erreicht: ________

So lange habe ich gebraucht: ________

Teil 2: Warenwirtschaft und Kalkulation

Details zu den Lösungen finden Sie auf den folgenden Seiten.
Pro Aufgabe werden 3,8461538 Punkte vergeben.

Aufgabe Nr.	Lösungen
Seite 9	**1** 3 **2** 3 **3** 1
Seite 10	**4** 3,5 **5** 2 **6** € 6620,31 ct
Seite 11	**7** € 22,86 ct **8** 95581 **9** 3
Seite 13	**10** 4 **11** 2 **12** € 165,60 ct **13** Anzahl 320
Seite 14	**14** 3 **15** 3 **16** € 507,24 ct
Seite 15	**17** % 8 **18** € 115200 **19** % 0,3
Seite 16	**20** € 1333250 **21** % 15
Seite 17	**22** 2 **23** € 277,46 ct **24** % 4,58 **25** 1,3
Seite 18	**26** € 13566

So viele Punkte habe ich erreicht: ________

So lange habe ich gebraucht: ________

Ausführliche Lösungen

1. Aufgabe

Hinweis: Aufgabe eines Warenwirtschaftssystems ist es, den Bestand der Ware zu überwachen und zu optimieren. Ein Warenwirtschaftssystem beobachtet Abverkäufe und kann Bestellvorgänge selbstständig auslösen. Dazu ist es wichtig, dass alle wesentlichen Daten eines Artikels in diesem System erfasst werden.

3. richtig: Es ist ein System zur Erfassung und Verarbeitung von Warenbestands- und Bewegungsdaten.

2. Aufgabe

3. richtig: Bedarfsplanung für den Artikel beim Großhändler

3. Aufgabe

1. richtig: Erkennt das System das Erreichen des Mindestbestands eines Artikels, wird dieser automatisch nachbestellt.

4. Aufgabe

3. richtig: Alle wesentlichen Daten des Artikels können schnell erfasst werden.

5. richtig: In Verbindung mit einem elektronischen Warenwirtschaftssystem kann der Ist-Stand eines Artikels ermittelt werden.

5. Aufgabe

Hinweis: Eine Kassendifferenz entsteht z. B., wenn der bezahlte Betrag nicht zum eingetippten Betrag in der Kasse passt.

2. richtig: Ein Kunde hat 6 Artikel zu je 55 ct mit einem 10-€-Schein bezahlt und Sie haben ihm 1,70 € zurückgegeben.

Begründung:

Gesamtpreis der Artikel: $6 \cdot 0{,}55\ € = 3{,}30\ €$

Wechselgeld: $10{,}00\ € - 3{,}30\ € = 6{,}70\ €$

Sie hätten dem Kunden 6,70 € zurückgeben müssen, haben ihm also 5 € zu wenig gegeben.

1. falsch: Ein Kunde hat einen Artikel im Wert von 5 € in die Tasche gesteckt und nicht bezahlt.

Begründung: Bei einem Diebstahl wird nichts in die Kasse eingetippt, daher fehlt am Ende auch nichts.

3. falsch: Sie haben einer Kollegin 2 Rollen 2-€-Münzen zu je 50 € und 4 Rollen 50-ct-Münzen zu je 20 € gegeben. Dafür haben Sie 180 € erhalten.

Begründung:

$2 \cdot 50\ € = 100\ €$

$4 \cdot 20\ € = 80\ €$

$100\ € + 80\ € = 180\ €$

4. falsch: Der Kunde kauft 3 Artikel zu je 45 € und je 4 Artikel zu je 2,75 €. Er bezahlt mit einem 220-€-Schein und Sie geben ihm 54 € zurück.
   Begründung:
   3 · 45 € = 135 €
   4 · 2,75 € = 11 €
   135 € + 11 € = 146 €
   200 € – 146 € = 54 €
   Sie haben richtig herausgegeben.
5. falsch: Sie entnehmen 5 € aus der Kasse für Briefmarken und lassen sich dafür eine Quittung geben.
   Begründung: Barentnahmen mit Quittung werden bei der Kassenabrechnung mit eingerechnet, sie sind keine Kassendifferenz.

6. Aufgabe

Hinweis: Das Wechselgeld war schon zu Beginn des Tages in der Kasse, es muss also vom Kassenabschlussbestand abgezogen werden. Die Entnahmen müssen dagegen hinzugezählt werden, da sie nur ausgezahlt werden konnten, weil das Geld im Laufe des Tages in die Kasse gekommen ist.

Kassenabschlussbestand		6 340,31 €
+ Barauszahlungen an Kunden	+	300,00 €
+ Handwerkerrechnung	+	230,00 €
– Wechselgeld	–	250,00 €
= Barverkäufe		**6 620,31 €**

7. Aufgabe

Hinweis: Runden Sie das Ergebnis. Dem Lösungsbogen kann man entnehmen, dass 2 Nachkommastellen angegeben werden müssen. Den durchschnittlichen Umsatz pro Kunde erhalten Sie, wenn Sie die Barverkäufe durch die Anzahl der Kunden teilen.

7 566,31 € : 331 ≈ **22,86 €**

8. Aufgabe

Hinweis: Sie müssen hier mit dem ***verminderten Grundwert*** *(86) rechnen. 14 %* ***weniger*** *Fälschungen bedeutet, dass im Jahr 2016 86 % der Fälschungen des Jahres 2015 registriert wurden. Der Grundwert ist gesucht. Dem Lösungsbogen kann man entnehmen, dass auf eine ganze Zahl gerundet werden muss.*

Anzahl der Fälschungen im Jahr 2015:

$$G = \frac{P \cdot 100}{p} = \frac{82\,200 \cdot 100}{86} \approx \mathbf{95\,581}$$

9. Aufgabe

Hinweis: Zahlungen durch Kreditkarten sind für den Einzelhändler erst einmal teurer, da die Kreditkartenunternehmen Umsatzprovision verlangen.

3. richtig: Der Einzelhändler erhält die Zahlung sicher, da das ausstellende Kreditinstitut sich verpflichtet, unabhängig von der Bonität des Kunden die Zahlung zu leisten.

10. Aufgabe

Hinweis: Auf den ersten Blick scheint der Einzelpreis für eine Maschine bei der Warengroß AG günstiger zu sein. Sie müssen jedoch auch noch die Höhe des Rabatts, die Lieferkosten und das Skonto einbeziehen. Den Gesamtpreis (siehe Rechnungen) müssen Sie schließlich noch durch die Bestellmenge dividieren, um den tatsächlichen Preis pro Maschine zu erhalten:
Großkauf: 8 114,40 : 40 = 202,86 €
Warengroß: 7 568,05 : 35 = 216,32 €

4. Für die Firma Großkauf, da hier der Einzelpreis für eine Kaffeemaschine am günstigsten ist.

11. Aufgabe

2. richtig: Durch Skonto als Preisnachlass soll erreicht werden, dass der Kunde die Rechnung sofort innerhalb der angegebenen Zeit begleicht.

12. Aufgabe

Hinweis: Da erst nach 11 Tagen bezahlt wird, darf kein Skonto abgezogen werden. Die Rechnung verteuert sich also um die Höhe des Skontos. Berechnen Sie zuerst den Gesamtbetrag der Rechnung und dann das Skonto. Geldbeträge werden meist mit 2 Stellen nach dem Komma angegeben.

Einkaufspreis:		9 600,00 €	
– Rabatt (15 %):	$P = \frac{G \cdot p}{100} = \frac{9\,600{,}00\,€ \cdot 15}{100} =$	1 440,00 €	(–)
+ Lieferung:		120,00 €	(+)
= Gesamt:		8 280,00 €	

Skonto (2 % auf den Gesamtbetrag):

$$P = \frac{G \cdot p}{100} = \frac{8\,280{,}00\,€ \cdot 2}{100} = \mathbf{165{,}60\,€}$$

13. Aufgabe

Hinweis: Berechnen Sie aus den Angaben vom vorangegangen Jahr, wie viel ein Kaffeeautomat kostet. Zuerst muss der Preis der verkauften Maschinen berechnet werden. Dazu wird der Gesamtumsatz durch die Anzahl der Maschinen geteilt. Um die Anzahl der erwarteten Verkäufe zu berechnen, ist es notwendig, den erwarteten Umsatz durch den gleich gebliebenen Kaufpreis der Maschinen zu teilen.

82 176 € : 256 = 321 €
102 720 € : 321 € = **320**

14. Aufgabe

Hinweis: Eine Mängelrüge bei offenen Mängeln (fehlende Positionen der Lieferung, defekte Verpackungen) muss sofort angezeigt werden.

3. richtig: Beschaffenheit der äußeren Verpackung und die Anzahl der gelieferten Geräte überprüfen

15. Aufgabe

Hinweis: Versteckte Mängel müssen unverzüglich nach Entdecken (aber auf jeden Fall innerhalb von zwei Jahren) angezeigt werden.

3. richtig: Ja, der Mangel wurde innerhalb der gesetzlichen Rügefrist gemeldet.

16. Aufgabe

Hinweis: Die jeweiligen Zuschläge müssen nach und nach dazugerechnet werden. Rechnen Sie immer mit dem neu berechneten Prozentwert weiter.

Bezugspreis:		220,00 €
+ Handlungskosten (55 %):	$P = \frac{G \cdot p}{100} = \frac{220{,}00\ € \cdot 55}{100} =$	121,00 €
= Gesamt:		341,00 €
+ Gewinnzuschlag (25 %):	$P = \frac{G \cdot p}{100} = \frac{341{,}00\ € \cdot 25}{100} =$	85,25 €
= Gesamt:		426,25 €
+ Mehrwertsteuer (19 %):	$P = \frac{G \cdot p}{100} = \frac{426{,}25\ € \cdot 19}{100} \approx$	80,99 €
= Bruttoverkaufspreis		**507,24 €**

17. Aufgabe

Hinweis: Da alle Werte zusammen bei einem Kreisdiagramm immer 100 % ergeben, ziehen Sie hier einfach die bereits bekannten Werte ab, um die noch fehlenden Prozent zu erhalten.

$100\,\% - 40\,\% - 35\,\% - 17\,\% = \mathbf{8\,\%}$

18. Aufgabe

$$P = \frac{G \cdot p}{100} = \frac{1\,280\,000\ € \cdot 9}{100} = \mathbf{115\,200\ €}$$

19. Aufgabe

$$p\,\% = \frac{P \cdot 100}{G} = \frac{390{,}00\ € \cdot 100}{130\,000\ €}\,\% = \mathbf{0{,}3\,\%}$$

20. Aufgabe

Hinweis: Auf der Soll-Seite muss insgesamt der gleiche Wert stehen wie auf der Haben-Seite.

1 867 323 € – 208 236 € – 190 000 € – 12 256 € – 13 260 € – 110 321 € = **1 333 250 €**

21. Aufgabe

Hinweis: Der Preis wurde um 27 € gesenkt. Der bisherige Preis ist der Grundwert. Dem Lösungsbogen können Sie entnehmen, dass der Prozentsatz auf ganze Prozent gerundet angegeben werden soll.

$$p\,\% = \frac{P \cdot 100\,\%}{G} = \frac{27{,}00\,€ \cdot 100\,\%}{177{,}00\,€} \approx \mathbf{15\,\%}$$

22. Aufgabe

2. richtig: Feststellung der Vermögens- und Sachanlagewerte des Unternehmens

23. Aufgabe

Hinweis: Sie müssen zunächst den gesamten Wert des Ist-Bestands der Waren berechnen und dann vom Soll-Bestand abziehen.

Wert Ist-Bestand gesamt:
322,30 € + 219,80 € + 140,40 € + 177,78 € + 585,00 € = 1 445,28 €

Wert Soll-Bestand:	1 722,74 €
– Wert Ist-Bestand:	1 445,28 €
= Inventurdifferenz:	**277,46 €**

24. Aufgabe

$$p\,\% = \frac{P \cdot 100}{G} = \frac{4\,357{,}50\,€ \cdot 100}{4\,566{,}50\,€}\,\% \approx 95{,}42\,\%$$

100 % – 95,42 % = **4,58 %**

25. Aufgabe

1. richtig: Gelieferte Waren wurden falsch ins Warenwirtschaftssystem eingebucht.

3. richtig: Waren wurden gestohlen oder sind verloren gegangen.

26. Aufgabe

Hinweis: Wenn der Verlust um 43 % gesenkt werden konnte, beträgt er noch 100 % – 43 % = 57 % vom Wert des Vorjahres.

$$P = \frac{G \cdot p}{100} = \frac{23\,800\,€ \cdot 57}{100} = \mathbf{13\,566\,€}$$

Teil 3: Wirtschafts- und Sozialkunde

Details zu den Lösungen finden Sie auf den folgenden Seiten.
Bei jeder Aufgabe können 3,5714285 Punkte erreicht werden.

Aufgabe Nr.	Lösungen
Seite 21	**1** 2 **2** 1 **3** 3
Seite 22	**4** 4 – 1 – 3 – 2 **5** 2 **6** 4
Seite 23	**7** 2 **8** 5 **9** 2
Seite 24	**10** 3
Seite 25	**11** 2 **12** 3 **13** 4 **14** 5
Seite 26	**15** 4 **16** 3
Seite 27	**17** 3 **18** 2 **19** 1
Seite 28	**20** 5 **21** 3 **22** 3 **23** 2
Seite 29	**24** 1, 2 **25** 1 **26** 3
Seite 30	**27** 3 **28** 4

So viele Punkte habe ich erreicht: ________

So lange habe ich gebraucht: ________

Ausführliche Lösungen

1. Aufgabe

Hinweis: Kinder, die das 7. Lebensjahr noch nicht vollendet haben, sind noch nicht geschäftsfähig.

2. richtig: Nein, denn er ist nicht geschäftsfähig.

2. Aufgabe

1. richtig: Der Kunde legt seine Waren auf das Förderband der Kasse.

3. Aufgabe

Hinweis: Nach dem Jugendschutzgesetz (JuSchG) ist die Abgabe von durch Gärung entstandene alkoholische Getränke wie Bier, Wein und Sekt an Personen ab 16 Jahren erlaubt, hochprozentige alkoholische Getränke (Branntwein, Spirituosen) wie Schnaps jedoch erst ab 18 Jahren.

3. richtig: Tobias, 16 Jahre, kauft eine Flasche Schnaps.

4. Aufgabe

[4] Die Trendkauf GmbH beliefert einen Kunden mit einer Waschmaschine.

[1] Frau Hausner arbeitet bei der Trendkauf GmbH als Verkäuferin.

[3] Ein Kunde bezahlt seinen Einkauf per Girocard.

[2] Die Firma Trendkauf GmbH bezahlt ihre Mitarbeiter.

5. Aufgabe

2. richtig: Versorgung der Endverbraucher mit Waren und Gütern

6. Aufgabe

4. richtig: Der Preis wird durch Angebot und Nachfrage bestimmt.

7. Aufgabe

2. richtig: Der Staat lenkt zentrale Bereiche der Wirtschaft.

8. Aufgabe

Hinweis: Der allgemeine Mehrwertsteuersatz beträgt 19 %, der ermäßigte 7 % (z. B. für Bücher und Zeitschriften).

5. richtig: Zeitschriften

9. Aufgabe

2. richtig: Finanzamt

10. Aufgabe

Hinweis: Der handelsrechtliche Begriff „ab Lager“ besagt, dass der Empfänger das Risiko für den Versand trägt, sobald die Ware das Lager verlässt, und dass ebenfalls der Empfänger die Kosten für den Versand übernimmt.

3. richtig: Die Ware wird „ab Lager“ verkauft, daher muss die Trendkauf GmbH die Kosten tragen.

11. Aufgabe

Hinweis: Das Ablaufdatum für das Angebot ist der 15. Oktober (Rechnung oben rechts). Die Bürozeiten sind ganz unten auf der Rechnung angegeben.

2. richtig: Nein, denn die Bestellung ging nach 16.30 Uhr am letzten Angebotstag ein.

12. Aufgabe

3. richtig: Ja, denn die Zahlung hätte vor der Abholung erfolgen müssen.

13. Aufgabe

Hinweis: Auszubildende dürfen nicht länger als 8 Stunden pro Tag arbeiten, und bei minderjährigen Auszubildenden wie Simone ist die wöchentliche Arbeitszeit auf 40 Stunden begrenzt. Auch dürfen sie nur an 5 Tagen pro Woche arbeiten. Ausnahmen sind nur unter bestimmten Umständen erlaubt.

4. richtig: 8 Stunden am Tag bei 40 Stunden in der Woche

14. Aufgabe

5. richtig: Simone und ihre Erziehungsberechtigten müssen den Vertrag unterschreiben.

15. Aufgabe

4. richtig: Sobald die IHK den Ausbildungsvertrag eingetragen hat.

16. Aufgabe

3. richtig: Duale Ausbildung

17. Aufgabe

3. richtig: Ja, auch ein Auszubildender kann gekündigt werden, wenn ein wichtiger Grund vorliegt.

18. Aufgabe

2. richtig: Die Kündigung muss innerhalb von 14 Tagen nach Bekanntwerden des zur Kündigung führenden Grundes schriftlich unter Angabe des Kündigungsgrundes erfolgen.

19. Aufgabe

Hinweis: Der Verbraucher kann eine Nacherfüllung verlangen, falls der Kaufgegenstand einen Mangel aufweist. Es gibt zwei Möglichkeiten der Nacherfüllung: den Ersatz des Gegenstandes oder die kostenlose Reparatur.

1. richtig: Es besteht die Möglichkeit der Nacherfüllung.

20. Aufgabe

5. richtig: Der Käufer muss eine zweite Nachbesserung akzeptieren.

21. Aufgabe

3. richtig: Zwischen den Arbeitgebervertretern und den Arbeitnehmervertretern

22. Aufgabe

3. richtig: Regelungen für Sondervergütungen im Betrieb

23. Aufgabe

2. richtig: Kirchensteuer

24. Aufgabe

1. richtig: Getränke nur noch in Mehrwegflaschen mit Rückgabesystem verkaufen
2. richtig: Auf Plastiktüten verzichten

25. Aufgabe

1. richtig: Es ist handelt sich um eine pfandpflichtige Einwegflasche.

26. Aufgabe

3. richtig: Die Telefonnummer des Arztes

27. Aufgabe

Hinweis: Im Falle der Krankschreibung eines Arbeitnehmers zahlt der Arbeitgeber das Gehalt 6 Wochen weiter. Falls der Arbeitnehmer dann immer noch arbeitsunfähig ist, übernimmt die Krankenkasse, die ein Krankengeld zahlt (70 % des Bruttoeinkommens).

Davon ist Frau Schundler nicht betroffen, da die Dauer ihrer Krankschreibung darunterliegt.

3. richtig: Die Trendkauf GmbH zahlt den Lohn die gesamte Zeit weiter.

28. Aufgabe

Hinweis: Die gesetzliche Krankenversicherung (GKV) stellt die Grundversorgung im Krankheitsfall sicher. Welche Leistungen die Krankenkassen übernehmen, ist rechtlich festgeschrieben. Die einzelnen Kassen können jedoch auch Zusatzleistungen anbieten, die teilweise übernommen oder privat bezahlt werden müssen.

4. richtig: Individuelle Gesundheitsleistungen (IGEL)

Aufgaben im Stil der Abschlussprüfung
Prüfung II

Teil 1: Verkauf und Werbemaßnahmen

24 Punkte
22 Minuten

1. Aufgabe

Situation

Ihr Chef beauftragt Sie, die nächste Werbeaktion in der Spielwarenabteilung der Trendkauf GmbH eigenständig zu planen. Um sich einen Überblick zu verschaffen, schauen Sie sich die Absatzentwicklung einiger Artikel dieser Abteilung genauer an.

4 Punkte

1.1 Beschreiben Sie anhand der Zahlen die Absatzentwicklung der Ihnen vorliegenden Artikel.

Artikel	Absatz März	Absatz April	Absatz Mai
Teddybär „Paul“	22	17	8
Feuerwehrauto „Löschi“	12	13	6
Puppe „Leni“	23	15	10
Kartenspiel „Verlorener Schatz“	47	37	26

2 Punkte

1.2 Überlegen Sie sich **2** Gestaltungselemente, die Sie für die Aktion innerhalb Ihrer Abteilung einsetzen können, um die Verkaufsatmosphäre positiv zu unterstützen.

4 Punkte

1.3 Welche Werbemittel wären möglich und sinnvoll, um Kunden **außerhalb** Ihres Unternehmens auf die Aktion aufmerksam werden zu lassen?
Nennen Sie **2** Werbemittel.

1.4 Sowohl bei der Warenvorlage innerhalb eines Verkaufsgesprächs als auch im Rahmen einer Werbeaktion sollen die Sinne der Kunden angesprochen werden.

2 Punkte **1.4.1** Geben Sie **2** Beispiele an, wie Sie die Sinne der Kunden ansprechen können.

Sinn	**Wie kann ich diesen Sinn ansprechen?**

2 Punkte **1.4.2** Nennen Sie darüber hinaus **2** Regeln, die Sie bei der Warenvorlage beachten sollten.

2 Punkte **1.5** Ihre Mitbewerber haben von Ihrer Werbeaktion gehört und richten jetzt ebenfalls Aktionen aus. Sie sollen nun Ihrerseits die Konkurrenz beobachten.
Nennen Sie **2** Informationen, die Sie aus dieser Beobachtung gewinnen können.

4 Punkte **1.6** Im Rahmen Ihrer Werbeaktion verteilen Sie Werbegutscheine. Kunden bekommen einen Preisnachlass von 15 % auf das gesamte Sortiment.

Eine Kundin kauft eine Puppe für 49,90 €, dazu passende Puppenkleidung für 16,99 € und ein Brettspiel für 21,99 €. Berechnen Sie den Preisnachlass.
Geben Sie einen nachvollziehbaren Lösungsweg an.

2 Punkte **1.7** Nennen Sie **2** Vorteile, die diese Werbegutscheine mit sich bringen.

2 Punkte **1.8** Für diese Werbeaktion wurden extra neue Preisschilder gedruckt. Bei der Preisauszeichnung fand die Preisangabenverordnung Berücksichtigung.
Nennen Sie **2** Regelungen daraus.

26 Punkte
24 Minuten

2. Aufgabe

Situation

Sie sollen sich mit der Gestaltung Ihres Betriebes näher auseinandersetzen, um die Verkaufsaktivität zu erhöhen.

6 Punkte

2.1 Sie sehen im Folgenden ein Regal. Beschriften Sie es mit diesen Begriffen:

Sichtzone, Greifzone, Bückzone, Reckzone

Beurteilen Sie alle vier Zonen nach ihrer Verkaufsintensität und begründen Sie Ihre Entscheidung.

Zone

Verkaufsintensität und Begründung

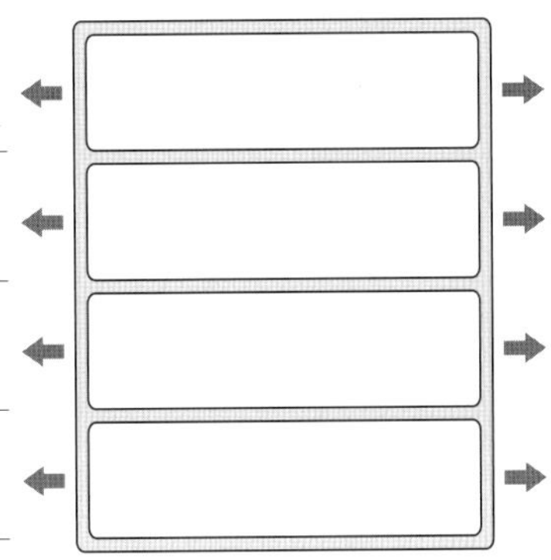

4 Punkte

2.2 Erläutern Sie im Zusammenhang mit der Verkaufsaktivität den Begriff der „Verbundplatzierung“ und nennen Sie **1** Beispiel aus Ihrem Ausbildungsbetrieb.

Erläuterung: ______

______

Beispiel: ______

______

2 Punkte

2.3 Nennen Sie **2** Vorteile der Verbundplatzierung.

______

______

______

______

6 Punkte **2.4** Die nachfolgende Skizze zeigt den Grundriss der Lebensmittelabteilung der Trendkauf GmbH. Sehen Sie sich die Abbildung genau an und beurteilen Sie die Zonen A–E nach ihrer Verkaufsstärke. Wählen Sie jeweils **1** verkaufsstarke und verkaufsschwache Zone aus. Begründen Sie Ihre Entscheidung.

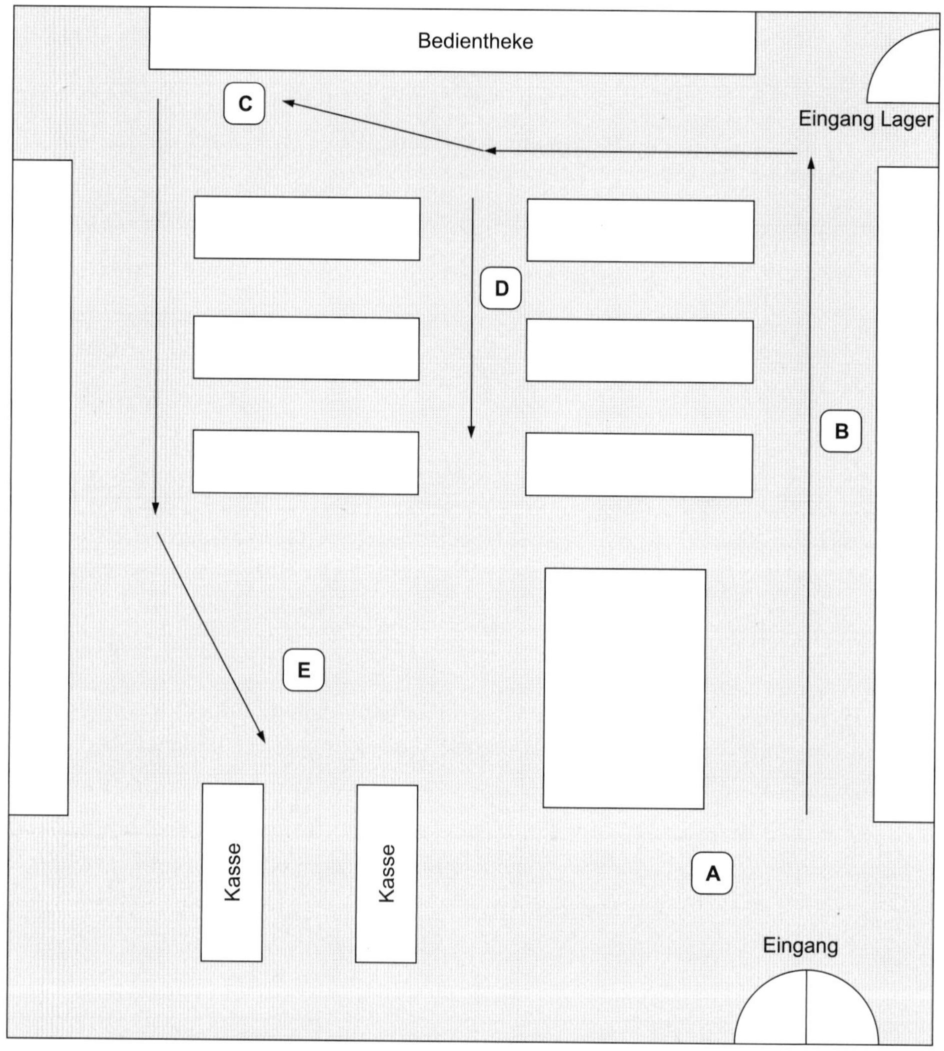

	Zone	Begründung
verkaufsstark		
verkaufsschwach		

2 Punkte **2.5** Erläutern Sie **2** Möglichkeiten, wie verkaufsschwache Zonen attraktiver gestaltet werden können.

6 Punkte

2.6 Zur Förderung der Verkaufsattraktivität sollen in Ihrem Betrieb Gestaltungselemente Beachtung finden.
Geben Sie **2** Gestaltungselemente an, beschreiben Sie diese und begründen Sie, warum sie sich positiv auf den Verkauf auswirken.

Gestaltungselement	Beschreibung	Begründung

17 Punkte
15 Minuten

3. Aufgabe

Situation

Sie sind bereits seit 3 Monaten im Servicebereich Kasse bei der Trendkauf GmbH eingesetzt.

3 Punkte

3.1 Nennen Sie **3** Tätigkeiten, die Sie vor Geschäftsbeginn im Kassenbereich erledigen sollten.

2 Punkte

3.2 Der Kunde Herr Schneider legt Ihnen nebenstehende Karte vor. Er möchte damit bei Ihnen zahlen. Prüfen Sie, ob Sie diese Karte akzeptieren können.

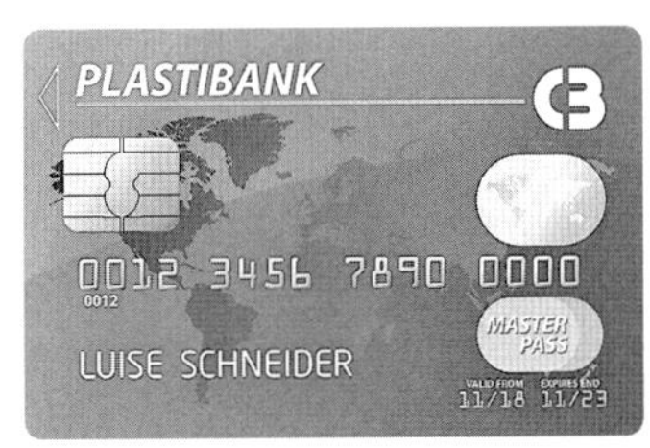

© Oligo. Shutterstock

4 Punkte

3.3 Ein anderer Kunde zahlt bar. Er zahlt mit einem 50-€-Schein. Sie händigen ihm das Wechselgeld aus und schließen den Kassiervorgang ab. Auf einmal sagt der Kunde: „Moment, ich habe Ihnen doch 100 € gegeben." Erläutern Sie Ihre weitere Vorgehensweise.

2 Punkte

3.4 Sie sind weiterhin an der Kasse eingesetzt. Eine Kundin muss 37,95 € zahlen. Sie gibt Ihnen einen 50-€-Schein, eine 2-€-Münze und eine 1-€-Münze.
Wie viel Rückgeld erhält die Kundin?

3.5 Der nächste Kunde möchte mit seiner Girocard zahlen. Das Display zeigt jedoch „Karte nicht lesbar".

2 Punkte **3.5.1** Dem Kunden ist das sichtlich unangenehm. Wie verhalten Sie sich? Geben Sie **2** Beispiele an.

____

____

2 Punkte **3.5.2** Welche Lösungsmöglichkeiten der Zahlung können Sie dem Kunden darüber hinaus anbieten? Nennen Sie **2** Möglichkeiten.

____

____

2 Punkte **3.6** In einer Abteilung Ihres Unternehmens wurde zu Testzwecken eine Self-Scanning-Kasse eingerichtet. Nennen Sie je **1** Vorteil und Nachteil aus Sicht der Trendkauf GmbH.

Vorteil: ____________________________________

Nachteil: ___________________________________

15 Punkte
13 Minuten

4. Aufgabe

Situation

Die Trendkauf GmbH möchte auf eine Kundenumfrage reagieren und neue Artikel in ihr Sortiment aufnehmen.

2 Punkte **4.1** Geben Sie jeweils ein Beispiel für **1** externe und interne Informationsquelle an.

Extern: ____________________________________

Intern: ____________________________________

1 Punkt **4.2** Nennen Sie **1** Informationsquelle, die Sie nutzen können, um Fachinformationen über die neu aufzunehmenden Artikel zu erlangen.

____

____

2 Punkte **4.3** Die neu eingeführten Artikel werden im „Vollbedienungssystem" angeboten. Nennen Sie **2** Anforderungen, die an Sie als Verkäufer bei dieser Verkaufsform gestellt werden.

____

____

4 Punkte **4.4** Für welche Artikel ist die Verkaufsform „Vollbedienung“ besonders geeignet? Beschreiben Sie anhand **1** Beispiels, welche Ware infrage kommt.

____

____

4 Punkte **4.5** Durch die Aufnahme neuer Artikel gewinnt das von Ihnen angebotene Sortiment an Breite. Erläutern Sie in diesem Zusammenhang die Begriffe „Breites Sortiment“ und „Tiefes Sortiment“ und geben Sie jeweils **1** Beispiel aus einer von Ihnen gewählten Branche an.

Breites Sortiment: ________________________________

Tiefes Sortiment: ________________________________

2 Punkte **4.6** Welchen Vorteil bietet ein „breites Sortiment“ und welchen Vorteil bietet ein „tiefes Sortiment“ für den Kunden?

Breites Sortiment: ________________________________

Tiefes Sortiment: ________________________________

18 Punkte
16 Minuten

5. Aufgabe

Situation

Sie sind schon seit einiger Zeit im Verkauf der Trendkauf GmbH eingesetzt und befinden sich gerade in einem Verkaufsgespräch.

3 Punkte **5.1** Sie haben im Verkaufsgespräch bereits mehr über die Wünsche des Kunden erfahren und ihm 3 Artikel vorgelegt. Welche allgemeine Vorgehensweise ist bei der Argumentation zu beachten? (Drei-Schritt-Argumentation)

____

____

____

5 Punkte **5.2** In der letzten Teamsitzung wurde besprochen, dass vermehrt Warenzeichen in die Verkaufsargumentation mit einbezogen werden sollen. Schauen Sie sich das abgebildete Zeichen an, nennen Sie die Bedeutung und formulieren Sie ein Verkaufsargument in wörtlicher Rede zu einem Produkt Ihrer Wahl unter Einbezug des Zeichens.

Bedeutung: ________________________________

____

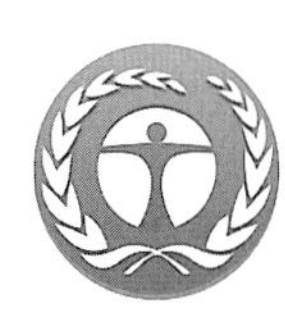

Verkaufsargument: ________________________________

____

4 Punkte **5.3** Das Sortimentsgerüst ist die Zusammensetzung des Sortiments im Einzelhandel. Erklären Sie die Begriffe „Randsortiment“ und „Kernsortiment“.

Randsortiment: ____________________

____

Kernsortiment: ____________________

____

6 Punkte **5.4** Der Erfolg eines Unternehmens hängt unter anderem von der kundenorientierten Zusammenstellung des Gesamtsortiments ab.
Erläutern Sie die Aspekte „Zielgruppe“, „Mitbewerber“ und „Qualität“ hinsichtlich der Sortimentsüberlegungen.

Zielgruppe: ____________________

____

Mitbewerber: ____________________

Qualität: ____________________

____

100 Punkte
60 Minuten

Teil 2: Warenwirtschaft und Kalkulation

Tragen Sie die Lösungen der Aufgaben in den Lösungsbogen ein (siehe Seite 69). Bei Rechenaufgaben müssen Sie das Endergebnis eintragen.

Situation zur 1. bis 4. Aufgabe

Wegen eines Krankheitsfalls sind Sie neben Ihrer Tätigkeit im Verkauf auch für den Warenbestand in der Abteilung für Haushaltswaren verantwortlich.

1. Aufgabe

Eine Kollegin bittet Sie um Hilfe, da ein Kunde einen Artikel, der im Sortiment ist, aber sich nicht im entsprechenden Fach befindet, kaufen möchte. Wie können Sie dieser Kollegin helfen?

1. Sie bitten die Kollegin, dem Kunden zu sagen, dass der Artikel ausverkauft ist.
2. Die Kollegin soll dem Kunden sagen, dass der Artikel in acht Tagen wieder da ist.
3. Sie überprüfen im WWS, ob der Artikel lagerseitig vorhanden ist, und holen den Artikel.
4. Die Kollegin soll beim Abteilungsleiter nachfragen.
5. Sie rufen beim Lieferanten des Artikels an und bestellen ihn für den Kunden.

2. Aufgabe

Durch eine EDV-Umstellung kann ihr Lieferant für Dekoartikel, „World of Home", Ihre Bestellungen schneller verarbeiten. Welche Vorteile ergeben sich daraus für die Trendkauf?

1. Sie brauchen die Artikel dieses Lieferers nicht mehr auf Lager haben.
2. Sie müssen den Lagerbestand der Artikel dieses Lieferanten erhöhen.
3. Der Meldebestand der Artikel der „World of Home" muss ansteigen.
4. Der Meldebestand von Artikeln der „World of Home" sinkt.
5. Sie müssen den Lieferanten wechseln, da seine EDV nicht zuverlässig arbeitet.

3. Aufgabe

Die Vase „Vinci" ist ein Renner im Verkauf, deshalb liegt der Meldebestand für diesen Artikel bei 75 Stück. Berechnen Sie, ob der Meldebestand unterschritten ist, und schreiben Sie das Ergebnis in den Kontrollbogen.

Lagerdatei im WWS

Art der Veränderung	Datum	Anzahl
Anfangsbestand	1. April	361 Stück
Einkauf	10. April	763 Stück
Verkauf bis zum	15. April	963 Stück
Einkauf am	25. April	251 Stück
Verkauf bis zum	30. April	379 Stück

4. Aufgabe

Durch das WWS der Trendkauf können Sie den durchschnittlichen Verkauf der Deko-Uhr „Timeline“ abrufen. Welche Aussage ist hier treffend?

1. Mit dieser Zahl kann berechnet werden, wie häufig sich die Uhr pro Monat verkauft.
2. Es ist der Meldebestand, bei dem die Uhr nachbestellt werden muss.
3. Es ist der durchschnittliche Lagerbestand pro Monat.
4. Er ist der Bestand, der immer vorrätig sein muss, damit es nicht zu Lieferproblemen kommt.
5. Es ist der durchschnittliche Verkauf der Uhr in der Einzelhandelsbranche.

Situation zur 5. bis 7. Aufgabe

Das Zahlungsverhalten in Deutschland verändert sich. Ihnen liegt folgende Grafik vor:

Zahlungsarten im stationären Handel

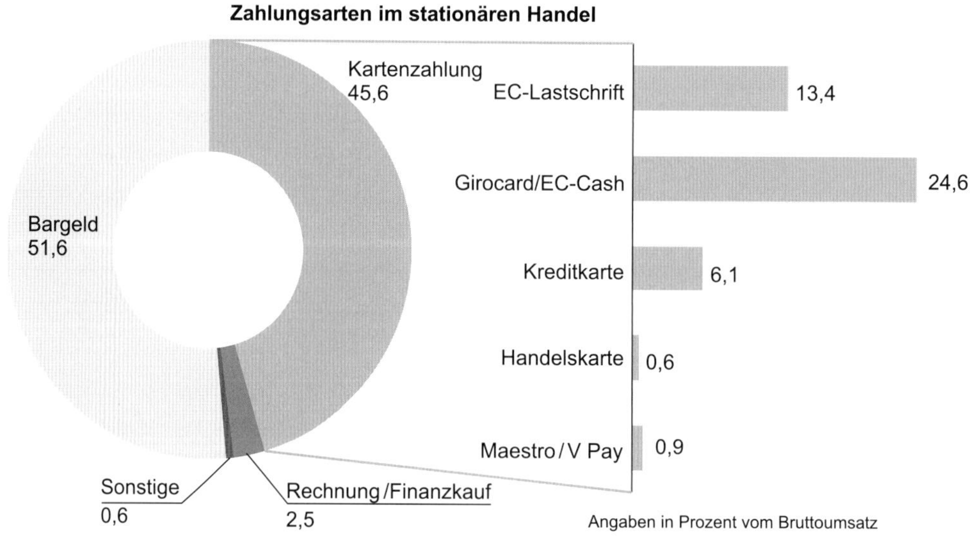

Eigene Darstellung nach Zahlen des Einzelhandel Retail Institute, Erhebung für das Jahr 2016 Einzelhandel-Umsatz i.e. S. 410 Mrd € (exkl. Mineralölapotheken, Versandhandel, KFZ)

5. Aufgabe

Welche Aussagen zur Grafik der Zahlungsarten im stationären Handel sind richtig? (2 Antworten)

1. Rund ¼ der Umsätze im stationären Handel werden mit Girocard/EC-Cash abgewickelt.
2. Zahlungen mit „Plastikgeld“ werden immer beliebter.
3. Kreditkarten spielen bei der Bezahlung keine nennenswerte Rolle.
4. Hauptsächlich wird mit Bargeld bezahlt.
5. Nach Bargeld ist die EC-Lastschrift am beliebtesten.

6. Aufgabe

Die Trendkauf erzielte im letzten Jahr einen Umsatz von 1 338 753 €. Welcher Umsatzanteil wurde mit der Kreditkarte bezahlt, wenn 6,1 % der Kunden damit gezahlt haben? Schreiben Sie das Ergebnis auf zwei Nachkommastellen gerundet in den Lösungsbogen.

7. Aufgabe

Die Bezahlung mit „Plastikgeld“ ist immer weiter auf dem Vormarsch. Welche Nachteile ergeben sich dadurch für den Einzelhandel?

1. Die Umsätze sinken.
2. Der Konkurrenzkampf zwischen den Einzelhandelsunternehmen vergrößert sich.
3. Das Wechselgeld wird knapp.
4. Der Bezahlvorgang dauert länger, weshalb sich Schlangen an der Kasse bilden.
5. Die Kassensysteme werden komplizierter und störanfälliger.

Situation zur 8. bis 11. Aufgabe

Sie sind am Wareneingang der Trendkauf beschäftigt. Die Spedition DPX übergibt Ihnen Waren und die zugehörige Rechnung.

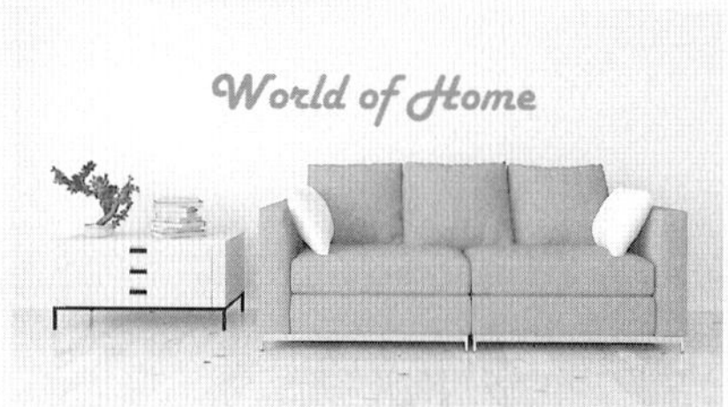

Rechnung

Datum: 13.03.20xx
RECHNUNG NR. TK 698

AN

Trendkauf GmbH
Am Dorf 12
92637 Weiden
0961/541251551524
Kundennummer TK 1066

Verkäufer	Angebot	Versandart	Lieferbedingungen	Lieferdatum	Zahlungsbedingungen	Fälligkeitsdatum
Fr. Yürümez	TK 698	Spedition DPX	–	–	siehe Angebotsbedingungen	

Menge	Artikelnummer	Beschreibung	Einzelpreis	Rabatt	Summe der Positionen
32	4563	Dekoschale Madrid	22,60 €	15 %	
		Lieferkosten DPX	29,60 €		29,60 €
				Rabatt gesamt	
				Zwischensumme	
				MwSt.	
				Gesamtsumme	

Rechnung erstellt von: Hülya Yürümez

Dieses Angebot gilt für die genannten Produkte und unterliegt den nachstehend aufgeführten Bedingungen:

- Lieferung erfolgt am Tag nach Zahlungseingang
- Lieferung erfolgt unter Eigentumsvorbehalt.

Vielen Dank für Ihre Bestellung!

World of Home GmbH, Hubertusstraße 1, 90461 Nürnberg, Telefon 0911 4701515, Fax 0911 4701516, info@World-of-Home.de

Bild © PavelShynkarou. Shutterstock

8. Aufgabe

Mit der Lieferung der „World of Home“ erhalten Sie einen Lieferschein. Was ist **nicht** Bestandteil eines Lieferscheins?

1. Der Meldebestand
2. Die Nummer, mit der der Kunde beim Lieferanten geführt wird
3. Die Lieferadresse
4. Die Nummer des Lieferscheins
5. Die Adresse des Lieferanten

9. Aufgabe

Am 16. März informiert Sie die Buchhaltung der Trendkauf, dass bei der Dekoschale „Madrid“ ein Negativbestand vorhanden ist, obwohl am 14. März eine Lieferung verzeichnet ist. Welche Ursache hat dies?

WWS Trendkauf GmbH

Artikelinformationen: Dekoschale „Madrid“

Artikelname:	Dekoschale Madrid	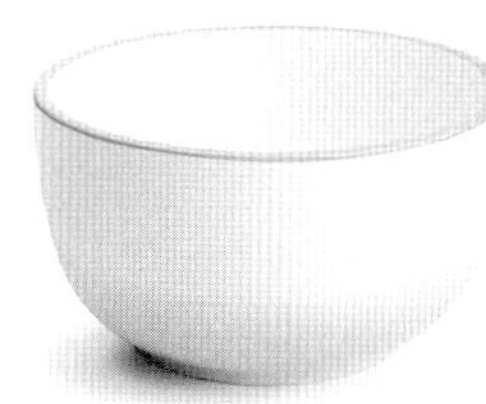	
Bestellnummer:	4563		
Lieferant:	Word of Home GmbH		
Meldebestand:	5		
Mindestbestand:	5		
Ist- Bestand:	–3		
Datum	**Zugang**	**Verkäufe**	**Ist-Bestand**
10.03.20xx			5
14.03.20xx	23		28
16.03.20xx		31	–3
Zusatzinformationen			
Werbeware 16.03.20xx			

Schale © Coprid. Shutterstock

1. Es wurde zu wenig geliefert.
2. Die Dekoschale verkauft sich besser als gedacht.
3. Es wurde eine falsche Zugangszahl in das WWS eingebucht.
4. Das WWS hat einen Rechenfehler.
5. Die Buchhaltung hat einen Fehler gemacht. Es können nicht mehr Artikel verkauft werden, als im WWS vorhanden sind.

10. Aufgabe

Berechnen Sie den Einkaufspreis für die Dekoschale „Madrid“.

11. Aufgabe

Berechnen Sie den Bruttoverkaufspreis für die Dekoschale „Madrid“, wenn Sie mit 55 % Handlungskosten, 9 % Gewinn und 19 % Umsatzsteuer kalkulieren müssen.

Situation zur 12. bis 15. Aufgabe

Sie sind an der Kasse der Trendkauf in der Textilabteilung eingesetzt. Zu Ihren Aufgaben gehört es, die Kassenberichte zu überprüfen. Ihnen liegt folgende Übersicht vor:

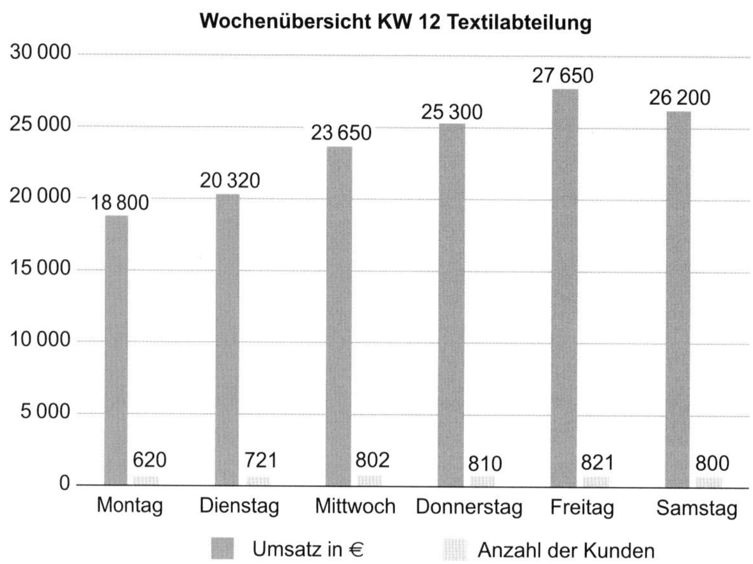

12. Aufgabe

Berechnen Sie den Wochenumsatz für die KW 12 in der Textilabteilung.

13. Aufgabe

An welchem Wochentag wurde pro Kunde der größte Umsatz erwirtschaftet? Tragen Sie den Umsatz dieses Tages auf ganze € gerundet in den Lösungsbogen ein.

14. Aufgabe

Welche **2** Aussagen zum Diagramm sind richtig?

1. Zu Wochenbeginn werden geringere Umsätze erzielt.
2. Am Samstag sind die meisten Kunden im Geschäft.
3. Freitag und Samstag wird fast der 3-fache Umsatz des Montags erwirtschaftet.
4. Von Donnerstag bis Samstag steigen die Umsätze an.
5. Am Samstag sind die Leute am kauffreudigsten.

15. Aufgabe

Zur Weihnachtszeit brauchen Sie besondere Weihnachtskartons zum Verpacken der Ware. Jetzt im März bietet Ihnen Ihr Lieferant in einem Räumungsverkauf diese Geschenkverpackungen günstig an. Welche Probleme könnten sich durch den Kauf dieses Angebots für die Trendkauf ergeben?

1. Die Geschenkverpackungen verschmutzen/vergilben bis Weihnachten.
2. Es könnte sein, dass die Geschenkkartons bis Weihnachten verbraucht sind und Sie neue bestellen müssen.
3. Die Lagerkapazität verringert sich.
4. Der Meldebestand muss deshalb verringert werden.
5. Es ergeben sich keine Probleme.

Situation zur 16. bis 17. Aufgabe

Für hochwertige Küchenutensilien (Kochtöpfe u. Ä.) eines Herstellers befinden Sie sich in einer Werbegemeinschaft mit einem Konkurrenten.

16. Aufgabe

Welche Vorteile hat eine solche Werbegemeinschaft für die Trendkauf?

1. Die Werbekosten für die hochwertigen Küchenartikel werden komplett vom Konkurrenten bezahlt.
2. Die Lagerkosten für die Küchenartikel sinken dadurch, da ein gemeinsames Lager vorhanden ist.
3. Die Trendkauf muss sich nicht mehr um die Werbung kümmern.
4. Es müssen weniger Artikel des Küchensortiments auf Lager sein, da die Konkurrenzfirma die anderen Artikel bereithält.
5. Die Kosten für die Werbung für die Artikel dieses Markenherstellers verringern sich.

17. Aufgabe

Der Anteil der Trendkauf an dem Werbebudget dieses Herstellers beträgt 56,5 % in der Werbegemeinschaft. Insgesamt muss die Trendkauf 3 955,00 € bezahlen. Wie hoch ist das gesamte Werbebudget?

Situation zur 18. bis 19. Aufgabe

Sie sind an der Kasse der Trendkauf eingesetzt.

18. Aufgabe

Ein Kunde kauft folgende Artikel ein:

Anzahl	Bezeichnung	Mengeneinheit	Einzelpreis		Preis
3 ×	Artikel A	zu je	6,49 €		19,47 €
4 ×	Artikel B	zu je	0,49 €		1,96 €
1 ×	Artikel C	zu je	3,99 €		3,99 €
450 g	Artikel D	kg	6,49 €		2,92 €
Summe					

Der Kunde bezahlt mit einem 50-€-Schein. Welche Summe müssen Sie ihm zurückgeben?

19. Aufgabe

Am Ende Ihres Arbeitstags liegt Ihnen folgende Kassenabrechnung vor:

Wechselgeld: 250 €
Kassenbestand: 6 357 €
Entnahmen: 395 €

Berechnen Sie die Tageseinnahmen.

Situation zur 20. bis 24. Aufgabe

Die Trendkauf modernisiert ihr Warenwirtschaftssystem.

20. Aufgabe

Mit dem neuen Warenwirtschaftssystem werden Änderungen im Warenbestand sofort und nicht erst nach Ladenschluss in das System eingepflegt. Welche **2** Vorteile hat dies für die Trendkauf?

1. Der Meldebestand kann durch die schnellere Reaktionszeit gesenkt werden.
2. Der Umsatz vergrößert sich durch die schnellere Reaktionszeit.
3. Die Einkaufspreise für Waren sinken.
4. Eine Echtzeitauswertung der Verkäufe wird möglich.
5. Die Verkäufe werden dadurch besser kontrolliert.

21. Aufgabe

Das neue WWS macht die Verwendung neuer GTIN-Etiketten an den Artikeln möglich. Welche generellen Vorteile hat die Verwendung solcher Etiketten? (**2** Vorteile)

1. Sie sind leicht an der Ware anzubringen.
2. Sie können nicht verloren gehen.
3. Namensgleiche Artikel verschiedener Hersteller können beim Kassiervorgang leichter auseinandergehalten werden.
4. Bei Preisänderungen muss nicht für jeden Artikel ein neues Etikett erstellt werden.
5. Bei Preisänderungen muss für einen Artikel sofort ein neues Etikett erstellt werden.

22. Aufgabe

Im WWS kann folgende Übersicht aufgerufen werden. Welche Informationen werden für alle Artikel angegeben?

Warenübersicht Herrensocken zum 24.03.				
Hersteller	**Bestand**	**Einkaufspreis**	**Warenwert (Einkauf)**	**Sonstige Informationen**
Kloss	10	2,33 €		10 % Rabatt beim Einkauf von 100 Paar
Edidos	20	1,23 €		Lieferung frei Haus bei einem Einkauf von über 400 €
Kume	13	0,99 €		Abverkauf

1. Die Rabattkonditionen
2. Informationen zu den Lieferbedingungen
3. Der Verkaufspreis
4. Genaue Informationen zum Hersteller
5. Informationen zur Anzahl der jeweiligen Artikel

23. Aufgabe

Berechnen Sie den kompletten Warenwert (Einkauf) aller Herrensocken.

24. Aufgabe

Ein Kunde möchte einen Artikel zum gleichen Preis erwerben, wie ihn ein Onlineshop anbietet. Bis zu welchem Preis können Sie dem Kunden entgegenkommen, ohne dass die Trendkauf Verlust macht?

1. Sie können den Artikel zum Einkaufspreis + Umsatzsteuer anbieten.
2. Sie bieten dem Kunden 3 % Skonto an.
3. Sie schenken, wie andere Mitbewerber, dem Kunden die Mehrwertsteuer.
4. Sie können den Artikel zum Selbstkostenpreis + Umsatzsteuer anbieten.
5. Sie bieten ihm Nettoverkaufspreis + Umsatzsteuer an.

25. Aufgabe

Welchen Anteil in Prozent nehmen in folgender Kostenrechnung die Unkosten für Werbung ein?

Miete:	16 300 €
Strom:	2 340 €
Personal:	5 400 €
Unkosten für Werbung:	3 430 €
Steuern:	1 900 €

26. Aufgabe

Durch den kalten Winter steigt der Energiebedarf der Trendkauf an. Welcher der angeführten Faktoren muss dadurch neu berechnet werden?

1. Der Handlungskostenzuschlag muss neu berechnet werden.
2. Der Gewinn muss neu berechnet werden.
3. Es muss mehr verkauft werden, damit die höheren Kosten kompensiert werden.
4. Die Handlungskosten sinken, da wegen des kühleren Wetters die Klimaanlage nicht läuft.
5. Mit dem Energielieferanten muss ein neuer Preis ausgehandelt werden.

Lösungsbogen

Aufgabe Nr.	Antworten
Seite 59	1 ☐ 2 ☐ 3 ☐☐
Seite 60	4 ☐
Seite 61	5 ☐,☐ 6 € ☐☐☐☐☐ , ct ☐☐ 7 ☐
Seite 63	8 ☐ 9 ☐ 10 € ☐☐ , ct ☐☐
Seite 64	11 € ☐☐ , ct ☐☐ 12 € ☐☐☐☐☐☐ 13 € ☐☐
Seite 65	14 ☐,☐ 15 ☐ 16 ☐
Seite 66	17 € ☐☐☐☐ , ct ☐☐ 18 € ☐☐ , ct ☐☐ 19 € ☐☐☐☐
Seite 67	20 ☐,☐ 21 ☐,☐ 22 ☐
Seite 68	23 € ☐☐ , ct ☐☐ 24 ☐ 25 € ☐☐ , ct ☐☐ 26 ☐

100 Punkte
60 Minuten

Teil 3: Wirtschafts- und Sozialkunde

Tragen Sie die Lösungen der Aufgaben in den Lösungsbogen ein (siehe Seite 81). Bei Rechenaufgaben müssen Sie das Endergebnis eintragen.

Situation zur 1. bis 3. Aufgabe

Im Internet und in Zeitschriften werden oft Testergebnisse für Produkte veröffentlicht.

1. Aufgabe

Welchen konkreten Nutzen haben die Verbraucher von solchen Tests?

1. Der Verbraucher kann erkennen, welche Hersteller ein bestimmtes Produkt anbieten.
2. Der Verbraucher kann die Vor- und Nachteile gleichartiger Produkte von verschiedenen Herstellern erkennen.
3. Es wird eine Preisübersicht über die Produkte gegeben.
4. Der Markt wird dadurch für den Verbraucher überschaubarer.
5. Man kann durch die Tests besser im Internet nach den Produkten recherchieren.

2. Aufgabe

Im Internet tauchen oft Tests von Produkten auf, bei denen ein Produkt eines Herstellers extrem gut abgeschnitten hat, bei anderen Tests aber sehr schlecht. Bewerten Sie diese Tatsache.

1. Das Produkt bei den anderen Tests war fehlerhaft und hat deshalb schlecht abgeschnitten.
2. Es kann vorkommen, dass bei den Tests Fehler gemacht wurden.
3. Bei Tests im Internet ist immer alles richtig, da sie von vielen Leuten bewertet werden.
4. Es kann vorkommen, dass der Hersteller den Test gesponsert hat, damit sein Produkt ein gutes Ergebnis erzielt. Dies kann bei Tests mit unklarer Herkunft der Fall sein.
5. Es wurde eine ältere Version des Produkts getestet.

3. Aufgabe

Tests von Produkten dienen auch dem Verbraucherschutz vor gefährlichen oder unbrauchbaren Produkten. Welche Aufgaben hat der Verbraucherschutz noch?

1. Schutz vor zu günstigen Produkten
2. Verbraucher werden vor dem Kauf im Internet geschützt.
3. Preisabsprachen bei bestimmten Gütern können verhindert oder aufgedeckt werden.
4. Die Preise von Produkten müssen mit dem Verbraucherschutz abgesprochen werden, damit zu hohe Preise verhindert werden.
5. Produkte müssen vor der Markteinführung Verbraucherschutzorganisationen vorgeführt werden.

Situation zur 4. bis 5. Aufgabe

Löhne und Gehälter werden in Tarifverhandlungen ausgehandelt.

4. Aufgabe

Unter welchen Voraussetzungen kommt ein gültiger Tarifvertrag zustande?

1. Der Betriebsrat und die Trendkauf GmbH einigen sich.
2. Die Arbeitgeberverbände und die Gewerkschaften einigen sich.
3. Der Staat legt den Lohn fest.
4. Ein von den Arbeitgeberverbänden und den Gewerkschaften bestellter Schlichter setzt einen Lohn fest.
5. Wenn der Tarifabschluss von der IHK genehmigt worden ist.

5. Aufgabe

In den Tarifverhandlungen kann es vorkommen, dass sich die Tarifpartner nicht sofort auf einen neuen Tarif einigen. Wie kann trotzdem ein Kompromiss gefunden werden?

1. Wenn es keine Einigung gibt, legen die Gewerkschaften den Lohn fest.
2. Die Arbeitgeber legen den Lohn fest.
3. Der Staat verhandelt mit den Tarifparteien.
4. Es wird ein Schlichter berufen, der zwischen beiden Tarifparteien einen Kompromiss aushandelt.
5. Der bisherige Tarifvertrag bleibt als Kompromiss bestehen.

Situation zur 6. bis 9. Aufgabe

Die Mitarbeiter der Trendkauf GmbH schließen mit Kunden eine Vielzahl von Verträgen ab.

6. Aufgabe

Mit welchen Personen oder Einrichtungen können keine Verträge abgeschlossen werden?

1. Mit natürlichen Personen
2. Mit Kindern bis zur Vollendung des 7. Lebensjahres
3. Mit Menschen, die nicht aus Deutschland kommen
4. Mit Konkurrenzunternehmen
5. Mit Senioren über 80

7. Aufgabe

Beachten Sie folgende Tabelle eines Geschäftsablaufs. Wann ist ein gültiger Kaufvertrag zustande gekommen? Tragen Sie das richtige Datum in den Lösungsbogen ein.

18.03.	Einholen eines Angebots über 100 Teeservices bei der Porzellan AG
19.03.	Eingang des Angebots über die 100 Teeservices bei der Trendkauf GmbH per Mail
23.03.	Bestellung von 100 Teeservices
26.03.	Zusendung einer Bestellbestätigung durch die Porzellan AG
29.03.	Bezahlung der Lieferung
01.04.	Zustellung der Teeservices durch einen Paketdienst

8. Aufgabe

Zu welchem Datum fand der Gefahrenübergang statt?
Tragen Sie das richtige Datum in den Lösungsbogen ein.

9. Aufgabe

Wann kann ein Vertrag von vorneherein ungültig sein?

1. Bei Kaufverträgen mit Jugendlichen unter 14 Jahren
2. Bei einem Motivirrtum beim Kauf
3. Bei arglistiger Täuschung
4. Bei Mängeln im Gerät
5. Wenn der Kaufpreis überteuert ist

Situation zur 10. bis 12. Aufgabe

Ein Wirtschaftskreislauf ist das Modell der Waren- und Güterströme in einer Volkswirtschaft.

Einfacher Wirtschaftskreislauf

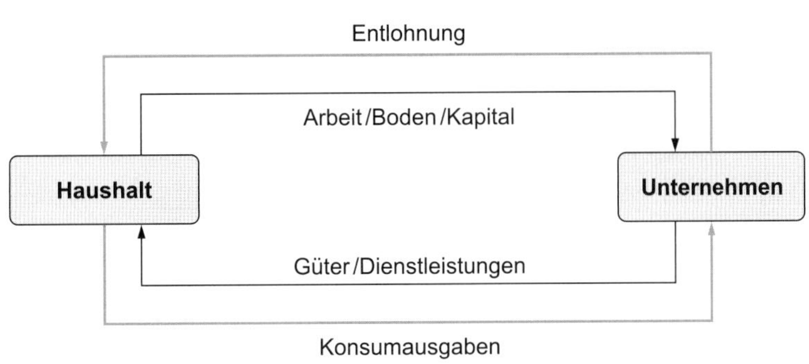

10. Aufgabe

Im einfachen Wirtschaftskreislauf fehlen einige Wirtschaftsobjekte, die in der Gesamtwirtschaft eine Rolle spielen. Welche sind das? (**2** Antworten)

1. Staat
2. Die Trendkauf GmbH
3. Privatpersonen
4. Die Mitarbeiter der Trendkauf GmbH
5. Banken

11. Aufgabe

Unternehmen, die am Wirtschaftskreislauf beteiligt sind, werden unter einem erwerbswirtschaftlichen Prinzip geführt. Was ist darunter zu verstehen?

1. Das eingesetzte Kapital soll eine höchstmögliche Rendite erzielen.
2. Möglichst viele Menschen sollen im Erwerb stehen.
3. Der Wirtschaftskreislauf soll eingehalten werden.
4. Die Haushalte sollen versorgt werden.
5. Die Trendkauf GmbH soll möglichst viele Güter erwerben.

12. Aufgabe

Auf welche Weise bildet sich in der freien Marktwirtschaft der Marktpreis für ein Gut?

1. Der Preis wird durch das Angebot festgelegt.
2. Der Marktpreis wird durch die Nachfrage reguliert.
3. Der Hersteller legt einen unverbindlichen Preis für das Produkt fest.
4. Der Marktpreis wird durch das Zusammenspiel von Angebot und Nachfrage reguliert.
5. Der Marktpreis pendelt sich von selbst ein.

13. Aufgabe

Welche Aussage über Eigentum und Besitz ist richtig?

1. Der Besitzer ist auch der Eigentümer.
2. Der Eigentümer ist der Besitzer.
3. Der Besitzer einer Sache muss nicht gleichzeitig der Eigentümer sein.
4. Besitz und Eigentum müssen in einer Hand sein.
5. Besitz und Eigentum sind das Gleiche.

14. Aufgabe

Das abgebildete Schaubild zeigt die Unternehmensziele der Trendkauf GmbH.

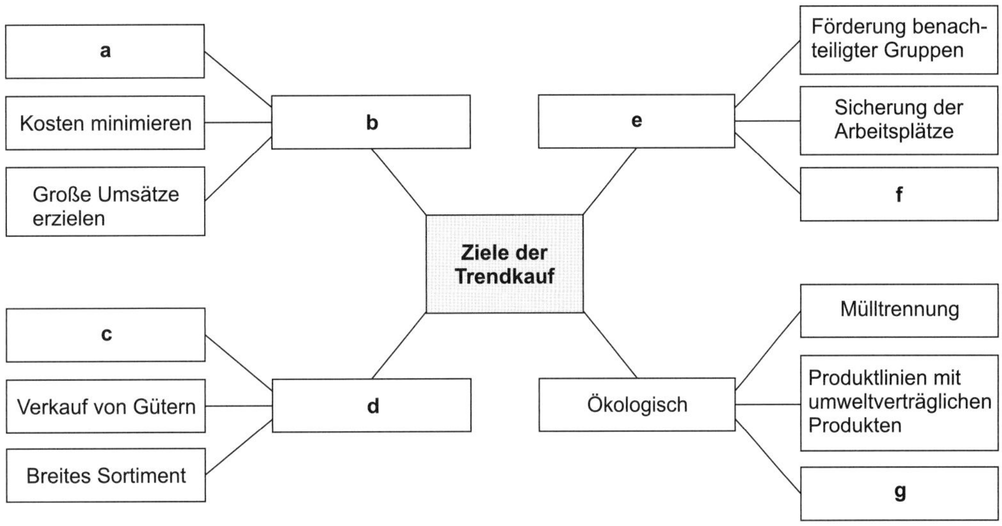

Ordnen Sie den Nummern die Buchstaben der fehlenden Begriffe zu. Übertragen Sie die Lösung von links nach rechts in den Lösungsbogen.

1. Wirtschaftlich
2. Geschäftlich
3. Gewinne erzielen
4. Sozial
5. Übertarifliche Bezahlung
6. Verzicht auf Postwurfsendungen
7. Kundenorientierung

a	b	c	d	e	f	g

Situation zur 15. bis 17. Aufgabe

Alle wesentlichen Punkte einer Ausbildung sind im Berufsausbildungsvertrag geregelt.

15. Aufgabe

Welche Aufgaben und Pflichten hat ein Auszubildender **nicht**?

1. Besuchen des Berufsschulunterrichts
2. Friedenspflicht
3. Sorgfaltspflicht
4. Verschwiegenheitspflicht
5. Pflicht zur betrieblichen Ordnung

16. Aufgabe

Die Auszubildende Sarah Klein wird von ihrer Ausbildungsleiterin Frau Schundler angesprochen, dass sie ihr Berichtsheft/ihren Ausbildungsnachweis vorlegen soll. Sarah verweigert dies. Ist sie im Recht?

1. Ja, das Berichtsheft/derAusbildungsnachweis wird von der Berufsschule kontrolliert.
2. Nein, sie muss das Berichtsheft/den Ausbildungsnachweis auch ihrer Ausbildungsleiterin vorlegen.
3. Sie ist nicht verpflichtet, ein Berichtsheft/einen Ausbildungsnachweis zu führen, wenn das der Betrieb nicht verlangt.
4. Nein, die Ausbildungsleiterin kann, muss aber nicht das Berichtsheft/den Ausbildungsnachweis kontrollieren.
5. Nur wenn Aufgaben im Betrieb nicht erledigt werden, müssen Berichtsheft/Ausbildungsnachweis vorgelegt werden.

17. Aufgabe

Bevor eine Ausbildung begonnen werden kann, müssen viele Unterlagen und Bescheinigungen vorgelegt werden. Welche Bescheinigung müssen alle minderjährigen Auszubildenden vorlegen?

1. Die Bescheinigung über die ärztliche Voruntersuchung
2. Ein polizeiliches Führungszeugnis
3. Eine Belehrung vom Gesundheitsamt
4. Ihre Zeugnisse
5. Die Anmeldung zur Berufsschule

Situation zur 18. bis 21. Aufgabe

Umweltschutz ist ein wesentliches Betriebsziel der Trendkauf GmbH.

18. Aufgabe

Welches der abgebildeten Zeichen kennzeichnet ein besonders umweltfreundliches Produkt?

1. GS geprüfte Sicherheit
2. DER GRÜNE PUNKT
3. DER BLAUE ENGEL JURY UMWELTZEICHEN
4. CE

19. Aufgabe

Die Kennzeichnung von Produkten durch besondere Labels ist eine Maßnahme, mit der die Trendkauf GmbH den Verkauf von umweltfreundlichen Elektrogeräten fördern kann. Welche weitere Maßnahme kann diesem Zweck dienen?

1. Angabe der Lebensdauer des Produkts
2. Angabe der elektrischen Leistungsfähigkeit
3. Berechnungsbeispiel über den jährlichen Stromverbrauch des Geräts im Vergleich mit ähnlichen Geräten
4. Vergleich von Stromanbietern
5. Hinweis, dass Produkte bei der Konkurrenz mehr Strom verbrauchen

20. Aufgabe

Durch den Einbau von Energiesparlampen konnte der Energiebedarf für die Beleuchtung der Schaufenster der Trendkauf GmbH von 2017 auf 2018 um 23 % gesenkt werden. 2018 lag der Verbrauch bei 10 010 KWh. Wie hoch war der Verbrauch 2017?

21. Aufgabe

Welche Maßnahme dient **nicht** dem Umweltschutz?

1. Auswechseln der Glühbirnen gegen Energiesparlampen.
2. Abstecken der Vorführgeräte in der Elektroabteilung über Nacht.
3. Elektronische Raumthermostate senken die Temperatur in den Geschäftsräumen über Nacht ab.
4. Die Schaufenster werden auch über Nacht mit voller Leistung beleuchtet.
5. Verbrauchte Batterien können bei der Trendkauf GmbH zurückgegeben werden.

Situation zur 22. bis 24. Aufgabe

Die Trendkauf GmbH hat bisher noch keinen Betriebsrat. Dieser soll jedoch nun auf Initiative der Mitarbeiter/-innen eingeführt werden.

Betriebsverfassungsgesetz

§ 7 Wahlberechtigung

Wahlberechtigt sind alle Arbeitnehmer des Betriebs, die das 18. Lebensjahr vollendet haben. Werden Arbeitnehmer eines anderen Arbeitgebers zur Arbeitsleistung überlassen, so sind diese wahlberechtigt, wenn sie länger als drei Monate im Betrieb eingesetzt werden.

§ 9 Zahl der Betriebsratsmitglieder

Der Betriebsrat besteht in Betrieben mit in der Regel
5 bis 20 wahlberechtigten Arbeitnehmern aus einer Person,
21 bis 50 wahlberechtigten Arbeitnehmern aus 3 Mitgliedern,
51 wahlberechtigten Arbeitnehmern bis 100 Arbeitnehmern aus 5 Mitgliedern,
101 bis 200 Arbeitnehmern aus 7 Mitgliedern,
201 bis 400 Arbeitnehmern aus 9 Mitgliedern,
401 bis 700 Arbeitnehmern aus 11 Mitgliedern,
701 bis 1 000 Arbeitnehmern aus 13 Mitgliedern,
1 001 bis 1 500 Arbeitnehmern aus 15 Mitgliedern,
1 501 bis 2 000 Arbeitnehmern aus 17 Mitgliedern,
2 001 bis 2 500 Arbeitnehmern aus 19 Mitgliedern,
2 501 bis 3 000 Arbeitnehmern aus 21 Mitgliedern,
3 001 bis 3 500 Arbeitnehmern aus 23 Mitgliedern,
3 501 bis 4 000 Arbeitnehmern aus 25 Mitgliedern,
4 001 bis 4 500 Arbeitnehmern aus 27 Mitgliedern,
4 501 bis 5 000 Arbeitnehmern aus 29 Mitgliedern,
5 001 bis 6 000 Arbeitnehmern aus 31 Mitgliedern,
6 001 bis 7 000 Arbeitnehmern aus 33 Mitgliedern,
7 001 bis 9 000 Arbeitnehmern aus 35 Mitgliedern.

In Betrieben mit mehr als 9 000 Arbeitnehmern erhöht sich die Zahl der Mitglieder des Betriebsrats für je angefangene weitere 3 000 Arbeitnehmer um 2 Mitglieder.

22. Aufgabe

Welche Vorteile bringt das Einsetzen eines Betriebsrats für die Mitarbeiter/-innen der Trendkauf GmbH? Der Betriebsrat …

1. legt die Arbeitsschutzbestimmungen fest.
2. legt die Höhe der Urlaubstage fest.
3. legt die Arbeitsbedingungen fest.
4. vertritt die Interessen der Arbeitnehmer/-innen gegenüber der Geschäftsleitung.
5. erklärt die Maßnahmen des Betriebsinhabers gegenüber der Belegschaft.

23. Aufgabe

Die Trendkauf GmbH hat viele Mitarbeiter/-innen, jedoch dürfen nicht alle bei der Betriebsratswahl wählen. Welche Personengruppen dürfen nicht wählen?

1. Leiharbeiter/-innen, die erst seit einem halben Jahr bei der Trendkauf GmbH arbeiten
2. Auszubildende
3. Arbeitnehmer/-innen unter 18
4. Die an Grippe erkrankte Frau Müller, weil sie am Wahltag krank ist
5. Die angestellte Geschäftsleitung

24. Aufgabe

Die Trendkauf GmbH hat 133 wahlberechtigte Arbeitnehmer/-innen. Wie viele Betriebsräte/Betriebsrätinnen dürfen gewählt werden?

1. Es ist egal, wie viele Betriebsräte/Betriebsrätinnen gewählt werden.
2. 7 Betriebsräte/Betriebsrätinnen
3. 5 Betriebsräte/Betriebsrätinnen
4. Der Betriebsrat legt die Anzahl der Mitglieder fest.
5. Die Trendkauf GmbH legt die Anzahl der Mitglieder des Betriebsrats fest.

Situation zur 25. bis 26. Aufgabe

Die werdende Mutter steht unter einem besonderen Schutz:

Gesetz zum Schutz von Müttern bei der Arbeit, in der Ausbildung und im Studium (Mutterschutzgesetz – MuSchG)

§ 3 Schutzfristen vor und nach der Entbindung

(1) Der Arbeitgeber darf eine schwangere Frau in den letzten sechs Wochen vor der Entbindung nicht beschäftigen (Schutzfrist vor der Entbindung), soweit sie sich nicht zur Arbeitsleistung ausdrücklich bereit erklärt. Sie kann die Erklärung nach Satz 1 jederzeit mit Wirkung für die Zukunft widerrufen. Für die Berechnung der Schutzfrist vor der Entbindung ist der voraussichtliche Tag der Entbindung maßgeblich, wie er sich aus dem ärztlichen Zeugnis oder dem Zeugnis einer Hebamme oder eines Entbindungspflegers ergibt. Entbindet eine Frau nicht am voraussichtlichen Tag, verkürzt oder verlängert sich die Schutzfrist vor der Entbindung entsprechend.

(2) Der Arbeitgeber darf eine Frau bis zum Ablauf von acht Wochen nach der Entbindung nicht beschäftigen (Schutzfrist nach der Entbindung). Die Schutzfrist nach der Entbindung verlängert sich auf zwölf Wochen

1. bei Frühgeburten,
2. bei Mehrlingsgeburten und,
3. wenn vor Ablauf von acht Wochen nach der Entbindung bei dem Kind eine Behinderung im Sinne von § 2 Absatz 1 Satz 1 des Neunten Buches Sozialgesetzbuch ärztlich festgestellt wird.

Bei vorzeitiger Entbindung verlängert sich die Schutzfrist nach der Entbindung nach Satz 1 oder nach Satz 2 um den Zeitraum der Verkürzung der Schutzfrist vor der Entbindung nach Absatz 1 Satz 4. Nach Satz 2 Nummer 3 verlängert sich die Schutzfrist nach der Entbindung nur, wenn die Frau dies beantragt.

(3) Die Ausbildungsstelle darf eine Frau im Sinne von § 1 Absatz 2 Satz 2 Nummer 8 bereits in der Schutzfrist nach der Entbindung im Rahmen der schulischen oder hochschulischen Ausbildung tätig werden lassen, wenn die Frau dies ausdrücklich gegenüber ihrer Ausbildungsstelle verlangt. Die Frau kann ihre Erklärung jederzeit mit Wirkung für die Zukunft widerrufen.

§ 16 Ärztliches Beschäftigungsverbot

(1) Der Arbeitgeber darf eine schwangere Frau nicht beschäftigen, soweit nach einem ärztlichen Zeugnis ihre Gesundheit oder die ihres Kindes bei Fortdauer der Beschäftigung gefährdet ist.

(2) Der Arbeitgeber darf eine Frau, die nach einem ärztlichen Zeugnis in den ersten Monaten nach der Entbindung nicht voll leistungsfähig ist, nicht mit Arbeiten beschäftigen, die ihre Leistungsfähigkeit übersteigen.

25. Aufgabe

Frau Barantschuk ist schwanger und nimmt auf eigenen Wunsch ihre Ausbildung innerhalb der Mutterschutzzeit wieder auf. Trotzdem möchte sie aus gesundheitlichen Gründen wieder in den Mutterschutz gehen. Ist dies möglich?

1. Nein, wenn sie aus eigenen Wunsch wieder angefangen hat zu arbeiten, ist der Mutterschutz hinfällig.
2. Sie hätte gar nicht anfangen dürfen zu arbeiten, da der Mutterschutz gilt.
3. Sie hat die Möglichkeit, ihre Zusage, innerhalb der Mutterschutzzeit zu arbeiten, jederzeit zu widerrufen.
4. Sie muss dies vorher mit dem Betriebsrat abklären.
5. Sie muss erst bei der Krankenkasse nachfragen, ob sie wieder Mutterschutzgeld bekommt.

26. Aufgabe

Unter welchen Umständen darf eine werdende Mutter vor dem Mutterschutz nicht mehr im Betrieb beschäftigt werden?

1. Wenn sie nicht mehr arbeiten möchte.
2. Wenn sie durch ein ärztliches Zeugnis nachweisen kann, dass die Gesundheit des Kindes in Gefahr ist.
3. Wenn sie eine Erkältung hat.
4. Wenn sie sich unwohl fühlt, weil jeder auf ihren Bauch schaut.
5. Wenn es keine Arbeit mehr für sie gibt.

27. Aufgabe

Im Rahmen der gesetzlichen Unfallversicherung übernimmt die Berufsgenossenschaft Leistungen bei einem Unfall. Welche Leistungen gehören dazu?

1. Die Arztkosten, wenn ein Kunde auf einem vereisten Parkplatz stolpert.
2. Leistungen, um einen Unfall zu verhindern.
3. Kosten für Unfälle während der Arbeits- und Freizeit.
4. Heilkosten für einen Unfall, den Sie während einer Fortbildung erleiden.
5. Es werden nur Leistungen bezahlt, wenn Sie an ihrem Arbeitsplatz einen Unfall erleiden.

28. Aufgabe

Arbeitssicherheit im Betrieb ist eine wichtige Aufgabe, um die Gesundheit der Mitarbeiter/-innen zu schützen. Welche Maßnahme gehört dazu?

1. Möglichst viele Kartons auf einmal tragen, denn weniger Wege bedeuten weniger Risiko für Arbeitsunfälle.
2. Streugut für glatte, vereiste Wege nur sparsam benutzen, weil es besser für die Umwelt ist.
3. Beschädigte Zuleitungen für die Schaufensterbeleuchtung austauschen.
4. Mit dem Kundenaufzug fahren, statt die Treppe zu benutzen.
5. Schutzhandschuhe nur bei Arbeiten verwenden, von denen Sie glauben, dass sie gefährlich sind.

Lösungsbogen

Aufgabe Nr. Seite 71	**1** ☐	**2** ☐	**3** ☐	
Aufgabe Nr. Seite 72	**4** ☐	**5** ☐	**6** ☐	
Aufgabe Nr. Seite 73	**7** T T M M ☐☐☐☐	**8** T T M M ☐☐☐☐	**9** ☐	
Aufgabe Nr. Seite 74	**10** ☐,☐	**11** ☐	**12** ☐	**13** ☐
Aufgabe Nr. Seite 75	**14** ☐–☐–☐–☐–☐–☐–☐	**15** ☐		
Aufgabe Nr. Seite 76	**16** ☐	**17** ☐	**18** ☐	
Aufgabe Nr. Seite 77	**19** ☐	**20** ☐☐☐☐☐	**21** ☐	
Aufgabe Nr. Seite 78	**22** ☐	**23** ☐		
Aufgabe Nr. Seite 79	**24** ☐	**25** ☐		
Aufgabe Nr. Seite 80	**26** ☐	**27** ☐	**28** ☐	

Lösungen

Teil 1: Verkauf und Werbemaßnahmen

Hinweis zur 1. Aufgabe: Die Situation und die folgenden Teilaufgaben stammen aus dem Themengebiet „Förderung des Absatzes". Nennen Sie immer nur so viele Aspekte/Punkte wie angegeben, auch wenn in der Lösung noch mehr Alternativen aufgeführt sind.

____ von 4

1.1 Der Absatz der Artikel ist kontinuierlich gesunken. Einzige Ausnahme: Das Feuerwehrauto „Löschi" wurde im April einmal mehr abgesetzt.

____ von 2

1.2
- Vorführungen /
- Ware zum Ausprobieren /
- ansprechende Musik /
- Aufsteller /
- Werbefilme

____ von 4

1.3
- Werbeflyer /
- regionale Radiowerbung /
- Plakate /
- Werbebriefe oder Mailings an Stammkunden /
- Zeitungsannoncen

____ von 2

1.4.1

Sinn	Wie kann ich diesen Sinn ansprechen?
Tasten	dem Kunden das Produkt in die Hand geben
Sehen	der Kunde soll sich das Produkt ansehen dürfen
Hören	dem Kunden eine Audioprobe (z. B. die Sirene des Feuerwehrspielzeugautos) anbieten
Riechen	wenn möglich, einen Duft erleben
Schmecken	dem Kunden eine Kostprobe anbieten

____ von 2

1.4.2
- mittlere Preisklasse (nicht zu teuer, nicht zu billig) /
- 3–5 Artikel (keine Überforderung der Kunden, noch genügend Auswahl) /
- einwandfreie Ware

____ von 2

1.5
- Welche besonderen Werbemaßnahmen planen die Konkurrenten? /
- Welche Artikel kommen ins Angebot? (Preisvergleich) /
- Wie viele Kunden nehmen die Aktion an? (Beobachtung, Befragung)

____ von 4

1.6 *Hinweis: Bilden Sie hier zuerst die Summe aller Artikel. Dann berechnen Sie, wie viel 15 % von dieser Summe betragen.*

49,90 € + 16,99 € + 21,99 € = 88,88 €

88,88 € · 0,15 = **13,33**

___ von 2 **1.7**
- Kundenbindung /
- Kundenaufmerksamkeit /
- Umsatzsteigerung (durch eventuelle Mehreinkäufe)

___ von 2 **1.8** *Hinweis: Die Preisangabenverordnung (PAngV) ist eine Verbraucherschutzordnung und gibt an, wie der Preis für die Endverbraucher anzugeben ist.*

Angabe von: Endpreis bzw. Bruttopreis / Grundpreis (Bruttopreis pro Verkaufseinheit) / Gütebezeichnung

Hinweise zur 2. Aufgabe: Die Situation und die Teilaufgaben stammen aus dem Themengebiet „Innengestaltung des Verkaufsraums“. Nennen Sie immer nur so viele Aspekte/Punkte wie angegeben, auch wenn in der Lösung noch mehr Alternativen aufgeführt sind.

___ von 6 **2.1**

Zone	**Verkaufsintensität und Begründung**
Reckzone	Verkaufsschwach (Anstrengung, um an das Produkt zu gelangen)
Sichtzone	Sehr verkaufsstark (fällt direkt ins Auge)
Greifzone	Verkaufsstark (ohne Probleme zu erreichen)
Bückzone	Sehr verkaufsschwach (bleibt meist unbeachtet, erfordert körperlichen Aufwand)

___ von 4 **2.2** **Erläuterung:** Zusammengehörige und sich ergänzende Artikel werden in Bedarfsbündeln als Verbund gemeinsam präsentiert.

Beispiel: Grill, Grillzange, Grillkohle, Grillanzünder, evtl. Grillfleisch

___ von 2 **2.3**
- Kunden zu Ergänzungskäufen anregen /
- Kunden zu Impulskäufen anregen /
- Absatzsteigerung /
- Zeitersparnis für die Kunden (keine lange Suche nach zusätzlich benötigten Artikeln)

___ von 6 **2.4**

	Zone	**Begründung**
verkaufsstark	B	verkaufsstark, da rechts vom Kundenlauf
	C	verkaufsstark, da Auflaufzone (hohe Verweildauer)
	E	verkaufsstark, da Kassenbereich
verkaufsschwach	A	verkaufsschwach, da Bremszone
	D	verkaufsschwach, da Mittelgang

___ von 2 **2.5**
- Suchartikel an ausgewählten und gut sichtbaren Stellen platzieren /
- Aktionsflächen gestalten /
- Sonderangebote platzieren /
- „Stopper/Bremser“ platzieren

___ von 6

2.6

Gestaltungselement	Beschreibung	Begründung
Musik	entsprechend der Zielgruppe	wirkt positiv auf die Stimmung (Kunden sollen sich nicht gestört fühlen)
Raumtemperatur	weder zu kalt noch zu warm	angenehmes Einkaufsgefühl, lädt zum Verweilen ein
Regale	weder zu hoch noch zu niedrig	Kunden sollen keine Probleme haben, an die Waren zu gelangen; die Regale sollen nicht überladen oder zu leer wirken
Übersicht/Sauberkeit	übersichtlich gestaltete Bereiche, hygienisch einwandfrei	die Kunden möchten die Produkte schnell finden und einwandfreie Ware erhalten

Hinweis zur 3. Aufgabe: Die angegebene Situation und die folgenden Teilaufgaben stammen aus dem Themengebiet „Kassiertätigkeiten erfolgreich bewältigen". Nennen Sie immer nur so viele Aspekte/ Punkte wie angegeben, auch wenn in der Lösung noch mehr Alternativen aufgeführt sind.

___ von 3

3.1 prüfen, ob: Kassenbereich sauber / genügend Wechselgeld vorhanden / Tüten aufgefüllt / Kassenrollen/ec-Gerät intakt / Putzmittel griffbereit

___ von 2

3.2 Nein, da gleich ersichtlich ist, dass der weibliche Vorname auf der Karte nicht derjenige des männlichen Kunden sein kann.

___ von 4

3.3 *Hinweis: Unter einem Kassensturz versteht man die Zählung des tatsächlich vorhandenen Bargeldbestands in einer Kasse zu einem bestimmten Zeitpunkt. Für das Vier-Augen-Prinzip soll ein Kollege/eine Kollegin herangezogen werden.*

Sie müssen einen Kassensturz unter Beachtung des Vier-Augen-Prinzips vornehmen. Sollte der Kunde recht behalten, bitten Sie ihn freundlich um Entschuldigung.

___ von 2

3.4

$$\begin{array}{r} 53{,}00\ € \\ -37{,}95\ € \\ {\scriptstyle 1\ \ 1} \\ \hline 15{,}05\ € \end{array}$$

Die Kundin erhält 15,05 € Rückgeld.

___ von 2

3.5.1
- Lächeln und freundlich bleiben /
- Verständnis zeigen /
- den Kunden beruhigen

___ von 2

3.5.2
- Kauf auf Rechnung /
- Kauf mit Kreditkarte /
- Ware zurücklegen; der Kunde hat die Möglichkeit, zu seiner Bank zu gehen und die Angelegenheit in Ruhe zu klären /
- Teil der Ware bar zahlen bis zu dem Betrag, den er als Bargeld dabeihat

___ von 2 **3.6** **Vorteil:** weniger Personal / Personal kann sich mehr um Beratung und Service kümmern / voranschreitende Digitalisierung, um konkurrenzfähig zu bleiben

Nachteil: höhere Diebstahlgefahr / kein Kundenkontakt / längere Dauer, da Kunden evtl. ungeübt (Nachfragen beim Personal)

Hinweis zur 4. Aufgabe: Die angegebene Situation und die folgenden Teilaufgaben stammen aus dem Themengebiet „Sortimentsplanung“. Nennen Sie immer nur so viele Aspekte/Punkte wie angegeben, auch wenn in der Lösung noch mehr Alternativen aufgeführt sind.

___ von 2 **4.1** **Extern:** Fachmessen / Vertreter / Fachliteratur

Intern: Mitarbeiter / Kunden / Ausbilder / die Ware selbst / innerbetriebliche Schulungen

___ von 1 **4.2**
- Messen /
- Fachliteratur /
- Hersteller /
- Händler /
- Internet

___ von 2 **4.3** *Hinweis: Der Verkäufer/die Verkäuferin muss sich auf den Kunden gut einstellen und durch eine geschickte Fragetechnik herausfinden, welche Wünsche der Kunde hat.*
- gute Verkaufskenntnisse, da beratungsintensive Tätigkeit
- Einfühlungsvermögen

___ von 4 **4.4**
- Artikel, die als „lose“ Ware verkauft werden, z. B. an der Frischetheke /
- hochwertige Artikel /
- erklärungsintensive Produkte

___ von 4 **4.5** **Breites Sortiment:** viele Warenbereiche, z. B. Lebensmittel, Elektro, Lederwaren, Spielwaren

Tiefes Sortiment: viele Variationen (Auswahl) innerhalb eines Warenbereichs, z. B. viele verschiedene Arten von Joghurt im Bereich Molkereiprodukte

___ von 2 **4.6** **Breites Sortiment:** große Auswahl für den täglichen Bedarf

Tiefes Sortiment: große Auswahl zu einem bestimmten Warenbereich

Hinweis zur 5. Aufgabe: Die folgenden Teilaufgaben stammen aus den Themengebieten „Warenzeichen“ und „Sortimentsüberlegungen“. Nennen Sie immer nur so viele Aspekte/Punkte wie angegeben, auch wenn in der Lösung noch mehr Alternativen aufgeführt sind.

___ von 3 **5.1**
- Warenmerkmal nennen
- Warenvorteil nennen
- Kundennutzen nennen

___ von 5 **5.2** **Bedeutung:** Umweltsiegel für besonders umweltschonende Produkte

Verkaufsargument: „Dieses Druckerpapier hat das Umweltsiegel bekommen, d. h. es wurde besonders umweltschonend hergestellt. Mit dem Kauf dieses Papiers leisten Sie einen Beitrag zum Umweltschutz."

___ von 4 **5.3** **Randsortiment:** Das Randsortiment ergänzt das Kernsortiment. Die Produkte haben einen relativ geringen Umsatz.

Kernsortiment: Durch dieses Sortiment erwirtschaftet der Einzelhandel den größten Umsatzanteil. Die Waren dieses Sortiments werden den Kunden das ganze Jahr über zur Verfügung gestellt.

___ von 6 **5.4** **Zielgruppe:**

- Alter
- Geschlecht
- Einkommen
- Nachfrage
- Serviceorientierung
- Markenbewusstsein

Mitbewerber:

- Sortimentszusammensetzung
- Standort
- Service
- Marktvolumen
- Marktposition
- Betriebsform
- Preise

Qualität:

Trading down: Qualitative Senkung des Sortimentsniveaus, z. B. Aufnahme von No-Name-Produkten

Trading up: Qualitative Anhebung des Sortimentsniveaus, z. B. durch Anbieten von Markenartikeln

So viele Punkte habe ich erreicht: ________

So lange habe ich gebraucht: ________

Teil 2: Warenwirtschaft und Kalkulation

Details zu den Lösungen finden Sie auf den folgenden Seiten.
Pro Aufgabe werden 3,8461538 Punkte vergeben.

Aufgabe Nr.	Lösungen
Seite 59	**1** 3 · **2** 4 · **3** 3 3
Seite 60	**4** 1
Seite 61	**5** 1 , 4 · **6** € 8 1 6 6 3 , 9 3 ct · **7** 5
Seite 63	**8** 1 · **9** 3 · **10** € 2 0 , 1 4 ct
Seite 64	**11** € 4 0 , 4 9 ct · **12** € 1 4 1 9 2 0 · **13** € 3 4
Seite 65	**14** 1 , 3 · **15** 3 · **16** 5
Seite 66	**17** € 7 0 0 0 , 0 0 ct · **18** € 2 1 , 6 6 ct · **19** € 6 5 0 2
Seite 67	**20** 1 , 4 · **21** 3 , 4 · **22** 5
Seite 68	**23** € 6 0 , 7 7 ct · **24** 4 · **25** € 1 1 , 6 8 ct · **26** 1

So viele Punkte habe ich erreicht: __________

So lange habe ich gebraucht: __________

Ausführliche Lösungen

1. Aufgabe

3. richtig: Sie überprüfen im WWS, ob der Artikel lagerseitig vorhanden ist, und holen den Artikel.

2. Aufgabe

4. richtig: Der Meldebestand von Artikeln der „World of Home“ sinkt.

3. Aufgabe

Hinweis: Hier müssen Sie vom Anfangsbestand ausgehend die Einkäufe immer addieren und die Verkäufe abziehen, um den Meldebestand zu ermitteln.

$361 + 763 - 963 + 251 - 379 = \mathbf{33}$

Der Meldebestand ist unterschritten.

4. Aufgabe

1. richtig: Mit dieser Zahl kann berechnet werden, wie häufig sich die Uhr pro Monat verkauft.

5. Aufgabe

1. richtig: Rund ¼ der Umsätze im stationären Handel werden mit Girocard/EC-Cash abgewickelt.

4. richtig: Hauptsächlich wird mit Bargeld bezahlt.

6. Aufgabe

$$P = \frac{G \cdot p}{100} = \frac{1\,338\,753\,€ \cdot 6{,}1}{100} \approx \mathbf{81\,663{,}93\,€}$$

7. Aufgabe

5. richtig: Die Kassensysteme werden komplizierter und störanfälliger.

8. Aufgabe

1. richtig: Der Meldebestand

9. Aufgabe

3. richtig: Es wurde eine falsche Zugangszahl in das WWS eingebucht.

10. Aufgabe

Berechnung Rabattpreis:

$32 \cdot 22,60 = 723,20$ €

$$P = \frac{G \cdot p}{100} = \frac{723,20\ € \cdot 85}{100} = 614,72\ €$$

Bezugspreis:

614,72 € + 29,60 € = 644,32 €

Einzelpreis:

644,32 € : 32 Stück ≈ **20,14 €**

11. Aufgabe

20,14 € · 1,55 · 1,09 · 1,19 ≈ **40,49 €**

12. Aufgabe

18 800 € + 20 320 € + 23 650 € + 25 300 € + 27 650 € + 26 200 € = **141 920 €**

13. Aufgabe

Hinweis: Um den Umsatz pro Kunde zu berechnen, teilen Sie den Tagesumsatz durch die Anzahl der Kunden an diesem Tag.

Montag	18 800 € : 620 ≈ 30 €
Dienstag	20 320 € : 721 ≈ 28 €
Mittwoch	23 650 € : 802 ≈ 29 €
Donnerstag	25 300 € : 810 ≈ 31 €
Freitag	27 650 € : 821 ≈ **34 €**
Samstag	26 200 € : 800 ≈ 33 €

14. Aufgabe

1. richtig: Zu Wochenbeginn werden geringere Umsätze erzielt.
3. richtig: Am Freitag und Samstag wird fast der 3-fache Umsatz des Montags erwirtschaftet.

15. Aufgabe

3. richtig: Die Lagerkapazität verringert sich.

16. Aufgabe

5. richtig: Die Kosten für die Werbung für die Artikel dieses Markenherstellers verringern sich.

17. Aufgabe

$$G = \frac{P \cdot 100}{p} = \frac{3\,955{,}00\,€ \cdot 100}{56{,}5} = \mathbf{7\,000{,}00\,€}$$

18. Aufgabe

$19{,}47\,€ + 1{,}96\,€ + 3{,}99\,€ + 2{,}92\,€ = 28{,}34\,€$
$50\,€ - 28{,}34\,€ = \mathbf{21{,}66\,€}$

19. Aufgabe

Hinweis: Das Wechselgeld wird vom Tagesumsatz abgezogen, da es ja schon vorher in der Kasse war. Barentnahmen werden dazugezählt, da sie sich vor der Entnahme in der Kasse befanden.

$6\,357\,€ - 250\,€ + 395\,€ = \mathbf{6\,502\,€}$

20. Aufgabe

1. richtig: Der Meldebestand kann durch die schnellere Reaktionszeit gesenkt werden.

4. richtig: Eine Echtzeitauswertung der Verkäufe wird möglich.

21. Aufgabe

3. richtig: Namensgleiche Artikel verschiedener Hersteller können beim Kassiervorgang leichter auseinandergehalten werden.

4. richtig: Bei Preisänderungen muss nicht für jeden Artikel ein neues Etikett erstellt werden.

22. Aufgabe

5. richtig: Informationen zur Anzahl der jeweiligen Artikel

23. Aufgabe

Hinweis: Um den Warenwert im Einkauf zu berechnen, muss man die Anzahl des Artikels mit dem Einkaufspreis multiplizieren. Durch Zusammenzählen erhält man den gesamten Warenwert.

$$\begin{array}{r} 10 \cdot 2{,}33\,€ = 23{,}30\,€ \\ 20 \cdot 1{,}23\,€ = 24{,}60\,€ \\ \underline{13 \cdot 0{,}99\,€ = 12{,}87\,€} \\ \mathbf{60{,}77\,€} \end{array}$$

24. Aufgabe

Hinweis: Selbstkosten sind Kosten, die einem Unternehmer bei der Anschaffung der Ware oder der Verrichtung einer Dienstleistung selbst entstehen. Über den Selbstkostenpreis kann der Einzelhändler die Selbstkosten der Ware decken, ohne jedoch schon einen Gewinn zu erzielen.

4. richtig: Sie können den Artikel zum Selbstkostenpreis + Umsatzsteuer anbieten.

25. Aufgabe

Komplette Kosten: 29 370 €

$$p\,\% = \frac{P \cdot 100}{G} = \frac{3\,430\,€ \cdot 100}{29\,370\,€}\,\% \approx \mathbf{11{,}68\,\%}$$

26. Aufgabe

Hinweis: Unter Handlungskosten versteht man alle Kosten der handelsbetrieblichen Tätigkeit, z. B. Personal- und Raumkosten, Energiekosten, Transportkosten und Verpackungskosten.

1. richtig: Der Handlungskostenzuschlag muss neu berechnet werden.

Teil 3: Wirtschafts- und Sozialkunde

Details zu den Lösungen finden Sie auf den folgenden Seiten.
Bei jeder Aufgabe können 3,5714285 Punkte erreicht werden.

Aufgabe Nr.				
Seite 71	1: 2	2: 4	3: 3	
Seite 72	4: 2	5: 4	6: 2	
Seite 73	7: T T M M 2 3 0 3	8: T T M M 0 1 0 4	9: 3	
Seite 74	10: 1,5	11: 1	12: 4	13: 3
Seite 75	14: 3 – 1 – 7 – 2 – 4 – 5 – 6	15: 2		
Seite 76	16: 2	17: 1	18: 3	
Seite 77	19: 3	20: 1 3 0 0 0	21: 4	
Seite 78	22: 4	23: 3		
Seite 79	24: 2	25: 3		
Seite 80	26: 2	27: 4	28: 3	

So viele Punkte habe ich erreicht: ________

So lange habe ich gebraucht: ________

Ausführliche Lösungen

1. Aufgabe

2. richtig: Der Verbraucher kann die Vor- und Nachteile gleichartiger Produkte von verschiedenen Herstellern erkennen.

2. Aufgabe

4. richtig: Es kann vorkommen, dass der Hersteller den Test gesponsert hat, damit sein Produkt ein gutes Ergebnis erzielt. Dies kann bei Tests mit unklarer Herkunft der Fall sein.

3. Aufgabe

Hinweis: Preisabsprachen zwischen Herstellern sind verboten, da die Preise so nach oben getrieben werden können. Dies gilt v. a. dann, wenn es nur wenige Anbieter zu einem Gut gibt, z. B. bei Benzin.

3. richtig: Preisabsprachen bei bestimmten Gütern können verhindert oder aufgedeckt werden.

4. Aufgabe

Hinweis: Auf Grundlage von Art. 9 Abs. 3 Grundgesetz gilt die Tarifautonomie, d. h. das Recht von Arbeitgeberverbänden und Gewerkschaften, frei von staatlichen Eingriffen Tarifverträge abzuschließen.

2. richtig: Die Arbeitgeberverbände und die Gewerkschaften einigen sich.

5. Aufgabe

4. richtig: Es wird ein Schlichter berufen, der zwischen beiden Tarifparteien einen Kompromiss aushandelt.

6. Aufgabe

Hinweis: Kinder, die das 7. Lebensjahr noch nicht vollendet haben, sind geschäftsunfähig. Ab Vollendung des 7. Lebensjahres bis zur Vollendung des 18. Lebensjahres besteht eine beschränkte Geschäftsfähigkeit und ab 18 Jahren die volle Geschäftsfähigkeit.

2. richtig: Mit Kindern bis zur Vollendung des 7. Lebensjahres

7. Aufgabe

Hinweis: Am 23. März wurde einer Willenserklärung des Verkäufers/Lieferanten zugestimmt.

23. 03.

8. Aufgabe

01.04.

9. Aufgabe

3. richtig: Bei arglistiger Täuschung

10. Aufgabe

1. richtig: Staat
5. richtig: Banken

11. Aufgabe

1. richtig: Das eingesetzte Kapital soll eine höchstmögliche Rendite erzielen.

12. Aufgabe

4. richtig: Der Marktpreis wird durch das Zusammenspiel von Angebot und Nachfrage reguliert.

13. Aufgabe

Hinweis: Eigentum bedeutet, dass jemandem etwas wirklich gehört; Besitz bedeutet, dass man eine Sache nur benutzt oder geliehen bekommen hat. Beispiel Mietauto: Der Eigentümer ist die Mietwagenfirma, der Besitzer ist der Mieter, da er das Fahrzeug gerade nutzt.

3. richtig: Der Besitzer einer Sache muss nicht gleichzeitig der Eigentümer sein.

14. Aufgabe

a	b	c	d	e	f	g
3	1	7	2	4	5	6

15. Aufgabe

Hinweis: Die Friedenspflicht bezieht sich auf das Tarifvertragsrecht. Zu bestimmten Zeiten sind die Tarifparteien z. B. verpflichtet, nicht zu streiken.

2. richtig: Friedenspflicht

16. Aufgabe

2. richtig: Nein, sie muss das Berichtsheft/den Ausbildungsnachweis auch ihrer Ausbildungsleiterin vorlegen.

17. Aufgabe

1. richtig: Die Bescheinigung über die ärztliche Voruntersuchung

18. Aufgabe

Hinweis: Der blaue Engel wird seit 1978 an besonders umweltfreundliche Produkte und Dienstleistungen vergeben. Das Umweltbundesamt prüft regelmäßig die Vergabekriterien.

3. richtig:

19. Aufgabe

Hinweis: Den Stromverbrauch kann man berechnen, indem man die Wattzahl pro Stunde ermittelt und dann kWh und Tage miteinander multipliziert. Die Stromkosten ergeben sich durch die Multiplikation von Stromverbrauch des Geräts und Strompreis. Diese Berechnung wird analog bei den zu vergleichenden Geräten vorgenommen.

3. richtig: Berechnungsbeispiel über den jährlichen Stromverbrauch des Geräts im Vergleich mit ähnlichen Geräten

20. Aufgabe

$$G = \frac{P \cdot 100}{p} = \frac{10\,010\text{ kWh} \cdot 100}{77} = \mathbf{13\,000\text{ kWh}}$$

21. Aufgabe

4. richtig: Die Schaufenster werden auch über Nacht mit voller Leistung beleuchtet.

22. Aufgabe

4. richtig: Der Betriebsrat vertritt die Interessen der Arbeitnehmer/-innen gegenüber der Geschäftsleitung.

23. Aufgabe

3. richtig: Arbeitnehmer/-innen unter 18

24. Aufgabe

2. richtig: 7 Betriebsräte/Betriebsrätinnen

25. Aufgabe

3. richtig: Sie hat die Möglichkeit, ihre Zusage, innerhalb der Mutterschutzzeit zu arbeiten, jederzeit zu widerrufen.

26. Aufgabe

2. richtig: Wenn sie durch ein ärztliches Zeugnis nachweisen kann, dass die Gesundheit des Kindes in Gefahr ist.

27. Aufgabe

4. richtig: Heilkosten für einen Unfall, den Sie während einer Fortbildung erleiden.

28. Aufgabe

3. richtig: Beschädigte Zuleitungen für die Schaufensterbeleuchtung austauschen.

Teil 1: Verkauf und Werbemaßnahmen

21 Punkte
21 Minuten

1. Aufgabe

Situation

Die Trendkauf GmbH wirbt unter anderem in einem Werbeprospekt für ein Kaffeeservice.

3 Punkte

1.1 Finden Sie die Art der Darbietung ansprechend? Begründen Sie Ihre Entscheidung.

Kaffeeservice
24-teilig
statt 120,00 € jetzt **nur** 90,00 €

2 Punkte

1.2 Wie sollte eine Werbeanzeige gestaltet sein, damit sie ansprechend auf Kunden wirkt? Nennen Sie **2** Punkte.

4 Punkte

1.3 Da die Werbeanzeige nicht den gewünschten Erfolg zeigt, sollen die beworbenen Artikel zusätzlich verkaufswirksam präsentiert werden. Zählen Sie **2** Möglichkeiten einer werbewirksamen Präsentation auf und begründen Sie Ihre Entscheidung.

1.4 Eine Kundin, die sich für das Service interessiert, bringt den Einwand: „Das habe ich im Internet günstiger gesehen."

3 Punkte

1.4.1 Entkräften Sie den Einwand mit einer geeigneten Methode in wörtlicher Rede. Nennen Sie die angewandte Methode.

1 Punkt

1.4.2 Welchen Vorteil bietet der stationäre Handel gegenüber dem Internet? Nennen Sie **1** Vorteil.

2 Punkte **1.5** Berechnen Sie, wie viel Prozent der Preisnachlass bei dem Kaffeeservice beträgt. Geben Sie einen nachvollziehbaren Lösungsweg an.

4 Punkte **1.6** Nennen Sie **2** Vorteile, die sich aus dem Preisnachlass für Ihr Unternehmen ergeben.

2 Punkte **1.7** Kurz vor Ladenschluss interessiert sich eine Kundin für das Service. Wie verhalten Sie sich kundenorientiert?

20 Punkte
17 Minuten

2. Aufgabe

Situation

Sie sind derzeit an der Hauptkasse der Trendkauf GmbH eingesetzt.

2 Punkte **2.1** Erklären Sie, warum kundenfreundliches Verhalten im Kassenbereich besonders wichtig ist.

1 Punkt **2.2** Welche Zahlungsmöglichkeit bieten Sie z. B. mit dieser Karte Ihren Kunden?

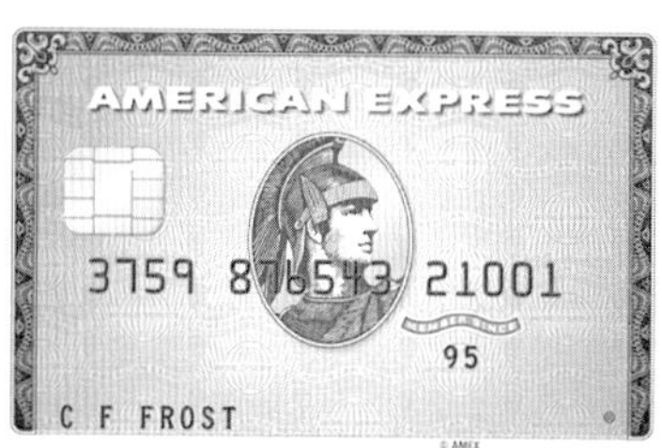

© *American Express*

4 Punkte **2.3** Nachdem Sie einen Artikel, der 295,50 € kostet, eingescannt haben, hält der Kunde Ihnen eine Mastercard entgegen. Beschreiben Sie die weitere Abwicklung des Zahlungsvorgangs in vier sachlogischen Schritten.

4 Punkte **2.4** Nennen Sie jeweils **2** Vor- und Nachteile dieser Zahlungsmethode für die Trendkauf GmbH.

Vorteile: ______

Nachteile: ______

3 Punkte **2.5** Ein Kunde möchte mit einer Kreditkarte zahlen, die Sie in Ihrem Unternehmen nicht annehmen. Formulieren Sie eine kundenfreundliche Reaktion in wörtlicher Rede.

______

______

______

4 Punkte **2.6** Welche Vor- und Nachteile bietet die Barzahlung der Trendkauf GmbH? Nennen Sie jeweils zwei.

Vorteile: ______

Nachteile: ______

2 Punkte **2.7** Serviceleistungen werden in Ihrem Unternehmen großgeschrieben. In einer Teamsitzung wurde vereinbart, die Serviceleistungen im Kassenbereich auszuweiten. Nennen Sie **2** Serviceleistungen, mit denen Sie Ihren Kunden an der Kasse begegnen können.

______

______

18 Punkte
12 Minuten

3. Aufgabe

Situation

Die Trendkauf GmbH möchte ihre Haushaltswaren- und Elektroabteilung moderner gestalten, um auch eine jüngere Zielgruppe anzusprechen. In einer Teamsitzung soll ein Brainstorming stattfinden.

4 Punkte **3.1** Welche vorbereitenden Tätigkeiten müssen vor einer Teamsitzung beachtet werden? Nennen Sie **2** Punkte.

______

______

______

2 Punkte **3.2** Argumentieren Sie anhand von **2** Beispielen, warum es zu Konflikten kommen kann, wenn ein Team aus zu vielen Mitgliedern besteht.

______

______

6 Punkte **3.3** Ihrem Team ist der Bereich Abteilungsgestaltung und im Besonderen die Fokussierung auf Erlebniszonen und Musik zugeteilt worden.
Erklären Sie, worauf Sie bei den Gestaltungselementen achten, und begründen Sie dies.

Gestaltungselement	**Erklärung**	**Begründung**
Beispiel: Beleuchtung	Die Produkte sollen gut ausgeleuchtet sein.	Die Kunden sollen die Produkte gut sehen können und evtl. durch zielgerichtete Spotlights auf einzelne Produkte aufmerksam gemacht werden.
Erlebniszonen		
Musik		

2 Punkte **3.4** Sie sind dazu übergegangen, die Preisschilder lediglich am Regal und nicht mehr an der Ware anzubringen. Begründen Sie, ob diese Form der Preisauszeichnung rechtlich zulässig ist.

4 Punkte **3.5** Im Zuge der Modernisierung soll die Haushaltswaren-/Elektroabteilung nach den Grundsätzen des „Visual Merchandising" umgestaltet werden.
Geben Sie **2** Beispiele an, wie die Warenpräsentation in der Haushaltswaren-/Elektroabteilung nach den Grundsätzen des „Visual Merchandising" aussehen könnte.

23 Punkte
19 Minuten

4. Aufgabe

Situation

Sie sind für den Kassenbereich zuständig inklusive Umtausch und Reklamation.

4 Punkte **4.1** Nennen Sie **4** Merkmale, wie Sie den Kunden freundlich und verkaufsorientiert an der Kasse begegnen können.

2 Punkte **4.2** Nachdem Sie kassiert haben, händigen Sie einer Kundin die Ware und den Kassenzettel aus. Sie raten ihr, den Kassenzettel aufzubewahren. Geben Sie **2** Aspekte an, warum dies sinnvoll sein kann.

3 Punkte **4.3** Ein Kunde kommt nach einer Woche mit einer Bluse wieder und sagt, dass er sie seiner Frau zum Geburtstag schenken wollte, ihr die Bluse aber nicht gefällt.
Hat der Kunde einen Anspruch auf Umtausch der Bluse? Begründen Sie Ihre Entscheidung.

3 Punkte **4.4** Von einem Auszubildenden erhalten Sie folgende Belege. Sie sollen den Kunden Herrn Voigt anrufen und das Telefonat kundenorientiert führen.

Trendkauf GmbH
Am Dorf 12, 92637 Weiden

Trend Kauf

RECHNUNG 112200235 **12.7.20xx**

RECHNUNGSADRESSE	LIEFERADRESSE	ANWEISUNGEN
Matthias Voigt Am Weidenacker 12 92637 Weiden	wie Rechnungsadresse	Lieferung frei Haus an Rechnungsadresse

Menge	Beschreibung	Einzelpreis	Gesamt
1	Fernseher Samson Art.Nr.10345634/34	1 029,00 €	1 029,00 €

ZWISCHENSUMME	1 029,00 €	
ENTHALTENE UMSATZSTEUER (19 %)	164,29 €	
VERSANDKOSTEN	0,00 €	
GESAMTBETRAG		**1 029,00 €**

Quittung: Betrag dankend erhalten
Schustermann

Bereiten Sie sich auf das Telefonat vor und schreiben Sie sich **3** Anhaltspunkte auf, wie Sie situationsgerecht auf die Reklamation eingehen.

> ☎ Telefonnotiz: Datum: *14. August*
>
> *Herr Voigt hat telefonisch mitgeteilt, dass sein Fernseher sich nicht mehr einschalten lässt. Der Bildschirm bleibt schwarz.*
> *Er war sehr aufgebracht und verlangt umgehend ein neues Gerät.*
> *Bitte um Rückruf!*
> *Weiß*

4 Punkte **4.5** Liegt zeitlich gesehen eine berechtigte Reklamation vor? Begründen Sie Ihre Entscheidung.

4 Punkte **4.6** Welche vorrangigen Rechte kann Herr Voigt in Anspruch nehmen?

3 Punkte **4.7** Auf einer Artikelverpackung steht der Hinweis „3 Jahre Herstellergarantie“. Erklären Sie diese Angabe.

18 Punkte
21 Minuten

5. Aufgabe

Situation

Der Stammkunde Herr Mehlbauer schaut sich in Ihrer Abteilung Hilfe suchend und unsicher um. Es ist 9.15 Uhr am Morgen.

2 Punkte **5.1** Begrüßen Sie den Kunden situationsgerecht. Formulieren Sie in wörtlicher Rede.

4 Punkte **5.2** Formulieren Sie in wörtlicher Rede zu einem Artikel Ihrer Wahl zwei offene Fragen zur Bedarfsermittlung.

Artikel: ______________________________

Fragen: ______________________________

____

4 Punkte **5.3** Kaufmotive lassen sich in rationale und emotionale Motive unterscheiden. Erklären Sie den Unterschied und geben Sie jeweils ein Beispiel an.

rational: ______________________________

emotional: ______________________________

5.4 Sie haben, dem Kaufmotiv entsprechend, Herrn Mehlbauer die passende Ware vorgelegt. Er entschließt sich zu einem Kauf.

2 Punkte **5.4.1** Bieten Sie ihm zu seinem Hauptartikel **2** entsprechende Ergänzungsartikel an.

Hauptartikel	**Ergänzungsartikel**

4 Punkte **5.4.2** Erläutern Sie den Unterschied zwischen notwendigen und sinnvollen Ergänzungsartikeln.

notwendig: ______________________________

____

sinnvoll: ______________________________

____

2 Punkte **5.5** Warum bieten Sie Ihrer Kundschaft Ergänzungsartikel an? Nennen Sie jeweils einen Vorteil für den Kunden/die Kundin und für Ihr Unternehmen.

Vorteil für den Kunden/die Kundin: ______________________________

Vorteil für das Unternehmen: ______________________________

100 Punkte
60 Minuten

Teil 2: Warenwirtschaft und Kalkulation

Tragen Sie die Lösungen der Aufgaben in den Lösungsbogen ein (siehe Seite 119). Bei Rechenaufgaben müssen Sie das Endergebnis eintragen.

Situation zur 1. bis 3. Aufgabe

Die Trendkauf ist mit einem elektronischen Warenwirtschaftssystem WWS ausgerüstet.

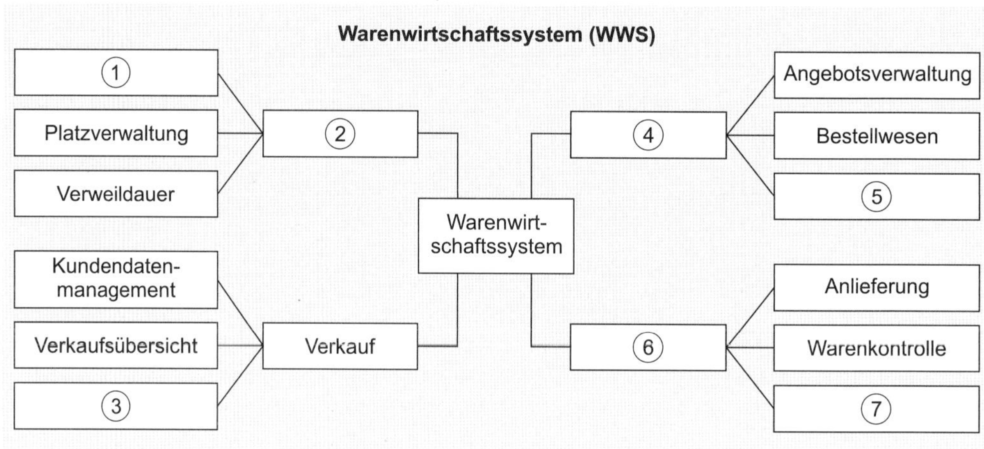

1. Aufgabe

Ordnen Sie den folgenden Begriffen die entsprechenden Nummern in der Grafik zu und tragen Sie diese Nummern in Ihren Lösungsbogen ein.

☐ Eingangsprüfung
☐ Verkaufsplanung
☐ Bestandsführung
☐ Wareneingang
☐ Lager
☐ Lieferantendatei
☐ Einkauf

2. Aufgabe

Das Warenwirtschaftssystem der Trendkauf arbeitet nach dem Prinzip des „geschlossenen Systems“. Welche Eigenschaft trifft auf ein solches System zu?

1. Alle wesentlichen betriebswirtschaftlichen Aufgaben (Einkauf/Vertrieb/Lager) werden von einem einzigen System abgedeckt.
2. Das System ist mit besonderen Schnittstellen mit dem System der Konkurrenten verbunden.
3. Die einzelnen Bestandteile (Lager/Vertrieb/Einkauf) sind in sich geschlossen und müssen separat geöffnet werden.
4. Das System ist geschlossen, damit nicht jeder Mitarbeiter darauf Zugriff hat.
5. Das System ist vor Hackerangriffen sicher, weil es geschlossen ist.

3. Aufgabe

Durch ein elektronisches WWS kann der Nachlieferungsvorgang von Waren vereinfacht werden. Welche Aussage ist hierbei zutreffend?

1. Es kann eine Personalreduzierung stattfinden, da alles vollautomatisch erfolgt.
2. Es können weniger Fehler passieren, da menschlicher Irrtum ausgeschlossen ist.
3. Durch schnellere Nachlieferung steigt immer auch der Umsatz.
4. Das System meldet automatisch, wenn der Meldebestand erreicht ist und nachbestellt werden muss.
5. Das System verhindert, dass ein Artikel ausgeht.

4. Aufgabe

In einem solchen System werden auch Daten zu den Lieferanten gespeichert. Welche Informationen dürfen nicht an andere Personen weitergegeben werden?

1. Die Adressen der Lieferanten
2. Die Anzahl der Mitarbeiter in der Trendkauf
3. Das festgelegte Tarifgehalt
4. Die Lieferkonditionen der verschiedenen Zulieferer/Großhändler
5. Die Energiekosten der Trendkauf

Situation zur 5. bis 6. Aufgabe

Sie erhalten von Ihrem langjährigen Geschäftspartner, dem Elektrogroßhändler Holler, einen Brief bezüglich der Lieferzeit von bestimmten Artikeln.

Elektrogroßhandel Holler | Bayernstraße 1 | 92694 Etzenricht

Elektrogroßhandel Holler

Ihr Zeichen, Ihre Nachricht vom

Mein Zeichen, meine Nachricht vom

Etzenricht, 18.02.20xx

Trendkauf GmbH
Am Dorf 12

92637 Weiden

Lieferverzögerungen

Sehr geehrte Damen und Herren,

wir möchten Sie darüber informieren, dass es bei der Küchenmaschine „Mix-230W" der Firma Blochinger derzeit zu einer Lieferverzögerung von 14 Tagen seitens des Herstellers kommt.

Wir bitten Sie, diese Verzögerungen bei Ihrer Warendisposition einzuplanen.

Mit freundlichen Grüßen

Erwin Holler
Erwin Holler

Elektrogroßhandel Holler Bayernstraße 1
92694 Etzenricht
Tel.: 0961/477775
E-Mail: info@Egrh.Holler.de

5. Aufgabe

Welche Maßnahme müssen Sie sofort im WWS ergreifen?

1. Den Meldebestand senken, da der Artikel ja innerhalb von 14 Tagen lieferbar ist.
2. Wenn Elektrogroßhandel Holler nicht liefern kann, suchen Sie sich einen anderen Großhändler.
3. Sie erhöhen den Meldebestand für die Küchenmaschine, damit frühzeitig bestellt wird.
4. Sie bieten dem Elektrogroßhändler an, einen höheren Preis zu zahlen, damit er liefert.
5. Sie nehmen den Artikel aus dem Sortiment, da er nicht mehr lieferbar ist.

6. Aufgabe

Ihnen liegt folgender Auszug aus dem Warenwirtschaftssystem vor:

WWS Trendkauf GmbH

Artikelinformationen: Küchenmaschine Blochinger Mix-230W

Artikel Name:	Blochinger Mix-230 W
Bestellnummer:	5563
Lieferant:	Elektrogroßhandel Holler
Einkaufspreis:	123,20 €
Verkaufspreis:	252,49 €
Meldebestand:	5
Mindestbestand:	5
Ist-Bestand:	8

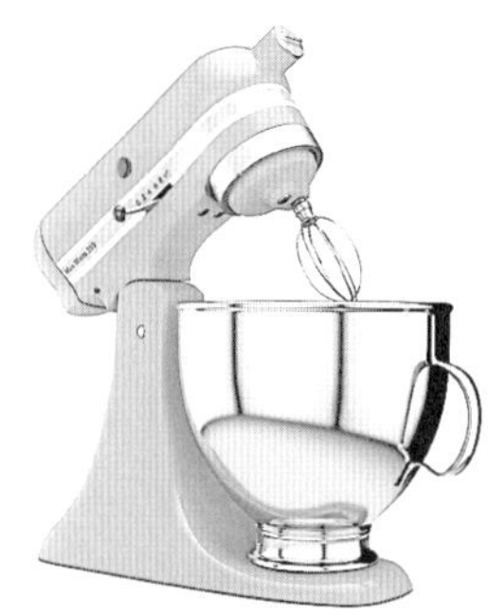

Wochenübersicht:

Datum	**Zugang**	**Verkäufe**	**Ist-Bestand**
10. Februar			5
12. Februar	10		15
13. Februar		2	13
14. Februar		2	11
15. Februar		3	8

Zusatzinformationen

18.02.: Lieferzeit Elektrogroßhandel Holler derzeit 14 Tage

Küchenmaschine © doomu, Shutterstock

Welche Informationen können Sie diesem Auszug entnehmen?

1. Den genauen Liefertermin bei einer Bestellung
2. Die kalkulierte Gewinnspanne
3. Die Lieferbedingungen
4. Die verschiedenen Ausführungen der Küchenmaschine
5. Die Veränderungen im Bestand des Artikels

Situation zur 7. bis 10. Aufgabe

Wegen der Lieferverzögerung für den Küchenmixer Mix-230W verkauft Ihnen Ihr Großhändler Holler das hochwertigere Modell Mix-240W zu einem Sonderpreis.

Rechnung

Datum: 20.02.20xx
RECHNUNG NR. TKW 18/53

Elektrogroßhandel Holler
Elektrisch sind wir stark

AN
Trendkauf GmbH
Am Dorf 12
92637 Weiden
0961/541251551524
Kundennummer TKW-01

Verkäufer:	Angebot:	Versandart:	Lieferbedingungen:	Lieferdatum:	Zahlungs-bedingungen:	Fälligkeitsdatum:
Herr Holler	TKW 18 /53	Paketdienst	Frei Haus	–	siehe Angebots-bedingungen	20.03.20xx

Menge	Artikelnummer	Beschreibung	Einzelpreis	Rabatt	Summe der Positionen
15 4	5564 –	Blochinger Mix-240W Paketdienst (4 Pakete)	158,00 €	22 % *Sonderrabatt*	1 848,60 €
			Rabatt gesamt		
				Zwischensumme	1 848,60 €
				MwSt.	351,23 €
				Gesamtsumme	2 199,83 €

Angebot erstellt von: Herr Holler

Dieses Angebot gilt für die genannten Produkte und unterliegt den nachstehend aufgeführten Bedingungen:

- Lieferung erfolgt am Tag nach Zahlungseingang
- Zahlbar innerhalb von 14 Tagen nach Rechnungseingang mit 3 % Skonto, innerhalb von 30 Tagen ohne Abzug
- Lieferung erfolgt unter Eigentumsvorbehalt.
- Ware wird frei Haus geliefert.

Vielen Dank für Ihre Bestellung!

Elektrogroßhandel Holler, Bayernstraße 1, 92694 Etzenricht, Telefon 0961 / 477775, Fax 0961 / 4777776, info@Egrh.Holler.de

85 11 0478676 0

Empfänger
Consignee

Trendkauf GmbH
Am Dorf 12
92637 Weiden

Kundennummer Customernr.	Inhalt Contents
19999	654

Send. best. aus
Consigm. cons. of
3 Paketen Parcels

Gewicht Weight
48

Datum Date
20.02.20xx

Absender Consignor

Elektrogroßhandel Holler
Bayernstraße 1
92694 Etzenricht

Wir arbeiten ausschließlich aufgrund unserer AGB, neueste Fassung

Logo © bytedust. Shutterstock

7. Aufgabe

Der Fahrer des Paketdienstes übergibt Ihnen die Pakete. Sie vergleichen den Adressaufkleber mit der Rechnung.

1. Die Anzahl der gelieferten Pakete stimmt nicht mit der Rechnung überein.
2. Die Lieferung entspricht der Rechnung.
3. Der Artikelpreis ist falsch angegeben.
4. Die Adresse der Trendkauf auf dem Auftrag stimmt nicht mit der Rechnung überein.
5. Das Paket wurde laut Adressaufkleber einen Tag zu spät geliefert.

8. Aufgabe

Laut Rechnung ist es Ihnen möglich, Skonto vom Rechnungsbetrag abzuziehen.
Um welchen Betrag dürfen Sie die Rechnung vermindern?

9. Aufgabe

Sie werden gebeten, für den Küchenmixer Mix-240W ein Verkaufsschild zu erstellen. Dabei sollen Sie vom Nettopreis ohne Skonto ausgehen und mit Handlungskosten von 58 %, einem Gewinn von 9,5 % und einer Umsatzsteuer von 19 % kalkulieren.

10. Aufgabe

Das Spitzenmodell der Blochinger Mix-Serie, „Mix-450W", kostet ungerundet 656,88 €. Berechnen Sie den Bezugspreis, wenn mit 60 % Handlungskostenzuschlag, 15 % Gewinn und 19 % Umsatzsteuer gerechnet wurde.

Situation zur 11. bis 13. Aufgabe

Sie sind in der Elektroabteilung eingesetzt. Bedingt durch einen Sortimentswechsel werden bestimmte Artikel abverkauft.

11. Aufgabe

Im Rahmen einer Rabattaktion wurde der Kopfhörer „Soundcheck" auf 79,00 € gesenkt. Um die letzten 13 Exemplare verkaufen zu können, wurde der Preis auf 60,83 € gesenkt. Wie viel Prozent macht diese Preissenkung aus?

12. Aufgabe

Um die letzten 5 Kopfhörer verkaufen zu können, wurden sie pauschal auf 50,00 € reduziert. Welchen Prozentsatz, bezogen auf den ursprünglichen Preis von 79,00 €, muss der Käufer/die Käuferin nun bezahlen?

13. Aufgabe

Die Kopfhörer lagen sehr lange auf Lager. Wie wirkt sich dies auf die Kostenkalkulation der Trendkauf aus?

1. Da die Kopfhörer wenig Platz brauchen, steigen die Lagerkosten nicht an.
2. Die Personalkosten steigen an, da man die Kopfhörer ständig umräumen muss.
3. Das Lager füllt sich immer mehr.
4. Die Handlungskosten steigen, da sich die Lagerkosten durch die Lagerdauer erhöhen.
5. Die Handlungskosten sinken, da sich die Kopfhörer im Abverkauf befinden.

Situation zur 14. bis 18. Aufgabe

Sie sind an der Kasse der Trendkauf eingesetzt.

14. Aufgabe

Wozu dient das nebenan abgebildete Gerät?

1. Es ist ein MDE-Gerät zur Inventur.
2. Es handelt sich um ein Lesegerät für GTIN-Etiketten.
3. Es dient zur Kontrolle der Echtheit von Geldscheinen.
4. Es ist ein Teil der Diebstahlüberwachung an der Kasse.
5. Es ist ein Lesegerät für Kredit- und Bankkarten.

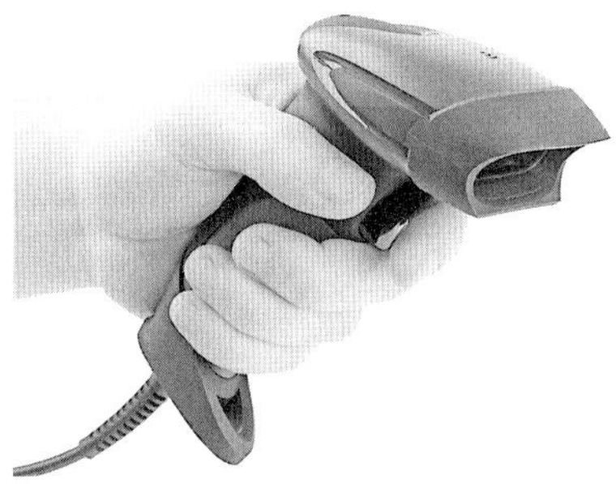

© Ruslan Kuzmenkov. Shutterstock

15. Aufgabe

Ihnen liegt dieser Kassenbericht vor:

<table>
<tr><th colspan="6">Kassenbericht für den 31.03.20xx</th></tr>
<tr><th colspan="6">Kassenbestand</th></tr>
<tr><th colspan="2">Geldscheine</th><th colspan="2">Münzgeld</th><th colspan="2">Elektronische Zahlverfahren</th></tr>
<tr><th>Anzahl</th><th>Stückelung (€)</th><th>Anzahl</th><th>Stückelung (€)</th><th>Art</th><th>Betrag</th></tr>
<tr><td>1</td><td>500,00</td><td>12</td><td>2,00</td><td>Kundenkarte</td><td>231,22</td></tr>
<tr><td>2</td><td>200,00</td><td>14</td><td>1,00</td><td>Girocard</td><td>1 231,65</td></tr>
<tr><td>8</td><td>100,00</td><td>23</td><td>0,50</td><td>Kreditkarten</td><td>655,25</td></tr>
<tr><td>23</td><td>50,00</td><td>13</td><td>0,20</td><td>---</td><td>---</td></tr>
<tr><td>10</td><td>20,00</td><td>30</td><td>0,10</td><td>---</td><td>---</td></tr>
<tr><td>30</td><td>10,00</td><td>21</td><td>0,05</td><td>---</td><td>---</td></tr>
<tr><td>5</td><td>5,00</td><td>27</td><td>0,02</td><td>---</td><td>---</td></tr>
<tr><td>---</td><td>---</td><td>13</td><td>0,01</td><td>---</td><td>---</td></tr>
<tr><td>Summe</td><td>3 375,00</td><td>Summe</td><td>56,82</td><td>Summe</td><td>2 118,12</td></tr>
<tr><td colspan="4">Abzüglich Wechselgeld: 325,66</td><td colspan="2">Summe 2 118,12</td></tr>
<tr><td colspan="4">Summe: 3 106,16</td><td colspan="2"></td></tr>
<tr><td colspan="6">Umsatz: 5 224,28</td></tr>
<tr><th colspan="6">Übersicht</th></tr>
<tr><td colspan="4">Verkaufte Artikel</td><td colspan="2">356</td></tr>
<tr><td colspan="4">Anzahl der bezahlenden Kunden</td><td colspan="2">322</td></tr>
<tr><td colspan="4">Durchschnittlicher Umsatz pro Kassiervorgang</td><td colspan="2"></td></tr>
</table>

Berechnen Sie den durchschnittlichen Umsatz pro Kassiervorgang.

16. Aufgabe

Berechnen Sie den Anteil der Umsätze mit elektronischen Zahlverfahren am Gesamtumsatz.

17. Aufgabe

Ein Teil der Kunden hat mit einer Kundenkarte bezahlt, deren Umsatz dann vom Konto des Kunden abgebucht wird. Die Trendkauf bietet dem Kunden beim Einsatz einer Kundenkarte einen Rabatt von 3 % an. Wie hoch wäre der Umsatz beim Einsatz der Kundenkarte ohne diesen Rabatt?

18. Aufgabe

Wie andere Einzelhandelsunternehmen bietet auch die Trendkauf eine Kundenkarte an. Welchen Vorteil hat eine solche Kundenkarte für die Trendkauf GmbH?

1. Die Trendkauf kann die Kundendaten an andere Unternehmen weiterverkaufen.
2. Durch Kundenkarten werden die Kunden stärker an die Trendkauf gebunden.
3. Kundenkarten steigern generell den Umsatz.
4. Kundenkarten sorgen dafür, dass mehr Kunden ins Geschäft kommen und schauen.
5. Durch Kundenkarten lassen sich Neukunden leichter gewinnen.

Situation zur 19. bis 21. Aufgabe

Zum Ende eines jeden Geschäftsjahres findet eine Inventur statt.

19. Aufgabe

In welcher gesetzlichen Vorschrift ist die Pflicht zur Inventur festgelegt?

1. im HGBEG
2. im HHG
3. im HGB
4. im HGrG
5. im HAG

20. Aufgabe

Zur Datenerfassung in der Inventur setzt die Trendkauf GmbH ein MDE-Gerät zur Datenerfassung ein. Welche **2** Vorteile bietet diese Art der Datenerfassung?

1. Es können keine Fehler passieren.
2. Der Personalbedarf ist geringer, da eine Zeitersparnis stattfindet.
3. Die komplette Inventur kann während der Geschäftszeit stattfinden.
4. Die Genauigkeit steigt.
5. Die manuelle Übertragung der Daten geht schneller.

21. Aufgabe

Welche Erklärung passt zum Begriff einer „permanenten Inventur“?

1. Durch den Einsatz eines WWS und dessen dauernde Fortschreibung kann die körperliche Zählung einzelner Warengruppen auf mehrere Zeitpunkte des Geschäftsjahres gestreckt werden.
2. Ein Mitarbeiter der Trendkauf ist permanent damit beschäftigt, die Artikel im Geschäftsraum zu zählen.
3. Im Lager wird der Bestand der Artikel täglich mit dem MDE-Gerät erfasst.
4. Beim Wareneingang wird permanent Inventur gemacht, damit bei der Stichtagsinventur weniger Zeit gebraucht wird.
5. Es findet eine permanente Rückrechnung der Inventurwerte statt.

Situation zur 22. bis 24. Aufgabe

Ihnen liegt folgende Statistik vor:

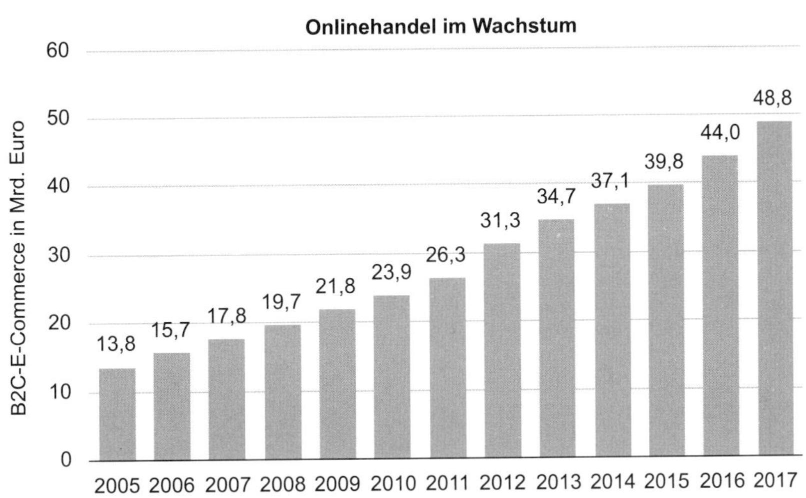

Eigene Darstellung nach HDE-Prognose; GfK; IFH, ohne MwSt; Angaben für Nonfood, FMCG, Entertainment, Tickets, Downloads, Reisen (o. Urlaubsreisen)

22. Aufgabe

Welche zwei Aussagen zu dem Diagramm sind richtig?

1. Von 2006 auf 2017 hat sich der Umsatz im Onlinehandel mehr als verdreifacht.
2. Fast 50 % der Kunden kaufen online ein.
3. Der größte Umsatzanstieg fand zwischen 2015 und 2016 statt.
4. Der größte Umsatzanstieg fand zwischen 2011 und 2012 statt.
5. Von 2009 bis 2017 hat sich der Umsatz im Onlinehandel verdoppelt.

23. Aufgabe

Um wie viel Prozent ist der Umsatz im Onlinehandel zwischen 2005 und 2017 gestiegen?

24. Aufgabe

Welche zusätzliche Maßnahme kann dazu beitragen, dass der Einkauf beim Onlineauftritt der Trendkauf GmbH attraktiver gegenüber den Mitbewerbern wird?

1. Einführen des bargeldlosen Zahlens
2. Verweisen auf alternative Angebote bei Mitbewerbern
3. Hochladen eines Online-Blätterkatalogs
4. Portofreiheit ab einem Einkauf von 350 €
5. Rückgabemöglichkeit im Onlineshop gekaufter Artikel im Ladengeschäft

25. Aufgabe

Berechnen Sie den Umsatz des Onlineshops der Trendkauf GmbH im Jahr 2018, wenn die gleiche Steigerung wie für 2016 auf 2017 gilt. Runden Sie auf ganze Euro.

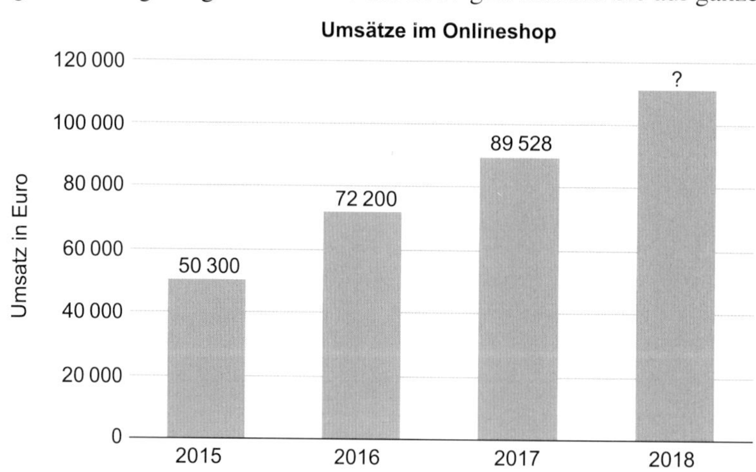

26. Aufgabe

Für den Kauf eines Großbildfernsehers bietet die Trendkauf zwei Möglichkeiten an. Um wie viele Euro verteuert sich der Fernseher durch den Finanzkauf?

TV Blochinger „Magic Screen“ 65 Zoll

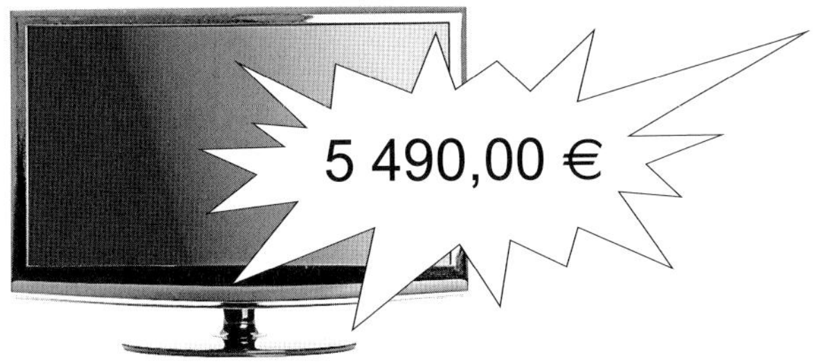

Sofortkauf	Finanzkauf	
Sonderrabatt: 15 %	Anzahlung:	190,00 €
	24 Monatsraten:	230,00 €

TV © iko. Shutterstock

Lösungsbogen

Aufgabe Nr.	
Seite 106	1 ☐–☐–☐–☐–☐–☐–☐ 2 ☐
Seite 107	3 ☐ 4 ☐
Seite 108	5 ☐ 6 ☐
Seite 110	7 ☐ 8 € , ct
Seite 111	9 € , ct 10 € 11 % 12 % ,
Seite 112	13 ☐ 14 ☐
Seite 113	15 € , ct 16 % ,
Seite 114	17 € , ct 18 ☐ 19 ☐ 20 ☐ , ☐
Seite 115	21 ☐ 22 ☐ , ☐
Seite 116	23 % , 24 ☐ 25 €
Seite 117	26 € , ct

100 Punkte
60 Minuten

Teil 3: Wirtschafts- und Sozialkunde

Tragen Sie die Lösungen der Aufgaben in den Lösungsbogen ein (siehe Seite 131). Bei Rechenaufgaben müssen Sie das Endergebnis eintragen.

Situation zur 1. bis 4. Aufgabe

Sie sind Mitarbeiter/-in der Trendkauf GmbH.

1. Aufgabe

Die Trendkauf GmbH ist ein Betrieb des Einzelhandels. Welches Merkmal kennzeichnet derartige Betriebe?

1. Beim Einzelhandel gehört einer einzigen Person das Einzelhandelsgeschäft.
2. Einzelhändler verkaufen nur an andere Betriebe, die die Produkte wieder an die Endkunden weiterverkaufen.
3. Einzelhändler kaufen Produkte und Waren ein, um diese dann meist ohne weitere Veredelung/Weiterverarbeitung an die Endkunden weiterzuverkaufen.
4. Im Einzelhandel erfolgt der Verkauf nur in kleinen Mengen.
5. Der Einzelhandel verkauft nur einzelne Teile an ausgewählte Kunden.

2. Aufgabe

Angebot und Nachfrage beeinflussen sich gegenseitig. Welche Aussage ist richtig?

1. Wenn die Nachfrage bei gleichem Angebot sinkt, steigt der Preis.
2. Eine steigende Nachfrage verändert den Preis nicht, da die Verkaufspreise vom Hersteller vorgegeben sind.
3. Ein sinkendes Angebot führt auch zu sinkenden Preisen.
4. Wenn die Nachfrage bei gleichbleibendem Angebot steigt, steigen auch die Preise an.
5. Bei steigender Nachfrage steigt immer auch das Angebot.

3. Aufgabe

Die Trendkauf GmbH möchte nach dem Minimalprinzip ein möglichst gutes Geschäftsergebnis erzielen. Welche Aussage ist dazu richtig?

1. Für den erstrebten Umsatz möglichst wenige Mitarbeiter/-innen einsetzen.
2. Es soll ein minimaler Geldeinsatz erfolgen.
3. Die Effizienz des Verkaufs soll dadurch gesteigert werden.
4. Der minimale Gewinn soll durch maximalen Aufwand gesteigert werden.
5. Die Kosten sollen minimiert werden.

4. Aufgabe

Ordnen Sie den drei verschiedenen Wirtschaftsbereichen die entsprechenden Tätigkeiten zu. Für jeden Wirtschaftsbereich ist nur eine Tätigkeit richtig.
Tragen Sie das Ergebnis von links nach rechts in den Lösungsbogen ein.

1. Ein Sportgeschäft verkauft ein Paar Handschuhe.
2. Ein Schreiner stellt ein Fenster her.
3. Eine Versicherung stellt einen Versicherungsschein aus.
4. Ein Arzt stellt eine Krankmeldung aus.
5. Ein Metzger schlachtet eine Kuh.
6. Frau Müller geht zum Einkaufen.

Urproduktion	Verarbeitung	Verteilung

Situation zur 5. bis 7. Aufgabe

Sie erhalten von der Großkauf folgendes Angebot über das Teeservice „London", das Sie überprüfen sollen:

Großkauf GmbH
13.02.20xx

Angebot Nr. 25456

Rechnungsadresse (1)		**Lieferadresse** (2)	
Kunde	Trendkauf GmbH	**Empfänger**	Trendkauf GmbH
Kunden-ID-Nr.	526		
Anschrift	Am Dorf 12 92637 Weiden	**Anschrift**	Am Dorf 12 92637 Weiden
Telefon	0961/541251551524	**Telefon**	0961/541251551524
Zahlbar bis (3)	Zahlbar nach Rechnungsstellung	**Lieferdatum** (6)	13.02.20xx
Verkäufer (4)	Herr Horst	**Versandart** (7)	Frei Haus
Zahlungs-bedingungen (5)	Bei Zahlungen innerhalb von 10 Arbeitstagen 2,0 % Skonto, innerhalb von 30 Tagen ohne Abzug	**Angebots-bedingungen** (8)	Angebot gültig bis zum 15.02.20xx

Für das Angebot gelten die Allgemeinen Geschäftsbedingungen. (9)

Menge	Artikel-Nr.	Beschreibung	Einzelpreis	Rabatt	Position gesamt
20	643	Teeservice „London" (10)	65,00		1 300,00
				15 % auf den Warenwert (11)	195,00
1		Lieferung	20,00		20,00
Die Ware bleibt bis zur vollständigen Bezahlung Eigentum des Verkäufers. (12)					
				Rabatt gesamt	
				Zwischensumme	
				MwSt.	
				Gesamt	

Großkauf GmbH
Weststraße 23, 90512 Nürnberg • www.Grosskauf.de
T. 0911/858955 • F. 0911/85895 • info@Grosskauf.de

Vielen Dank für Ihre Bestellung!

5. Aufgabe

An welcher Stelle (Ziffern ① bis ⑫) ist das Angebot eingeschränkt?
Tragen Sie das Ergebnis in den Lösungsbogen ein.

6. Aufgabe

Unter der Ziffer ⑨ wird von „Allgemeinen Geschäftsbedingungen" gesprochen.
Was ist darunter zu verstehen?

1. Verkaufsbedingungen, die die Trendkauf GmbH mit der Großkauf festgelegt hat.
2. Regelungen, die im HGB geregelt sind.
3. Regelungen, die im StGB für Geschäfte festgesetzt sind.
4. Eine Vielzahl von vorformulierten Vertragsbedingungen.
5. Ein Teil des BGB, das sich mit Verträgen beschäftigt.

7. Aufgabe

Unter der Nummer ⑫ wird ein Eigentumsvorbehalt ausgedrückt. Wie ist dieser zu verstehen?

1. Die Trendkauf GmbH kann nur Besitzer der Ware werden.
2. Der Lieferant bleibt Besitzer und Eigentümer der Ware.
3. Die Trendkauf GmbH wird erst nach der vollständigen Bezahlung der Ware ihr Eigentümer.
4. Bei der Übergabe der Ware an die Trendkauf GmbH erlischt der Eigentumsvorbehalt.
5. Die Ware wird erst nach der vollständigen Bezahlung geliefert.

Situation zur 8. bis 10. Aufgabe

Da auch Minderjährige oft Rechtsgeschäfte eingehen, ist eine Prüfung der Gültigkeit dieser Geschäfte wichtig.

8. Aufgabe

Welches der aufgeführten Rechtsgeschäfte darf der 15-jährige Timo ohne die Zustimmung seiner gesetzlichen Vertreter abschließen?

1. Kauf eines Mopeds für 1 600 €
2. Heiraten
3. Abschluss einer zusätzlichen Krankenversicherung
4. Schenkung einer wertvollen Uhr zur Firmung durch seinen Patenonkel
5. Verkauf seiner Stereoanlage an einen Freund

9. Aufgabe

Prüfen Sie, welches der angegebenen Rechtsgeschäfte von vornherein nichtig ist.

1. Sandra (16) kauft sich von ihrem Taschengeld eine Schminktasche für 7 €.
2. Johannes schließt mit Unterschrift der Eltern einen Ausbildungsvertrag ab.
3. Die 18-jährige Lisa kauft sich ein Auto auf Raten.
4. Der 8-jährige Tim kauft sich von seinem Taschengeld eine CD für 9 €.
5. Im betrunkenen Zustand verkauft der 16-jährige Max seinem Freund eine CD für 10 €.

10. Aufgabe

An welcher Stelle ist ein Kaufvertrag zustande gekommen?

1. Der Kunde betritt ein Warenhaus und überprüft das Angebot.
2. Ein Verkaufsberater zeigt dem Kunden einige Artikel.
3. Der Kunde bezahlt die Rechnung und nimmt die Ware entgegen.
4. Der Verkaufsberater begleitet den Kunden zur Kasse.
5. Der Verkaufsberater übergibt dem Kunden ein kleines Werbegeschenk.

Situation zur 11. bis 14. Aufgabe

Frau Schundler ist für die Ausbildung in der Trendkauf GmbH verantwortlich. Der 16-jährige Max Müller möchte eine Ausbildung zum Kaufmann im Einzelhandel beginnen.

11. Aufgabe

Zu den Pflichten der Ausbilder/-innen gehört die Sorgepflicht. Welche Aussage ist zutreffend?

1. Sie müssen dafür sorgen, dass die Auszubildenden sorgfältig arbeiten.
2. Sie müssen dafür sorgen, dass die Auszubildenden charakterlich gefördert werden.
3. Sie müssen dafür sorgen, dass die Auszubildenden ehrliche Menschen werden.
4. Sie müssen dafür sorgen, dass die Jugendlichen in der Freizeit keine Straftaten begehen.
5. Der/die Auszubildende muss für seinen/ihren Ausbilder sorgen.

12. Aufgabe

In einem Ausbildungsvertrag können zusätzliche Vereinbarungen getroffen werden. Welche der angeführten Zusatzvereinbarungen ist zulässig?

1. Für 2 € kann Max sein Mittagessen in der Betriebskantine erhalten.
2. Er muss für kaputtgegangenes Werkzeug Ersatz leisten.
3. Er muss pro Monat für 30 € bei der Trendkauf GmbH Waren einkaufen.
4. Die Unterbringung bei einer überbetrieblichen Unterweisungsmaßnahme muss er selbst bezahlen.
5. Er muss jede von ihm verlangte Arbeit ausführen.

13. Aufgabe

Die Trendkauf GmbH ist Mitglied im Verband des Einzelhandels. Wo kann sich Max Müller verbindlich über die Lohnhöhe nach der Ausbildung informieren?

1. Im Internet
2. Bei seinen Freunden, die in Konkurrenzunternehmen arbeiten
3. Im Manteltarifvertrag
4. Im Entgelttarifvertrag des Einzelhandels in seinem Tarifbezirk
5. Bei anderen Mitarbeitern

14. Aufgabe

Max möchte sich über die Abläufe der Abschlussprüfung für Einzelhandelskaufleute informieren. Wer kann ihm dabei helfen?

1. Das Arbeitsamt
2. Die Berufsschule
3. Der Verband der Einzelhändler
4. Die Handwerkskammer
5. Die Industrie- und Handelskammer

Situation zur 15. bis 17. Aufgabe

In der Trendkauf GmbH gibt es einen Betriebsrat und eine Jugend- und Auszubildendenvertretung. Nun stehen Neuwahlen für diese Gremien an.

Dritter Teil: Jugend- und Auszubildendenvertretung

Erster Abschnitt: Betriebliche Jugend- und Auszubildendenvertretung

§70: Allgemeine Aufgaben

(1) Die Jugend- und Auszubildendenvertretung hat folgende allgemeine Aufgaben:

1. Maßnahmen, die den in §60 Abs. 1 genannten Arbeitnehmern dienen, insbesondere in Fragen der Berufsbildung und der Übernahme der zu ihrer Berufsausbildung Beschäftigten in ein Arbeitsverhältnis, beim Betriebsrat zu beantragen;

1 a. Maßnahmen zur Durchsetzung der tatsächlichen Gleichstellung der in §60 Abs. 1 genannten Arbeitnehmer entsprechend §80 Abs. 1 Nr. 2a und 2b beim Betriebsrat zu beantragen;

2. darüber zu wachen, dass die zugunsten der in §60 Abs. 1 genannten Arbeitnehmer geltenden Gesetze, Verordnungen, Unfallverhütungsvorschriften, Tarifverträge und Betriebsvereinbarungen durchgeführt werden;
3. Anregungen von in §60 Abs. 1 genannten Arbeitnehmern, insbesondere in Fragen der Berufsbildung, entgegenzunehmen und, falls sie berechtigt erscheinen, beim Betriebsrat auf eine Erledigung hinzuwirken. Die Jugend- und Auszubildendenvertretung hat die betroffenen in §60 Abs. 1 genannten Arbeitnehmer über den Stand und das Ergebnis der Verhandlungen zu informieren;
4. die Integration ausländischer, in § 60 Abs. 1 genannter Arbeitnehmer im Betrieb zu fördern und entsprechende Maßnahmen beim Betriebsrat zu beantragen.

(2) Zur Durchführung ihrer Aufgaben ist die Jugend- und Auszubildendenvertretung durch den Betriebsrat rechtzeitig und umfassend zu unterrichten. Die Jugend- und Auszubildendenvertretung kann verlangen, dass ihr der Betriebsrat die zur Durchführung ihrer Aufgaben erforderlichen Unterlagen zur Verfügung stellt.

15. Aufgabe

Konstantin Müller, 23 Jahre, weiß nicht, welche Aufgaben die Jugend- und Auszubildendenvertretung hat. Welches Gesetzbuch kann darüber Auskunft geben?

1. Das Betriebsverfassungsgesetzbuch
2. Das Jugendarbeitsschutzgesetz
3. Das Handelsgesetzbuch
4. Das Bürgerliche Gesetzbuch
5. Das Gesetzbuch über Gewerkschaften im Betrieb

16. Aufgabe

Der Gesetzesauszug zeigt die Aufgaben der Jugend- und Auszubildendenvertretung. Welche der aufgeführten Aufgaben gehört **nicht** dazu?

1. Fragen zur Übernahme nach der Berufsausbildung
2. Durchsetzung der Gleichstellung von Mann und Frau
3. Überwachung der Unfallverhütungsvorschriften
4. Mitwirkung bei der Verhandlung der Tarifverträge
5. Mitwirkung bei der Integration ausländischer Mitbürger/-innen

17. Aufgabe

Für die Einrichtung eines Betriebsrats gelten gesetzliche Bestimmungen.
Welche der angeführten Bestimmungen ist richtig?

1. Ein Betriebsrat darf immer gewählt werden.
2. Ein Betriebsrat kann nur eingerichtet werden, wenn im Betrieb mindestens fünf wahlberechtigte Arbeitnehmer/-innen vorhanden sind.
3. Der Betriebsrat wird auf fünf Jahre gewählt.
4. Für den Betriebsrat kann nur gewählt werden, wer länger als ein Jahr im Betrieb gearbeitet hat.
5. Jeder Mitarbeiter/jede Mitarbeiterin kann in den Betriebsrat gewählt werden.

Situation zur 18. bis 20. Aufgabe

Sie arbeiten mit Frau Schundler im Schaufenster, um dieses neu zu dekorieren.
Frau Schundler stolpert über ein Regal und bricht sich dabei das Bein.

18. Aufgabe

Wegen dieses Unfalls müssen Sie einen Notruf absetzen. Bringen Sie die notwendigen Informationen in die richtige Reihenfolge.
Übertragen Sie Ihre Lösung von rechts nach links in den Lösungsbogen.

1. Welche Art von Verletzung/Schaden liegt vor?
2. Warten auf Rückfragen.
3. Wo ist etwas geschehen?
4. Wie viele Personen sind betroffen?
5. Was ist geschehen?

19. Aufgabe

Damit ein derartiger Unfall nicht noch einmal passiert, möchten Sie sich über die geltenden Vorschriften zur Unfallverhütung informieren. An welcher Stelle können Sie fündig werden?

1. Bei der Bundesagentur für Arbeit
2. Beim Technischen Überwachungsverein
3. Bei der Gewerkschaft
4. Im Bundesarbeitsschutzgesetz
5. Bei der Berufsgenossenschaft für den Einzelhandel

20. Aufgabe

Frau Schundlers Unfall wurde als Arbeitsunfall anerkannt. Wer ist für die Begleichung der Heilkosten für Frau Schundler zuständig?

1. Die Trendkauf GmbH, weil der Unfall in ihrem Betrieb passiert ist
2. Die gesetzliche Krankenversicherung
3. Ihre private Unfallversicherung
4. Die gesetzliche Unfallversicherung
5. Sie muss selbst dafür aufkommen, da es ihre eigene Schuld war, dass sie gestolpert ist.

Situation zur 21. bis 22. Aufgabe

Der Arbeitszeit im Betrieb sind durch Gesetze (siehe Auszug) klare Grenzen gesetzt.

Arbeitszeiten

Arbeitszeitgesetz (ArbZG)
§4 Ruhepausen

Die Arbeit ist durch im Voraus feststehende Ruhepausen von mindestens 30 Minuten bei einer Arbeitszeit von mehr als sechs bis zu neun Stunden und 45 Minuten bei einer Arbeitszeit von mehr als neun Stunden insgesamt zu unterbrechen. Die Ruhepausen nach Satz 1 können in Zeitabschnitte von jeweils mindestens 15 Minuten aufgeteilt werden. Länger als sechs Stunden hintereinander dürfen Arbeitnehmer nicht ohne Ruhepause beschäftigt werden.

Jugendarbeitsschutzgesetz (JArbSchG)
§11 Ruhepausen

(1) Jugendlichen müssen im Voraus feststehende Ruhepausen von angemessener Dauer gewährt werden. Die Ruhepausen müssen mindestens betragen

1. 30 Minuten bei einer Arbeitszeit von mehr als viereinhalb bis zu sechs Stunden,
2. 60 Minuten bei einer Arbeitszeit von mehr als sechs Stunden.

Als Ruhepause gilt nur eine Arbeitsunterbrechung von mindestens 15 Minuten.

(2) Die Ruhepausen müssen in angemessener zeitlicher Lage gewährt werden, frühestens eine Stunde nach Beginn und spätestens eine Stunde vor Ende der Arbeitszeit. Länger als viereinhalb Stunden hintereinander dürfen Jugendliche nicht ohne Ruhepause beschäftigt werden.

21. Aufgabe

Frau Horst (48) arbeitet am Mittwoch von 8.00 bis 17.00 Uhr. Um welche Uhrzeit muss sie spätestens eine Pause machen, damit sie nicht mit dem Gesetz in Konflikt gerät?

1. Zur Mittagspause um 12.00 Uhr
2. Um 13.00 Uhr
3. Sie kann selbst entscheiden, wann sie eine Pause macht.
4. Um 14.20 Uhr
5. Um 14.00 Uhr

22. Aufgabe

Die Auszubildende Verena Meier (17) arbeitet von 9.00 bis 17.00 Uhr und geht um 14.20 Uhr in ihre erste Pause.
Wann hätte sie ihre Pause antreten müssen?

1. Um 13.30 Uhr
2. Um 14.00 Uhr
3. Um 12.00 Uhr
4. Um 12.30 Uhr
5. Um 15.00 Uhr

Situation zur 23. bis 26. Aufgabe

Die Mitarbeiter der Trendkauf GmbH erhalten für ihre Arbeit Löhne und Gehälter.

23. Aufgabe

Die Trendkauf GmbH ist Mitglied im Arbeitgeberverband des Einzelhandels. Wie werden bei den Mitgliedern dieses Verbandes die Löhne und Gehälter festgelegt?

1. Durch Streik
2. Durch Verhandlungen zum Manteltarifvertrag
3. Durch Verhandlungen zum Tarifvertrag
4. Durch Gespräche der Betriebsräte der einzelnen Mitglieder des Einzelhandelsverbandes
5. Durch Verhandlungen der Gewerkschaften mit den Betrieben

24. Aufgabe

Von Lohn und Gehalt werden den Arbeitnehmern und Arbeitnehmerinnen Beiträge für die Sozialversicherung abgezogen. Für welche der aufgeführten Versicherungen muss nur der Arbeitgeber Beiträge bezahlen?

1. Gesetzliche Krankenversicherung
2. Rentenversicherung
3. Arbeitslosenversicherung
4. Pflegeversicherung
5. Gesetzliche Unfallversicherung

25. Aufgabe

Der Beitrag zur gesetzlichen Arbeitslosenversicherung beträgt 3 % (Stand 2018). Wie hoch ist der Beitrag für die Arbeitslosenversicherung, wenn Herr Müller 1 900 € brutto verdient?

26. Aufgabe

Was ist darunter zu verstehen, wenn ein Tarifvertrag für allgemein verbindlich festgelegt wird?

1. Er gilt für ganz Deutschland.
2. Der Tarifvertrag ist für alle Branchen gültig.
3. Die Friedenspflicht muss eingehalten werden.
4. Der Tarifvertrag gilt für alle Arbeitnehmer und Arbeitgeber in einem Tarifgebiet.
5. Der Tarifvertrag gilt verbindlich über mehrere Jahre.

Situation zur 27. bis 29. Aufgabe

Dem Schutz der Umwelt muss auch die Trendkauf GmbH Rechnung tragen.

27. Aufgabe

Das nebenstehende Symbol wird auf immer mehr Elektrogeräten angebracht.
Wozu dient es?

1. Damit soll die Lieferzeit der verschiedenen Klassen dargestellt werden.
2. Damit soll die Energieeffizienzklasse des Geräts gezeigt werden.
3. Es zeigt die Leistungsklassen des Geräts.
4. Es wird angezeigt, in welchen Energieklassen das Gerät lieferbar ist.
5. Die Effizienz des Geräts soll damit angezeigt werden.

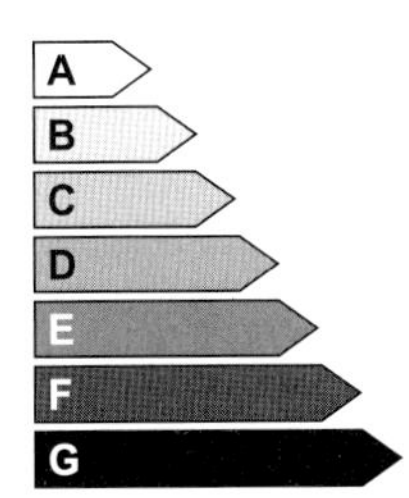

28. Aufgabe

Welche Maßnahme trägt **nicht** dazu bei, hinsichtlich der Verpackungen ökologisch zu handeln?

1. Verpackungen werden – soweit möglich – wiederverwendet.
2. Es wird darauf geachtet, dass biologisch abbaubares Verpackungsmaterial verwendet wird.
3. Die Verpackungen sollen viel Platz für Werbeaufdrucke haben.
4. Die Verpackungen sollen so gekennzeichnet werden, dass ein sortenreines Recyceln möglich ist.

5. Beim Entsorgen werden die Verpackungen so zerkleinert, dass sie möglichst wenig Platz im Müll brauchen.

29. Aufgabe

Wodurch kann die Trendkauf GmbH ihre Kunden zu umweltbewusstem Handeln anregen?

1. Verpackungen werden zurückgenommen.
2. Getränke werden in PET-Flaschen verkauft.
3. Besonders umweltfreundliche Produkte werden in der Griffzone platziert.
4. Es werden keine Tragetaschen aus Stoff mehr angeboten.
5. Aufstellen von Recyclingautomaten für Plastikflaschen.

Lösungsbogen

Aufgabe Nr.				
Seite 121	1	2	3	
Seite 122	4			
Seite 123	5	6	7	8
Seite 124	9	10	11	12
Seite 125	13	14		
Seite 126	15	16	17	18
Seite 127	19	20		
Seite 128	21	22	23	24
Seite 129	25 €	26	27	28
Seite 130	29			

Lösungen

Teil 1: Verkauf und Werbemaßnahmen

Hinweis zur 1. Aufgabe: Die Situation und die folgenden Teilaufgaben stammen aus dem Themengebiet „Werbung und Verkaufsförderung". Nennen Sie immer nur so viele Aspekte/Punkte wie angegeben, auch wenn in der Lösung noch mehr Alternativen aufgeführt sind.

___ von 3

1.1 Nicht ansprechend, da keine Abbildung, keine Erklärung/Beschreibung (nur die nötigsten Angaben), Anzeige setzt keinen Blickfang

___ von 2

1.2
- Bilder zur Veranschaulichung /
- ansprechende Schriftart und Farbe /
- kreative Werbetexte

___ von 4

1.3
- extra Aufsteller /
- Lichtspots /
- Probierstände (z. B. mit Kaffee aus dem Service) /
- Verbundplatzierung mit anderen Artikeln

Die Kunden werden auf die Waren aufmerksam und ihre Sinne werden angesprochen.

___ von 3

1.4.1 *Hinweis: Hier würden sich folgende Methoden eignen: Bumerang-, Rückfrage- oder Ja-Aber-Methode (Ja-und-Methode). Als Beispiellösung ist die Bumerang-Methode angegeben.*

„Das könnte sein, jedoch können *wir* Ihnen zu diesem Artikel immer zusätzliche Teile passend dazu anbieten und jederzeit Ersatzteile beschaffen." (Bumerang-Methode)

___ von 1

1.4.2
- Die Kunden können den Artikel gleich ansehen, berühren und evtl. testen bzw. anprobieren. /
- Die Verkäufer stehen für Fragen zur Verfügung.

___ von 2

1.5 $120\,€ \mathrel{\hat{=}} 100\,\%$

$90\,€ \mathrel{\hat{=}} x\,\%$

$$\frac{90\,€ \cdot 100\,\%}{120\,€} = 75\,\%$$

$100\,\% - 75\,\% = \mathbf{25\,\%}$

___ von 4

1.6
- Kundengewinnung und -bindung /
- Steigerung von Impulskäufen /
- Absatzsteigerung /
- Umsatz- und evtl. Gewinnsteigerung

___ von 2 **1.7** Im Normalfall die Kundin zu Ende bedienen. Falls das nicht möglich ist, einen Termin für die Fortführung des Verkaufsgesprächs vereinbaren. Der Kundin evtl. einen Prospekt mitgeben, damit sie nicht mit leeren Händen nach Hause geht und denkt, sie sei umsonst gekommen.

Hinweis zur 2. Aufgabe: Die Situation und die folgenden Teilaufgaben stammen aus dem Themengebiet „Kasse/Zahlungsmittel". Nennen Sie immer nur so viele Aspekte/Punkte wie angegeben, auch wenn in der Lösung noch mehr Alternativen aufgeführt sind.

___ von 2 **2.1** Es ist der letzte Eindruck, den die Kunden von Ihrem Unternehmen mitnehmen, und dieser sollte wertschätzend sein, damit die Kunden mit einem guten Gefühl nach Hause gehen.

___ von 1 **2.2** Zahlung mit Kreditkarte

___ von 4 **2.3** Karte auf Gültigkeit prüfen, Karte in das Lesegerät stecken, Belege werden erstellt und der Kunde unterschreibt, Unterschrift auf Übereinstimmung prüfen oder PIN wird durch den Kunden eingegeben (dann entfällt die Überprüfung der Unterschrift) (der Kunde erhält einen Zahlungsbeleg).

___ von 4 **2.4** **Vorteile:** geringerer Bargeldbestand / keine Fehler beim Zählen des Geldes / höherer Umsatz durch Impulskäufe / Konkurrenzfähigkeit / Imagepflege

Nachteile: Kauf der nötigen Hardware / hohe Abrechnungsgebühren

___ von 3 **2.5** „Leider können wir diese Kreditkarte nicht akzeptieren. Die Zahlung mit dieser Karte ist in unserem Unternehmen nicht möglich. Wenn Sie im Besitz einer Mastercard oder einer Visa Card sind, können Sie gerne damit zahlen. Wir nehmen auch Ihre Girocard an."

___ von 4 **2.6** **Vorteile:** keine technische Ausstattung für Kartenlesegeräte notwendig / augenblicklicher Zahlungseingang / keine Gebühren an Kreditkartenunternehmen zu zahlen

Nachteile: Falschgeld / Kassendifferenzen möglich / nicht hygienisch

___ von 2 **2.7**
- Einpackservice /
- Geschenkverpackungen /
- Bringdienst zum Auto /
- verschiedene Zahlungsmöglichkeiten /
- Reservieren von Ware

Hinweis zur 3. Aufgabe: Die Situation und die folgenden Teilaufgaben stammen aus den Themengebieten „Teamarbeit" und „Gestaltungselemente sinnvoll einsetzen". Nennen Sie immer nur so viele Aspekte/Punkte wie angegeben, auch wenn in der Lösung noch mehr Alternativen aufgeführt sind.

___ von 4 **3.1**
- Ort und Zeit festlegen /
- Tagesordnung festlegen /
- Einladungen schreiben und verschicken /
- evtl. Getränke und Snacks bereitstellen

___ von 2 **3.2** Es ist schwieriger, einen Konsens zu finden. Auch kann der Überblick verloren gehen und Absprachen sind schwieriger zu treffen.

___ von 6 **3.3**

Gestaltungselement	Erklärung	Begründung
Erlebniszonen	Einkaufen mit den Sinnen erleben	die Kunden sollen nicht nur ihre benötigten Waren bei uns finden, sondern sollen sich noch darüber hinaus amüsieren können
Musik	angenehme Lautstärke, zielgruppengerechte Auswahl des Musikstils	die Kunden sollen sich wohlfühlen und mit dem Gehörten identifizieren können

___ von 2 **3.4** Ja, zulässig nach der Preisangabenverordnung: Die Preise müssen gut erkennbar, deutlich lesbar und eindeutig dem betreffenden Artikel zugeordnet werden können.

___ von 4 **3.5** *Hinweis: „Visual Merchandising" ist die optische Verkaufsförderung im Sinne von visueller Steuerung des Verkaufs. Die Ware soll so dargeboten werden, dass sie sich selbst, ohne Unterstützung durch den Verkäufer, „anbietet".*
- nach verschiedenen Elektroartikeln geordnet /
- nach Farben oder Gebrauch im Bereich Haushaltswaren geordnet /
- Verbundplatzierung, damit der Kunde alles gleich zur Hand hat, z. B. Staubsauger und passende Beutel

Hinweis zur 4. Aufgabe: Die Situation und die Teilaufgaben stammen aus dem Themengebiet „Kundenorientierter Umgang mit Umtausch und Reklamation". Nennen Sie immer nur so viele Aspekte/Punkte wie angegeben, auch wenn in der Lösung noch mehr Alternativen aufgeführt sind.

___ von 4 **4.1**
- Blickkontakt /
- die Kunden mit Namen ansprechen (wenn bekannt) /
- sorgfältiger Umgang mit der Ware /
- für die Kunden sinnvolle oder notwendige Zusatzartikel anbieten /
- Bekräftigung der Kaufentscheidung /
- für Einkauf bedanken /
- verabschieden

___ von 2 **4.2** Nachweis für Kauf; wird auch für Reklamation/Umtausch und als Garantienachweis benötigt

___ von 3 **4.3** Da kein Umtausch und keine Reklamation: kein rechtlicher Anspruch auf Rückgabe. Die Ware kann jedoch aus Kulanz zurückgenommen werden.

___ von 3 **4.4** Bedauern über die Situation ausdrücken, dem Kunden zufriedenstellende Lösung unterbreiten, evtl. Reparaturtermin vereinbaren, um Verständnis für Vorgehensweise bitten, wenn das Gerät nicht zurückgenommen, sondern erst einmal repariert wird.

___ von 4 **4.5** Ja, da Gewährleistungsfrist von zwei Jahren nicht abgelaufen.

___ von 4 **4.6** Nachbesserung, Ersatzlieferung

___ von3 **4.7** Freiwillige Garantie des Herstellers, die über die gesetzliche Gewährleistung hinausgeht

Hinweis zur 5. Aufgabe: Die Situation und die Teilaufgaben stammen aus den Themengebieten „Verkaufsgespräche kundenorientiert führen/Ergänzungsartikel/Kaufmotive".

___ von 2 **5.1** „Guten Morgen, Herr Mehlbauer. Wie kann ich Ihnen heute weiterhelfen?" – „Was darf ich heute Gutes für Sie tun?"

___ von 4 **5.2** *Hinweis: Stellen Sie Fragen, auf die der Kunde nicht mit ja oder nein antworten kann. Die folgende Lösung ist ein Beispiel.*

Artikel: Jacke

Fragen: „Für welchen Anlass soll die Jacke sein?" –
„Wie wollen Sie die Jacke kombinieren?"

___ von 4 **5.3** **rational:** die Vernunft betreffend (z. B. Umweltbewusstsein, Sparsamkeit, Arbeitserleichterung, Praktikabilität)

emotional: eher gefühlsbetont (z. B. Geltung/Ansehen, Schönheitsbedürfnis, Nachahmungstrieb)

___ von 2 **5.4.1** **Hauptartikel:** Jacke

Ergänzungsartikel: Schal, Pflegemittel

___ von 4 **5.4.2** **notwendig:** für den Hauptkauf unerlässlich (Produkt funktioniert nicht ohne Ergänzungsartikel, z.B. Batterien für sprechende Puppe)

sinnvoll: unterstützt den Hauptkauf, wertet ihn auf (z.B. Gürtel für Hose, Pflegeprodukte für Schuhe)

___ von 5 **5.5** **Vorteil für den Kunden/die Kundin:** kann das Produkt z.B. gleich in Gebrauch nehmen, bzw. hat länger Freude daran

Vorteil für das Unternehmen: zufriedene Kunden/Kundinnen, die gerne wiederkommen; damit verbunden: Umsatzsteigerung

So viele Punkte habe ich erreicht: ________

So lange habe ich gebraucht: ________

Teil 2: Warenwirtschaft und Kalkulation

Details zu den Lösungen finden Sie auf den folgenden Seiten.
Pro Aufgabe werden 3,8461538 Punkte vergeben.

Aufgabe Nr.	Lösungen
Seite 106	**1** 7 – 3 – 1 – 6 – 2 – 5 – 4 · **2** 1
Seite 107	**3** 1 · **4** 4
Seite 108	**5** 3 · **6** 5
Seite 110	**7** 1 · **8** € 65,99 ct / € 55,46 ct
Seite 111	**9** € 253,73 ct · **10** € 300 · **11** % 23 · **12** % 63,29
Seite 112	**13** 4 · **14** 2
Seite 113	**15** € 16,22 ct · **16** % 40,54
Seite 114	**17** € 238,37 ct · **18** 2 · **19** 3 · **20** 2, 4
Seite 115	**21** 1 · **22** 1, 4
Seite 116	**23** % 253,62 · **24** 5 · **25** € 106852
Seite 117	**26** € 1043,50 ct

So viele Punkte habe ich erreicht: ________

So lange habe ich gebraucht: ________

Ausführliche Lösungen

1. Aufgabe

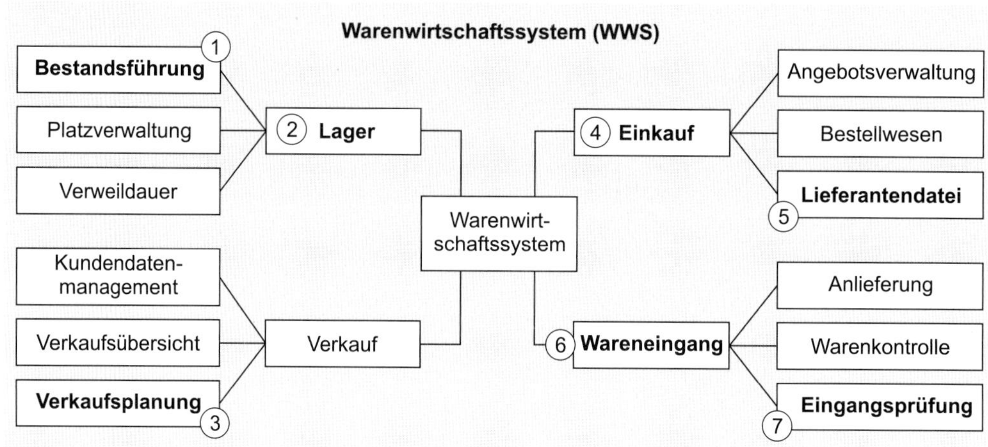

Eingangsprüfung ⑦
Verkaufsplanung ③
Bestandsführung ①
Wareneingang ⑥
Lager ②
Lieferantendatei ⑤
Einkauf ④

2. Aufgabe

1. richtig: Alle wesentlichen betriebswirtschaftlichen Aufgaben (Einkauf/Vertrieb/Lager) werden von einem einzigen System abgedeckt.

3. Aufgabe

1. richtig: Das System meldet automatisch, wenn der Meldebestand erreicht ist und nachbestellt werden muss.

4. Aufgabe

4. richtig: Die Lieferkonditionen der verschiedenen Zulieferer/Großhändler

5. Aufgabe

Hinweis: Der Meldebestand ist der Bestand, dessen Erreichen eine neue Bestellung auslösen muss, um den Mindestbestand (bis zum Eintreffen der neuen Lieferung) nicht angreifen zu müssen.

3. richtig: Sie erhöhen den Meldebestand für die Küchenmaschine, damit frühzeitig bestellt wird.

6. Aufgabe

5. richtig: Die Veränderungen im Bestand des Artikels

7. Aufgabe

1. richtig: Die Anzahl der gelieferten Pakete stimmt nicht mit der Rechnung überein.

8. Aufgabe

Hinweis: Bei der Variante A wird das Skonto vom Betrag mit Mehrwertsteuer (MwSt) abgezogen, bei der Variante B vom Betrag ohne MwSt. Beide Varianten sind möglich, da die Mehrwertsteuer kaufmännisch korrekt gesondert ausgewiesen werden muss.

Variante A: Bruttobetrag

$$P = \frac{G \cdot p}{100}$$

$$P = \frac{2\,199{,}83\,€ \cdot 3}{100} \approx \mathbf{65{,}99\,€}$$

Variante B: Nettobetrag

$$P = \frac{G \cdot p}{100}$$

$$P = \frac{1\,848{,}60\,€ \cdot 3}{100} \approx \mathbf{55{,}46\,€}$$

9. Aufgabe

$1\,848{,}60\,€ : 15 = 123{,}24\,€$

$123{,}24\,€ \cdot 1{,}58 \cdot 1{,}095 \cdot 1{,}19 = \mathbf{253{,}73\,€}$

10. Aufgabe

$656{,}88 : 1{,}19 : 1{,}15 : 1{,}60 = \mathbf{300\,€}$

11. Aufgabe

$79{,}00\,€ - 60{,}83\,€ = \mathbf{18{,}17\,€}$

$$p = \frac{P \cdot 100}{G}$$

$$p\,\% = \frac{18{,}17\,€ \cdot 100}{79{,}00\,€}\,\% = \mathbf{23\,\%}$$

12. Aufgabe

$$p = \frac{P \cdot 100}{G}$$

$$p\,\% = \frac{50{,}00\,€ \cdot 100}{79{,}00\,€}\,\% \approx \mathbf{63{,}29\,\%}$$

13. Aufgabe

4. richtig: Die Handlungskosten steigen, da sich die Lagerkosten durch die Lagerdauer erhöhen.

14. Aufgabe

2. richtig: Es handelt sich um ein Lesegerät für GTIN-Etiketten.

15. Aufgabe

Hinweis: Um den durchschnittlichen Umsatz pro Kunde zu berechnen, muss man den Tagesumsatz durch die Anzahl der Kunden teilen.

$5\,224{,}28\text{ €} : 322 \approx \mathbf{16{,}22\text{ €}}$

16. Aufgabe

$$p = \frac{P \cdot 100}{G}$$

$$p\,\% = \frac{2\,118{,}12\text{ €} \cdot 100}{5\,224{,}28\text{ €}}\,\% \approx \mathbf{40{,}54\,\%}$$

17. Aufgabe

$$G = \frac{P \cdot 100}{p}$$

$$G = \frac{231{,}22\text{ €} \cdot 100}{97} \approx \mathbf{238{,}37\text{ €}}$$

18. Aufgabe

2. richtig: Durch Kundenkarten werden die Kunden stärker an die Trendkauf gebunden.

19. Aufgabe

Hinweis: Das HGB (=Handelsgesetzbuch) regelt das Handelsrecht in Deutschland.

3. richtig: Im HGB

20. Aufgabe

Hinweis: Ein MDE-Gerät (Mobiles Datenerfassungsgerät) dient der mobilen (ortsungebundenen) Datenerfassung, z. B. bei Etiketten im Einzelhandel.

2. richtig: Der Personalbedarf ist geringer, da eine Zeitersparnis stattfindet.

4. richtig: Die Genauigkeit steigt.

21. Aufgabe

1. richtig: Durch den Einsatz eines WWS und dessen dauernde Fortschreibung kann die körperliche Zählung einzelner Warengruppen auf mehrere Zeitpunkte des Geschäftsjahres gestreckt werden.

22. Aufgabe

1. richtig: Von 2006 auf 2017 hat sich der Umsatz im Onlinehandel mehr als verdreifacht.
4. richtig: Der größte Umsatzanstieg fand zwischen 2011 und 2012 statt.

23. Aufgabe

Hinweis: Zuerst muss die Steigerung in Milliarden Euro berechnet werden. Dazu wird der Wert von 2005 vom Wert von 2017 abgezogen. Ausgehend vom Grundwert von 2005 muss dann die Steigerung in Prozent berechnet werden.

Zuwachs: 48,8 Mrd. € – 13,8 Mrd. € = 35 Mrd. €

$$p = \frac{P \cdot 100}{G}$$

$$p\,\% = \frac{35\text{ Mrd. €} \cdot 100}{13{,}8\text{ Mrd. €}}\,\% \approx \mathbf{253{,}62\,\%}$$

24. Aufgabe

5. richtig: Rückgabemöglichkeit im Onlineshop gekaufter Artikel im Ladengeschäft

25. Aufgabe

Hinweis: Zuerst muss die Steigerung in Euro berechnet werden. Dazu wird der Wert von 2016 vom Wert von 2017 abgezogen. Mit diesem Wert kann dann die Steigerung in Prozent berechnet werden. Grundwert ist der Umsatz des Jahres 2017. Für den Umsatz im Jahr 2018 muss dann der ermittelte Prozentsatz auf das Ergebnis von 2017 aufgerechnet werden. Da der Umsatz mehr wird, muss also mit 119,35 % gerechnet werden.

Steigerung von 2016 auf 2017:
89 528 € – 72 200 € = 17 328 €

Prozentuale Steigerung 2016 auf 2017:

$$p = \frac{P \cdot 100}{G}$$

$$p\,\% = \frac{17\,328\text{ €} \cdot 100}{89\,528\text{ €}}\,\% \approx 19{,}35\,\%$$

Umsatz für 2018:

$$P = \frac{G \cdot p}{100}$$

$$P = \frac{89\,528\text{ €} \cdot 119{,}35\,\%}{100} \approx \mathbf{106\,852\text{ €}}$$

26. Aufgabe

Hinweis: Beim Sofortkauf darf der Sonderrabatt abgezogen werden – der Preis verringert sich also. Beim Raten- bzw. Finanzkauf muss die Anzahlung mit der Summe der Monatsraten addiert werden. Der Preis erhöht sich auch dadurch, dass der Händler einen Finanzierungszins verlangt.

Sofortkauf:

$$P = \frac{G \cdot p}{100}$$

$$P = \frac{5\,490{,}00\text{ €} \cdot 85}{100} = 4\,666{,}50\text{ €}$$

Finanzkauf:
$190\text{ €} + (24 \cdot 230\text{ €}) = 5\,710\text{ €}$

Verteuerung:
$5\,710\text{ €} - 4\,666{,}50\text{ €} =$ **1 043,50 €**

Teil 3: Wirtschafts- und Sozialkunde

Details zu den Lösungen finden Sie auf den folgenden Seiten.
Bei jeder Aufgabe können 3,4482758 Punkte erreicht werden.

Aufgabe Nr.				
Seite 121	1: 3	2: 4	3: 1	
Seite 122	4: 5 – 2 – 1			
Seite 123	5: 8	6: 4	7: 3	8: 4
Seite 124	9: 5	10: 3	11: 2	12: 1
Seite 125	13: 4	14: 5		
Seite 126	15: 1	16: 4	17: 2	18: 3 – 5 – 4 – 1 – 2
Seite 127	19: 5	20: 4		
Seite 128	21: 5	22: 1	23: 3	24: 5
Seite 129	25: € 5 7	26: 4	27: 2	28: 3
Seite 130	29: 3			

So viele Punkte habe ich erreicht: ________

So lange habe ich gebraucht: ________

Ausführliche Lösungen

1. Aufgabe

3. richtig: Einzelhändler kaufen Produkte und Waren ein, um diese dann meist ohne weitere Veredelung/Weiterverarbeitung an die Endkunden weiter zu verkaufen.

2. Aufgabe

Hinweis: In der freien Marktwirtschaft ergibt sich ein Marktpreis durch Angebot und Nachfrage. Gibt es von einem Gut zu wenig auf dem Markt, steigt bei gleichbleibender Nachfrage auch der Preis, weil die Kunden bereit sind, mehr zu bezahlen, um das knappe Gut zu erhalten. Wird die Nachfrage geringer, würde der Händler den Preis senken, damit er sein Gut verkaufen kann.

4. richtig: Wenn die Nachfrage bei gleichbleibendem Angebot steigt, steigen auch die Preise an.

3. Aufgabe

1. richtig: Für den erstrebten Umsatz möglichst wenige Mitarbeiter/-innen einsetzen.

4. Aufgabe

Urproduktion	Verarbeitung	Verteilung
5	2	1

5. Aufgabe

Hinweis: Das Angebot ist dadurch eingeschränkt, dass es nur bis zu einem bestimmten Datum besteht. Danach gelten wieder die normalen Lieferbedingungen.

Ziffer ⑧

6. Aufgabe

4. richtig: Eine Vielzahl von vorformulierten Vertragsbedingungen.

7. Aufgabe

3. richtig: Die Trendkauf GmbH wird erst nach der vollständigen Bezahlung der Ware ihr Eigentümer.

8. Aufgabe

Hinweis: Die Schenkung an den 15-Jährigen ist auch ohne Zustimmung der Erziehungsberechtigten gültig, da die Schenkung ihm ausschließlich rechtliche Vorteile bringt und er damit keine weiteren Pflichten erwirbt.

4. richtig: Schenkung einer wertvollen Uhr zur Firmung durch seinen Patenonkel

9. Aufgabe

Hinweis: Nach § 105 BGB ist die Willenserklärung eines Geschäftsunfähigen nichtig. Eine Willenserklärung ist auch nichtig, wenn sie „im Zustand der Bewusstlosigkeit oder vorübergehender Störung der Geistestätigkeit" abgegeben wird, z. B. unter Alkoholeinfluss.

5. richtig: Im betrunkenen Zustand verkauft der 16-jährige Max seinem Freund eine CD für 10 €.

10. Aufgabe

3. richtig: Der Kunde bezahlt die Rechnung und nimmt die Ware entgegen.

11. Aufgabe

Hinweis: Unter charakterlicher Förderung versteht man hier die Erziehung zu objektiven Wertevorstellungen wie Pünktlichkeit, Fleiß und Sorgfalt sowie gemeinschaftsförderndem Sozialverhalten (siehe Kommentar zum Berufsbildungsgesetz).

2. richtig: Sie müssen dafür sorgen, dass die Auszubildenden charakterlich gefördert werden.

12. Aufgabe

1. richtig: Für 2 € kann Max sein Mittagessen in der Betriebskantine erhalten.

13. Aufgabe

4. richtig: Im Entgelttarifvertrag des Einzelhandels in seinem Tarifbezirk

14. Aufgabe

5. richtig: Die Industrie- und Handelskammer

15. Aufgabe

1. richtig: Das Betriebsverfassungsgesetzbuch

16. Aufgabe

4. richtig: Mitwirkung bei der Verhandlung der Tarifverträge

17. Aufgabe

Hinweis: Nach dem Betriebsverfassungsgesetz § 1 Errichtung von Betriebsräten (1) sind in der Regel mindestens fünf ständige wahlberechtigte Arbeitnehmer/-innen nötig, um einen Betriebsrat zu gründen.

2. richtig: Ein Betriebsrat kann nur eingerichtet werden, wenn im Betrieb mindestens fünf wahlberechtigte Arbeitnehmer/-innen vorhanden sind.

18. Aufgabe

3	5	4	1	2

19. Aufgabe

Hinweis: Die Berufsgenossenschaften sind die Träger der gesetzlichen Unfallversicherung für die Unternehmen der deutschen Privatwirtschaft und deren Beschäftigte. Sie haben die Aufgabe, Arbeitsunfälle und Berufskrankheiten sowie arbeitsbedingte Gesundheitsgefahren zu verhüten bzw. für einen finanziellen Ausgleich von Unfallfolgen zu sorgen.

5. richtig: Bei der Berufsgenossenschaft für den Einzelhandel

20. Aufgabe

Hinweis: Für Arbeitsunfälle ist die gesetzliche Unfallversicherung zuständig.

4. richtig: Die gesetzliche Unfallversicherung

21. Aufgabe

Hinweis: Nach § 4 Arbeitszeitgesetz (ArbZG) dürfen Arbeitnehmer nicht länger als sechs Stunden hintereinander ohne Ruhepause beschäftigt werden.

5. richtig: Um 14.00 Uhr

22. Aufgabe

Hinweis: Nach § 11 Jugendarbeitsschutzgesetz (JArbSchG) dürfen Jugendliche nicht länger als viereinhalb Stunden hintereinander ohne Ruhepause beschäftigt werden.

1. richtig: Um 13.30 Uhr

23. Aufgabe

Hinweis: Im Lohn- und Gehaltstarifvertrag wird zwischen den Tarifpartnern (Arbeitgeber- und Arbeitnehmerverbände) die Vergütung für geleistete Arbeit ausgehandelt. Im Manteltarifvertrag werden die allgemeinen Arbeitsbedingungen ausgehandelt. Dazu zählen z. B. die Urlaubsdauer und die Arbeitszeit.

3. richtig: Durch Verhandlungen zum Tarifvertrag

24. Aufgabe

Hinweis: Die gesetzliche Unfallversicherung wird von den Berufsgenossenschaften getragen. Die Beiträge zur gesetzlichen Unfallversicherung leistet allein der Arbeitgeber.

5. richtig: Gesetzliche Unfallversicherung

25. Aufgabe

$$P = \frac{G \cdot p}{100}$$

$$P = \frac{1\,900\text{ €} \cdot 3}{100} = \mathbf{57\text{ €}}$$

26. Aufgabe

4. richtig: Der Tarifvertrag gilt für alle Arbeitnehmer und Arbeitgeber in einem Tarifgebiet.

27. Aufgabe

2. richtig: Damit soll die Energieeffizienzklasse des Geräts gezeigt werden.

28. Aufgabe

3. richtig: Die Verpackungen sollen viel Platz für Werbeaufdrucke haben.

29. Aufgabe

3. richtig: Besonders umweltfreundliche Produkte werden in der Griffzone platziert.

Teil 1: Verkauf und Werbemaßnahmen

33 Punkte
28 Minuten

1. Aufgabe

Situation

Sie sind nun schon länger in das Verkaufsgeschehen in der Trendkauf GmbH eingebunden und setzen sich intensiv mit den einzelnen Phasen des Verkaufsgesprächs auseinander.

2 Punkte

1.1 Woran erkennen Sie, dass ein Kunde die Ware ablehnt?
Nennen Sie **2** nonverbale Signale.

4 Punkte

1.2 Es gibt **2** Arten der Bedarfsermittlung. Erklären Sie den Unterschied zwischen den beiden Arten.

3 Punkte

1.3 Die Warenvorlage schließt sich an eine gelungene Bedarfsermittlung an. Überlegen Sie sich **2** Punkte, die Sie als Verkäufer/-in bei einer professionellen Warenvorlage beachten sollten. Gehen Sie **zusätzlich** auf die Auswahl der richtigen Preislage ein.

6 Punkte

1.4 Wählen Sie ein Produkt aus Ihrer Branche. Formulieren Sie mithilfe der „3-Schritt-Methode" eine Argumentation in wörtlicher Rede, indem Sie ein Warenmerkmal, den daraus hervorgehenden Warenvorteil und einen Kundennutzen nennen.

3 Punkte **1.5** Beschreiben Sie die allgemeine Vorgehensweise bei der Preisnennung („Sandwich-Methode“).

1.6 Nennen Sie bei den nachfolgenden Verkäuferaussagen die jeweils verwendete Methode bei der Preisnennung/Preistaktik und beschreiben Sie diese kurz.

3 Punkte **1.6.1** „Diese Creme spendet Ihrer Haut viel Feuchtigkeit. Sie kommen ca. 12 Wochen mit ihr aus. Somit kostet Sie eine Anwendung nur 15 Cent.“

3 Punkte **1.6.2** „Das Bett kostet 399 €, der dazu passende Lattenrost 199 €, und für die Kaltschaummatratze kommen noch einmal 299 € hinzu.“

4 Punkte **1.7** Beschreiben Sie **2** Abschlusstechniken, die Sie gegen Ende eines Verkaufsgesprächs anwenden können.

2 Punkte **1.8** Warum kann es notwendig sein, die Kaufentscheidung des Kunden noch einmal zu bekräftigen?

3 Punkte **1.9** Es ist Freitagabend. Der Kunde Herr Melchner wurde von Ihnen beraten. Sie händigen ihm die gekaufte Ware aus. Verabschieden Sie sich situationsgerecht.

18 Punkte
19 Minuten

2. Aufgabe

Situation

Die Trendkauf GmbH wirbt in der Adventszeit unter anderem für folgenden Artikel in ihrem Werbeprospekt.

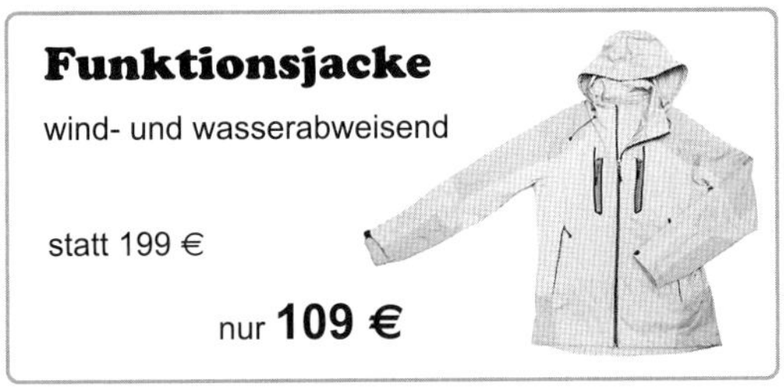

Jacke © gopfaster. Shutterstock

3 Punkte

2.1 Im Bruttoverkaufspreis sind 19 % Umsatzsteuer enthalten. Ermitteln Sie die Umsatzsteuer des neuen reduzierten Verkaufspreises. Geben Sie einen nachvollziehbaren Rechenweg an.

3 Punkte

2.2 Für die Adventszeit werden verkaufsfördernde Maßnahmen geplant. Nennen Sie **3** mögliche Beispiele.

3 Punkte

2.3 Eine Kundin schaut sich interessiert die Jacke aus dem Werbeprospekt an. Formulieren Sie eine warenbezogene Kundenansprache in wörtlicher Rede.

3 Punkte

2.4 Während Sie Ihr Verkaufsgespräch mit der interessierten Kundin führen, kommt ein zweiter Kunde dazu und sagt, dass er Ihre Hilfe benötigt. Wie reagieren Sie kundenfreundlich?

2 Punkte **2.5** Beschreiben Sie anhand von **2** Verhaltensweisen, wie Sie sich bei Hochbetrieb verhalten.

---

4 Punkte **2.6** Die nächste Kundin sucht ein Geschenk für ihren Freund. Stellen Sie in wörtlicher Rede **2** geeignete offene Fragen zur Bedarfsermittlung.

---

26 Punkte
23 Minuten

3. Aufgabe

Situation

In Ihrem Unternehmen wurde eine Abteilung, in der Waren in Selbstbedienung verkauft werden, neu gestaltet. In einer allgemeinen Teamsitzung sollen die Mitarbeiter/-innen in das aktuelle Geschehen der Trendkauf GmbH mit einbezogen werden.

4 Punkte **3.1** Wie können Sie verkaufsschwache Zonen attraktiver erscheinen lassen? Beschreiben Sie **2** Möglichkeiten.

---

2 Punkte **3.2** Geben Sie **2** Aspekte an, die Sie bei der Warenpräsentation in dieser Abteilung (Verkaufsform: Selbstbedienung) besonders beachten müssen.

---

6 Punkte **3.3** Mithilfe der Neugestaltung der Selbstbedienungsfläche sollen präventiv Maßnahmen gegen Diebstahl getroffen werden. Überlegen Sie sich **3** Maßnahmen.

---

2 Punkte **3.4** Wie können Sie als Verkäufer/-in durch Ihr eigenes Verhalten Ladendiebstahl verhindern? Nennen Sie **2** Beispiele.

---

3 Punkte

3.5 Sie sollen sich Gedanken über die Platzierung und Präsentation neu eingeführter Artikel machen. Geben Sie **1** Beispiel aus Ihrem Unternehmen anhand eines frei gewählten Produkts an und begründen Sie Ihren Vorschlag.

3 Punkte

3.6 Eine Kundin möchte einen Artikel, den sie vor zwei Tagen bei Ihnen gekauft hat, umtauschen. Der Bruttoverkaufspreis liegt bei 69,99 €, jedoch hat die Kundin aufgrund ihrer Kundenkarte einen Nachlass von 5 % bekommen. Berechnen Sie den Erstattungsbetrag.

3 Punkte

3.7 Nennen Sie **3** Vorteile, die Kundenkarten für Ihr Unternehmen mit sich bringen.

3 Punkte

3.8 Serviceleistungen werten jedes Unternehmen auf. Vervollständigen Sie die nachfolgende Tabelle.

Serviceleistung – Vorteile	**Beispiel**
bezüglich der Kunden/Kundinnen	
bezüglich der Zahlungsmodalitäten	
bezüglich der Ware	

23 Punkte
20 Minuten

4. Aufgabe

Situation

Die Trendkauf GmbH erwägt eine Sortimentserweiterung, um so auf rückläufige Umsatzzahlen reagieren zu können. Die Firma möchte, dass sich die Mitarbeiter/-innen in Teams Gedanken dazu machen.

4 Punkte

4.1 Geben Sie je **2** mögliche Gesprächsregeln an, die bei einer Teamarbeit Beachtung finden sollten. Begründen Sie, warum gerade diese Regeln besonders wichtig sind.

____

____

____

____

2 Punkte

4.2 Sie sind dazu angehalten, den anderen Teams Feedback bezüglich ihrer erarbeiteten Vorschläge zu geben. Dieses Feedback sollte zeitnah erfolgen.
Beschreiben Sie **2** weitere Regeln, die zu beachten sind.

____

____

6 Punkte

4.3 Die Trendkauf GmbH will vermehrt Werbung schalten. Entscheiden Sie, ob der Einsatz der erarbeiteten Maßnahmen sinnvoll ist. Begründen Sie Ihre Entscheidung und geben Sie, falls nötig, einen Verbesserungsvorschlag an.

Maßnahme 1: Radiospot bei einem überregionalen Radiosender.

Entscheidung: ________________________

Begründung: ________________________

Verbesserung: ________________________

Maßnahme 2: Werbeplakate in Weiden und Umgebung.

Entscheidung: ________________________

Begründung: ________________________

Verbesserung: ________________________

8 Punkte **4.4** Auch die Verkäufer/-innen spielen eine wichtige Rolle und können mit ihrem Verhalten und Auftreten zum Erfolg des Unternehmens beitragen. Welche Anforderungen werden an Sie als Verkäufer/in gestellt? Vervollständigen Sie die Tabelle.

Element	Anforderung
äußeres Erscheinungsbild	
Fachwissen	
sprachliche Gewandtheit	
Verhalten gegenüber dem Kunden/ der Kundin	

3 Punkte **4.5** Wie kann die Trendkauf GmbH ihre Mitarbeiter/-innen über Neuerungen, die das Unternehmen betreffen, informieren? Nennen Sie **3** mögliche Informationswege.

___

___

___

100 Punkte
60 Minuten

Teil 2: Warenwirtschaft und Kalkulation

Tragen Sie die Lösungen der Aufgaben in den Lösungsbogen ein (siehe Seite 167). Bei Rechenaufgaben müssen Sie das Endergebnis eintragen.

Situation zur 1. bis 4. Aufgabe

Die Trendkauf arbeitet mit einem elektronischen Warenwirtschaftssystem. Ergänzt wird es durch Kassen, die das Pricelookup-Verfahren (PLU) benutzen.

1. Aufgabe

Welche Erklärung für das PLU-Verfahren ist zutreffend?

1. An der Kasse müssen die Preise erst nachgeschaut werden (*to look* = schauen).
2. Dem Kunden werden alle relevanten Daten zum Artikel sofort angezeigt.
3. Preisänderungen können sofort eingepflegt werden.
4. Durch das PLU-Verfahren kann der Meldebestand wegfallen.
5. Der Preis für eine Ware wird im zentralen Datenspeicher abgefragt und dann an der Kasse angezeigt.

2. Aufgabe

Welche Nachteile hat das PLU-Verfahren für die Trendkauf GmbH?

1. Bei einem Systemabsturz kann nicht mehr kassiert werden.
2. Das System spart keine Kosten ein.
3. Bei Preisänderungen müssen neue Etiketten erstellt werden.
4. Die Kunden wissen nicht, was die Ware kostet. Das erfahren sie erst an der Kasse.
5. Der Meldebestand kann nicht mehr so einfach abgefragt werden.

3. Aufgabe

Unter welchen Umständen kann es notwendig sein, dass der Preis manuell eingegeben wird?

1. Wenn der Barcode lesbar ist.
2. Wenn neben dem regulären Etikett mit Barcode ein Preisaufkleber mit einem anderen Preis, z. B. wegen des Mindesthaltbarkeitsdatums, aufgebracht ist.
3. Wenn der Artikel über den Scanner bereits registriert ist.
4. Das System ist absolut fehlerfrei, deshalb ist das nicht nötig.
5. Bei der Erfassung durch den Scanner wird nur der Artikel erfasst, der Preis muss immer manuell eingegeben werden.

4. Aufgabe

Das PLU-Verfahren benötigt scanbare Etiketten mit GTIN-Codes. Was bedeuten die einzelnen Ziffernblöcke auf so einem Barcode? Ordnen Sie die Nummern den passenden Begriffen zu und schreiben Sie diese von links nach rechts in den Lösungsbogen.

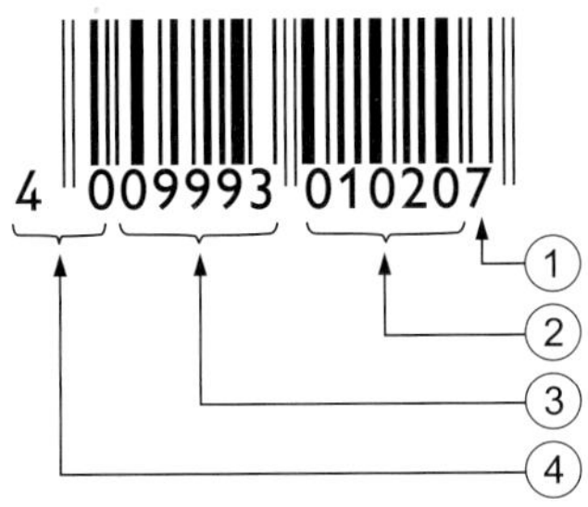

- [ ] Preis
- [ ] Ländernummer (im Beispiel Deutschland)
- [ ] Betriebsnummer (im Beispiel für BASF)
- [ ] Chargennummer
- [ ] Prüfziffer
- [ ] Artikelnummer

Situation zur 5. und 6. Aufgabe

Bargeldloses Zahlen wird auch in Deutschland immer beliebter. Diese Entwicklung betrifft auch die Trendkauf GmbH.

5. Aufgabe

Ihnen liegt folgende Übersicht zum bargeldlosen Zahlen bei der Trendkauf GmbH vor.

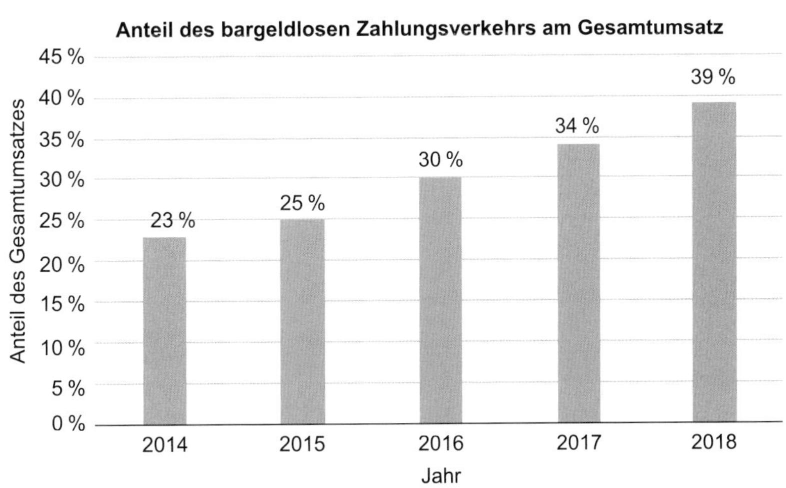

Der Umsatz der Trendkauf GmbH lag im Jahr 2018 bei 13,5 Millionen Euro.
Wie viel davon wurde mit Bargeld bezahlt (in Euro)?

6. Aufgabe

Ein Kunde bezahlt bei Ihnen bargeldlos per Girocard und persönlicher PIN. Bringen Sie die Abfolge des Zahlungsvorgangs in die richtige Reihenfolge und schreiben Sie die Zahlenfolge von links nach rechts in den Lösungsbogen.

1. Sie fordern den Kunden zur Eingabe und Bestätigung der persönlichen PIN auf.
2. Der Kunde steckt seine Girocard in das Lesegerät.
3. Sie fordern den Kunden auf, seine Girocard in das Lesegerät einzustecken.
4. Das Gerät signalisiert die erfolgreiche Bezahlung durch die Anzeige „Zahlung erfolgt".
5. Sie scannen die einzelnen Artikel ein und ermitteln so den Zahlungsbetrag.
6. Das System überprüft via Internetleitung die Legitimationsdaten des Kunden.
7. Ausdruck des Kassenbelegs und des Belegs für das Girocard-Verfahren.

Situation zur 7. bis 9. Aufgabe

Sie sollen verschiedene Monatskennzahlen der Trendkauf auswerten:

Abteilung	Personal	Verkaufsfläche in m²	Umsatz	Energiebedarf
Textilien	12	1 300	220 000 €	980 kWh
Uhren/Schmuck	5	750	125 000 €	540 kWh
Tonträger/DVD	7	1 700	130 000 €	800 kWh

7. Aufgabe

In welcher Abteilung wird pro Mitarbeiter/-in der größte Umsatz erwirtschaftet?
Tragen Sie den Betrag auf ganze Euro gerundet in den Lösungsbogen ein.

8. Aufgabe

Berechnen Sie den Energiebedarf pro Quadratmeter für alle drei Abteilungen zusammen.

9. Aufgabe

Die Mitarbeiter/-innen in der Uhren- und Schmuckabteilung erhalten eine Umsatzbeteiligung in Höhe von 0,8 % des Umsatzes. Mit welchem Betrag kann ein Mitarbeiter/eine Mitarbeiterin nach dieser Übersicht rechnen?

Situation zur 10. bis 18. Aufgabe

Im Auftrag der Einkaufsleiterin haben Sie bei der Topmedia AG Flachbildfernseher der Marke Blochinger bestellt. Sie sind für die Fernseher zuständig, bis sie in den Verkauf kommen.

Rechnung

Datum: 02.04.20xx
RECHNUNG NR. W-TK/235

Topmedia AG

Wir können günstig

AN
Trendkauf GmbH
Am Dorf 12
92637 Weiden
0961/541251551524
Kundennummer W-TK

Verkäufer	Angebot	Versandart	Lieferbedingungen	Lieferdatum	Zahlungsbedingungen	Fälligkeitsdatum
Kreitlein	W-TK /235	Spedition	Bitte beachten Sie die Angebotsbedingungen!	–	siehe Angebotsbedingungen	01.05.20xx

Menge	Artikelnummer	Beschreibung	Einzelpreis	Rabatt	Summe der Positionen
18	7643	Blochinger Smart TV Z-48	225,00 €	18 %	3 321,00 €
1	0001	Lieferung	70,00 €	–	70,00 €
			Rabatt gesamt		
				Zwischensumme	3 391,00 €
				MwSt.	644,29 €
				Gesamtsumme	4 035,29 €

Angebot erstellt von: Frau Kreitlein

Dieses Angebot gilt für die genannten Produkte und unterliegt den nachstehend aufgeführten Bedingungen:

- Lieferung erfolgt am Tag nach Zahlungseingang
- Zahlbar innerhalb von 14 Tagen nach Rechnungseingang mit 2,5 % Skonto, innerhalb von 30 Tagen ohne Abzug
- Lieferung erfolgt unter Eigentumsvorbehalt.
- Transportschäden müssen sofort nach Erhalt der Lieferung unter Angabe der Rechnungsnummer der Topmedia AG mitgeteilt werden!

Vielen Dank für Ihre Bestellung!

Topmedia AG, Jägerstraße 5, 90665 Nürnberg, Telefon 0911 477775, Fax 0911 4777776, info@Topmedia-Ag.de

10. Aufgabe

Die Fernseher werden am 3. April geliefert. Sie bemerken, dass einer der Kartons mit den Fernsehern eine Beschädigung aufweist. Wie müssen Sie im Fall dieser Lieferung der Topmedia verfahren?

1. Sie melden dem Fahrer des Lkws die Beschädigung.
2. Sie informieren Ihre Einkaufsleiterin über diese Beschädigung.
3. Sie öffnen die Verpackung des Fernsehers und schauen nach, ob er beschädigt ist.
4. Sie zeigen dem Fahrer des Speditions-Lkw die Beschädigung und informieren die Topmedia darüber.
5. Sie schreiben eine E-Mail an die Topmedia AG mit dem Wortlaut: „Die Lieferung an die Topkauf GmbH ist beschädigt.“

11. Aufgabe

Welchen Rabatt gewährt die Topmedia insgesamt auf alle Fernseher?

12. Aufgabe

Durch einen Buchungsfehler wird die Rechnung der Topmedia AG nicht bezahlt. Die Topmedia verlangt deshalb einen Zuschlag wegen Zahlungsverzugs in Höhe von 6 von Hundert auf den gesamten Rechnungsbetrag. Welcher Betrag hätte gespart werden können, wenn die Trendkauf innerhalb der Skontofrist, ausgehend vom Bruttobetrag, bezahlt hätte?

13. Aufgabe

Wegen Wartungsarbeiten sind Sie gezwungen, Daten manuell in das WWS der Trendkauf einzugeben.

WWS Trendkauf GmbH
Artikelinformationen: Blochinger Smart TV Z-48

Artikel Name:	Blochinger Smart TV Z-48	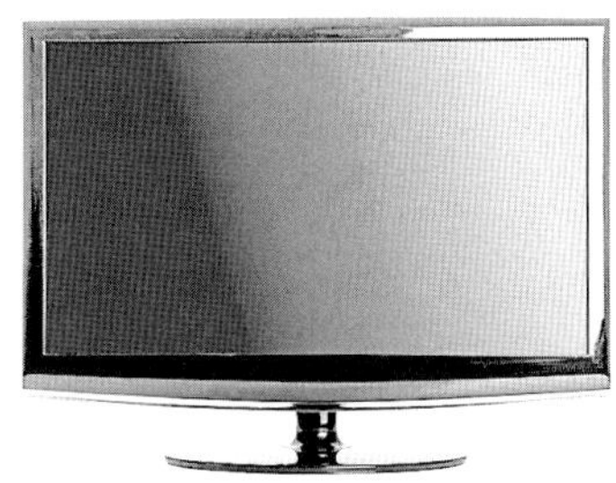	
Bestellnummer:	7643		
Lieferant:	Topmedia AG		
Einkaufspreis:	188,40 €		
Verkaufspreis:			
Meldebestand:	5		
Mindestbestand:	4		
Ist-Bestand:	31		
Wochenübersicht:			
Datum	**Zugang**	**Verkäufe**	**Ist-Bestand**
24.03.20xx			5
25.03.20xx	18		23
26.03.20xx		3	20
27.03.20xx		5	15
03.04.20xx	16		31
Zusatzinformationen			
Werbeware März und April			

TV © iko. Shutterstock

Welchen Betrag für den Verkaufspreis müssen Sie eingeben, wenn Sie mit 60 % Handlungskostenzuschlag, 12 % Gewinn und 19 % USt kalkulieren müssen?

14. Aufgabe

Der Fernseher wird mit 399,49 € ausgepreist. Ein Kunde zahlt 165,00 € für den Fernseher an. Wie viele Prozent des Bruttopreises wurden angezahlt?

15. Aufgabe

Vergleichen Sie den Eintrag im WWS mit der Rechnung der Topmedia AG.

1. Es ist alles korrekt eingetragen.
2. Der Meldebestand ist falsch eingetragen.
3. Der Mindestbestand ist falsch eingetragen.
4. Die Verkäufe sind falsch eingetragen.
5. Der Warenzugang ist falsch eingetragen.

16. Aufgabe

Wegen einer Rabattaktion bei einem Mitbewerber müssen Sie den Fernseher im Preis senken. Berechnen Sie den günstigsten Preis, den Sie anbieten können, ohne dass die Trendkauf Verluste macht. Beachten Sie dabei die Angaben bei Aufgabe 13.

17. Aufgabe

Der TV Smart TV Z-48 wird auch als Finanzkauf angeboten. Worauf müssen Sie achten, wenn Sie den Artikel an Kunden auf Finanzierung verkaufen?

1. Der Kunde muss seine Schufa-Auskunft vorlegen.
2. Bei Minderjährigen müssen die Eltern dabei sein.
3. Die Anzahlung muss bar geleistet werden.
4. Der Kunde muss auf das 14-tägige Widerrufsrecht hingewiesen werden.
5. Sie müssen den Kunden auf § 355 BGB hinweisen, dass er jederzeit vom Kaufvertrag zurücktreten kann.

18. Aufgabe

In der Kalkulation von Verkaufspreisen spielen viele Faktoren eine Rolle. Welche der angeführten Faktoren kann die Trendkauf **nicht** beeinflussen?

1. Rabatte bei den Zulieferern
2. Die Lohnkosten
3. Die Umsatzsteuer
4. Die Mietkosten
5. Den Haustarifvertrag

Situation zur 19. und 20. Aufgabe

Die Trendkauf GmbH unternimmt vielfache Maßnahmen, um die Kunden an das Warenhaus zu binden.

19. Aufgabe

Die Trendkauf bietet unter anderem Rabattgutscheine auf bestimmte Waren an, die im Rahmen des Weihnachtsmarktes an Besucher verteilt werden. Welchen Zweck verfolgt die Trendkauf GmbH damit?

1. Gewinnung von Neukunden
2. Bereicherung des Weihnachtsmarkts
3. Gewinnung von Kundendaten
4. Stammkunden sollen ins Geschäft gelockt werden
5. Erschließung von neuen Märkten

20. Aufgabe

Eine Kundin kauft unter Vorlage des Gutscheins bei Ihnen ein Paar Schlittschuhe der Marke „Kufenchef“ für 198,00 € und ein Paar Handschuhe der Marke „Alpinee“ für 74,49 €.

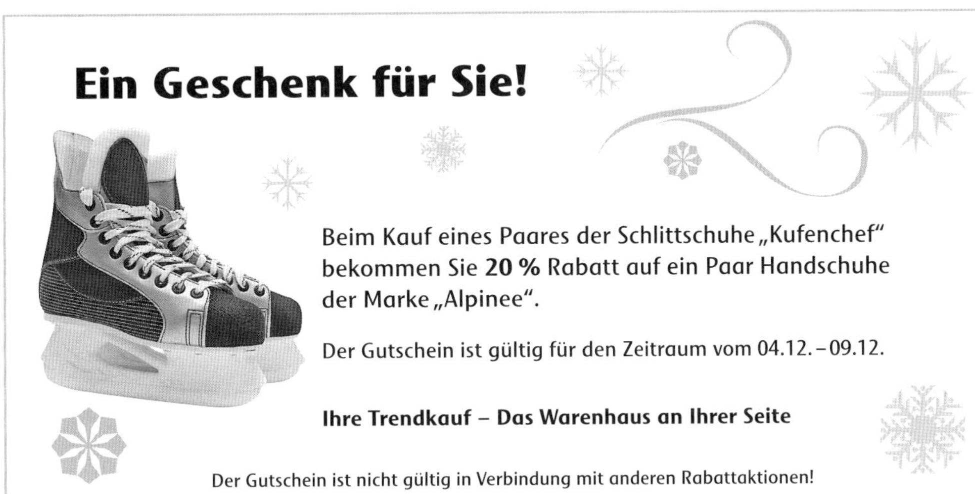
Ein Geschenk für Sie!
Beim Kauf eines Paares der Schlittschuhe „Kufenchef“ bekommen Sie 20 % Rabatt auf ein Paar Handschuhe der Marke „Alpinee“.
Der Gutschein ist gültig für den Zeitraum vom 04.12. – 09.12.
Ihre Trendkauf – Das Warenhaus an Ihrer Seite
Der Gutschein ist nicht gültig in Verbindung mit anderen Rabattaktionen!

Schlittschuhe © Can Stock Photo/igter

Welchen Preis muss die Kundin bezahlen?

21. Aufgabe

Als Kundenservice bietet die Trendkauf GmbH auch einen Anschluss-Service. Ein Kunde lässt sich einen Smart TV liefern, montieren und installieren. Der Monteur war von 9.00 Uhr bis 11.25 Uhr beim Kunden. Auf welche Höhe müssen Sie die Rechnung für den Anschluss-Service ausstellen?

Sie haben keine Zeit? Unser Team nimmt sich Zeit für Sie!

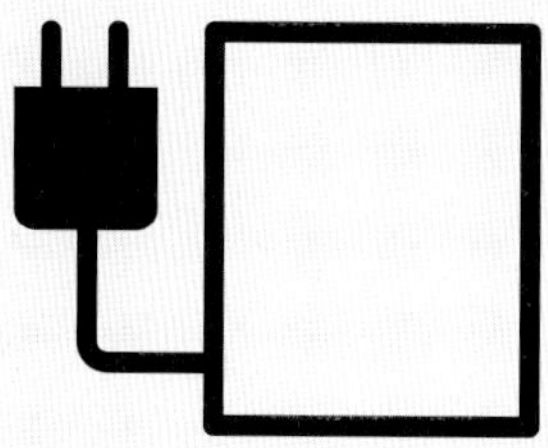

Unser Anschluss-Service kümmert sich darum, dass die von uns gekauften Geräte auch sofort laufen:

An- und Abfahrt:	10 €
1. Stunde:	12 €
2. Stunde:	11 €
Jede weitere Stunde:	10 €

Ihre Trendkauf – Das Warenhaus an Ihrer Seite

Anschluss-Service

(Angefangene Stunden werden als volle Stunden abgerechnet)

22. Aufgabe

Ein Kollege hat die Nachlieferung des Artikels „Kaffeetasse groß“ versehentlich bei „Espressotasse“ eingetragen. Welche Auswirkungen hat dieser Fehler?

1. Die „Kaffeetasse groß“ muss nachbestellt werden, da der Meldebestand unterschritten ist.
2. Die „Espressotasse“ muss im Preis gesenkt werden, da zu viele auf Lager sind.
3. Der Bestand im WWS und der tatsächliche Bestand stimmen bei beiden Artikeln nicht überein.
4. Der WWS-Bestand stimmt nur bei den „Espressotassen“ nicht mit dem Ist-Bestand überein.
5. Der WWS-Bestand der „Kaffeetasse groß“ stimmt nicht mit dem Ist-Bestand überein.

Situation zur 23. und 24. Aufgabe

Im Zusammenhang mit dem Berechnen von Bruttoverkaufspreisen erscheint oft der Begriff „Kalkulationsfaktor".

23. Aufgabe

Welche Erklärung trifft auf den Begriff „Kalkulationsfaktor" zu?

1. Es ist der Faktor, mit dem man den Handlungskostenzuschlag berechnet.
2. Mit diesem Faktor wird der Bezugspreis multipliziert, um den Bruttoverkaufspreis zu berechnen.
3. Es ist der Faktor, der den Gewinn ausmacht.
4. Mit diesem Faktor kommt man schnell vom Bezugspreis auf den Nettopreis.
5. Mit diesem Faktor kann man aus dem Bruttoverkaufspreis den Nettopreis einer Ware ausrechnen.

24. Aufgabe

Der Bezugspreis für ein Teeservice liegt bei 125,00 €, der Bruttoverkaufspreis liegt bei 285,00 €. Berechnen Sie den Kalkulationsfaktor.

25. Aufgabe

Eine Firma, mit der die Trendkauf GmbH noch nie Geschäftsbeziehungen hatte, sendet der Trendkauf eine Lieferung von 300 CD-Rohlingen, obwohl diese nicht bestellt wurden. Die beigefügte Rechnung soll innerhalb von 14 Tagen beglichen werden.
Wie verhalten Sie sich in diesem Fall richtig?

1. Sie bezahlen die Rechnung, da Sie auch Ware erhalten haben.
2. Sie bedanken sich bei der Firma für die Lieferung und bringen die CD-Rohlinge in den Verkauf.
3. Da Sie nichts bestellt haben, brauchen Sie auch nichts bezahlen.
4. Sie informieren die Versendefirma, dass Sie nichts bestellt haben und die CD-Rohlinge zur Abholung bereitliegen.
5. Sie warten, bis diese Firma mit Ihnen Kontakt aufnimmt und erklärt, warum diese CD-Rohlinge geschickt wurden.

Situation zur 26. und 27. Aufgabe

Ihnen liegt folgende Datei über die Teelichter „Flämmchen“ vor:

WWS Trendkauf GmbH

Lagerdatei: Teelichter „Flämmchen“

Übersicht vom 02.01.20xx – 30.04.20xx			
Datum	**Zugang**	**Verkäufe**	**Ist-Bestand**
02.01.			455 Stück
31.01.		370 Stück	
07.02.	850 Stück		
28.02.		690 Stück	
05.04.	530 Stück		
30.04.2		465 Stück	

26. Aufgabe

Berechnen Sie den Ist-Bestand der Teelichter zum 30. April.

27. Aufgabe

Bewerten Sie den Artikel Teelichter „Flämmchen“ hinsichtlich seiner Umschlagshäufigkeit.

1. Die Lagerdauer des Artikels ist sehr lange, deshalb ist er ein „Penner“.
2. Die Lagerdauer des Artikels ist sehr niedrig, deshalb ist er ein Langsamdreher.
3. Der Artikel wird nicht sehr häufig umgeschlagen.
4. Der Artikel hat eine hohe Umschlagshäufigkeit, deshalb ist er ein Schnelldreher.
5. Teelichter müssen immer nachbestellt werden, weil sie sich im Frühjahr gut verkaufen.

Lösungsbogen

Aufgabe Nr.			
Seite 156	1	2	3
Seite 157	4	5 € , Mio.	
Seite 158	6	7	8 , kWh/m²
Seite 159	9 €		
Seite 160	10	11 €	12 € , ct
Seite 161	13 € , ct	14 % ,	
Seite 162	15	16 € , ct	17 / 18
Seite 163	19	20 € , ct	
Seite 164	21 €	22	
Seite 165	23	24 Kalkulationsfaktor ,	25
Seite 166	26 Stück		27

100 Punkte
60 Minuten

Teil 3: Wirtschafts- und Sozialkunde

Tragen Sie die Lösungen der Aufgaben in den Lösungsbogen ein (siehe Seite 181). Bei Rechenaufgaben müssen Sie das Endergebnis eintragen.

Situation zur 1. bis 5. Aufgabe

Die Betriebe des Einzelhandels sind ein wichtiger Teil der Gesamtwirtschaft.

1. Aufgabe

Welche der aufgeführten Funktionen wird hauptsächlich von Betrieben des Einzelhandels ausgeführt?

1. Der Einzelhandel gibt vor, welche Produkte produziert werden müssen.
2. Der Einzelhandel steuert direkt die Produktion von Gütern.
3. Der Einzelhandel plant, welche Güter produziert werden müssen.
4. Der Einzelhandel zieht die Mehrwert- bzw. Umsatzsteuer für den Staat ein.
5. Einzelhandelsbetriebe steuern indirekt die Produktion von Gütern.

2. Aufgabe

Die Gesamtwirtschaft ist in drei Sektoren eingeteilt. Ordnen Sie aus der Liste **2** Unternehmen dem sekundären Sektor zu.

1. Baufirma Müller
2. Agrarwirtschaftsbetrieb Felix Weber
3. Rohrreinigungsfirma Müller
4. Brauerei Behringer
5. Rechtsanwaltskanzlei Reger

3. Aufgabe

Welche **2** Aussagen zu dem Schaubild sind richtig?

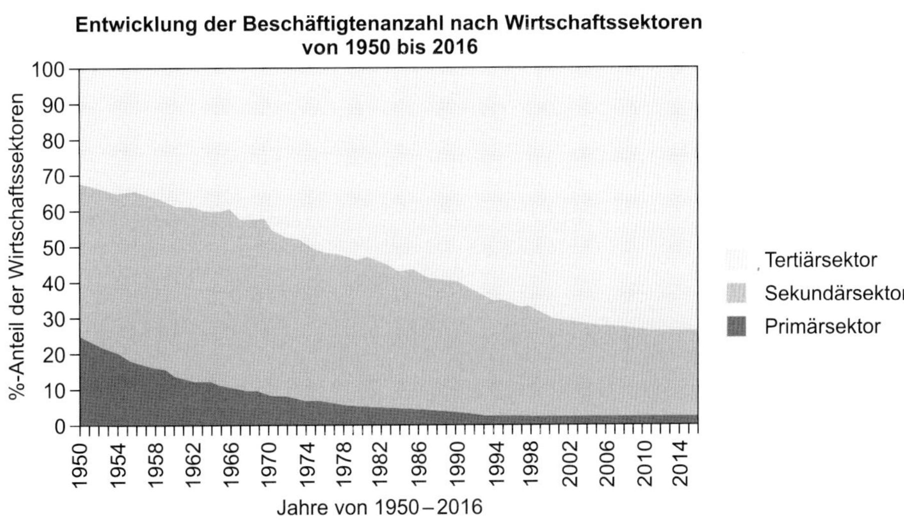

Eigene Darstellung nach Statistischem Bundesamt

1. Der Anteil der Beschäftigten im tertiären Sektor ist von 1950 bis 2014 um 30 % gesunken.
2. Seit 1994 stagniert die Zahl der Beschäftigten im primären Sektor.
3. Die Anzahl der Beschäftigten im tertiären Sektor hat sich vervierfacht.
4. Die Anzahl der Beschäftigten im sekundären Sektor hat sich von 1950 bis 2014 fast halbiert.
5. Der sekundäre Sektor steigt an.

4. Aufgabe

Ordnen Sie den Begriffen die entsprechenden Ziffern zu und tragen Sie diese von links nach rechts in den Lösungsbogen ein.

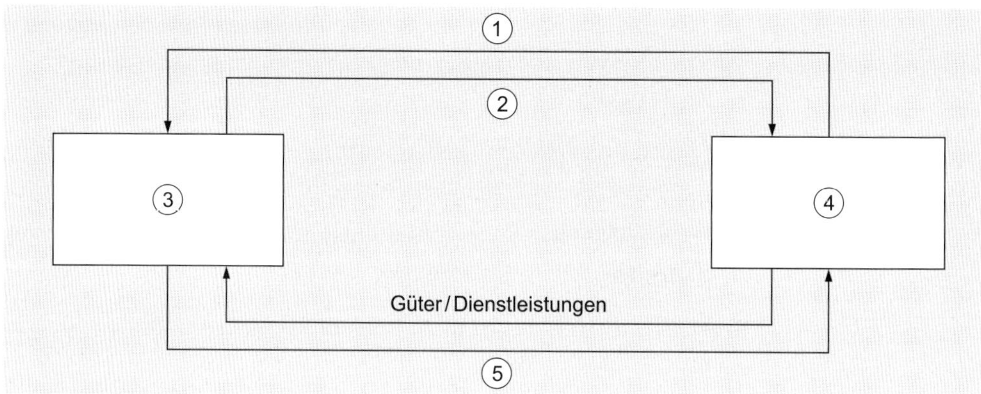

☐ Haushalte
☐ Konsumausgaben
☐ Unternehmen
☐ Arbeit/Boden, Kapital
☐ Entlohnung

5. Aufgabe

Welche Marktsituation erweist sich für den Verkäufer als besonders gut?

1. Dem Angebot steht eine niedrige Nachfrage entgegen.
2. Die Nachfrage stagniert.
3. Das Angebot an Gurken ist größer als die Nachfrage.
4. Die Nachfrage nach Tomaten ist höher als das Angebot.
5. Angebot und Nachfrage von Rindfleisch sind gleich.

Situation zur 6. bis 8. Aufgabe

In der Trendkauf GmbH wird eine Vielzahl von Verträgen abgeschlossen.

6. Aufgabe

Im Zusammenhang mit Verträgen taucht oft der Begriff „Geschäftsfähigkeit" auf.
Was besagt dieser Begriff?

1. Die Fähigkeit, selbst ein Geschäft zu führen.
2. Die Fähigkeit, Geschäfte rechtswirksam (d. h. vor Gesetz gültig) abzuschließen.
3. Die rechtliche Fähigkeit, in einem Geschäft Sachen rechtsgültig verkaufen zu können.
4. Als Vertretung Geschäfte für andere abschließen zu dürfen.
5. Geschäfte für andere machen zu dürfen.

7. Aufgabe

Sie verkaufen einem 18-Jährigen einen TV für 1 000 € auf Ratenkauf. Drei Tage nach dem Kauf möchte der Kunde den Kaufvertrag schriftlich widerrufen. Ist dies rechtens?

1. Nein, denn ein mit einem 18-Jährigen geschlossener Kaufvertrag ist immer gültig.
2. Ja, denn ein 18-Jähriger darf nichts auf Raten kaufen.
3. Ja, denn der Ratenkauf kann innerhalb von 14 Tagen schriftlich widerrufen werden.
4. Ja, denn bei dem Ratenkauf hätten die Eltern zustimmen müssen.
5. Nein, denn er hat ja den Vertrag unterschrieben, der damit gültig ist.

8. Aufgabe

Die Trendkauf betreibt auch einen Internetshop. Der Kunde Josef Meier möchte drei Wochen nach dem Kauf im Internet von seinem Kaufvertrag für einen mp3-Player ohne Angabe von Gründen zurücktreten. Hat er darauf einen gesetzlichen Anspruch?

1. Ja, bei Käufen im Internet gilt ein verlängertes Widerspruchsrecht.
2. Nein, wenn die Ware bezahlt ist, ist ein Kaufvertrag immer gültig.
3. Wenn ein Internetkaufvertrag schriftlich fixiert ist, kann der Kunde innerhalb von 14 Tagen zurücktreten.
4. Die gesetzliche Widerspruchsfrist für Käufe im Internet beträgt 14 Tage.
5. Nur Katalogbestellungen über das Internet können innerhalb von 14 Tagen widerrufen werden.

Situation zur 9. bis 12. Aufgabe

Für das kommende Frühlingsgeschäft sind Sie für die Beschaffung von Dekoartikeln zuständig. Sie wenden sich bezüglich des Bezugs von Dekoschalen und Kerzenleuchtern an die „World of Home“ GmbH. Bezugnehmend auf Ihre Anfrage vom 10.03. sendet Ihnen die „World of Home“ ein Angebot.

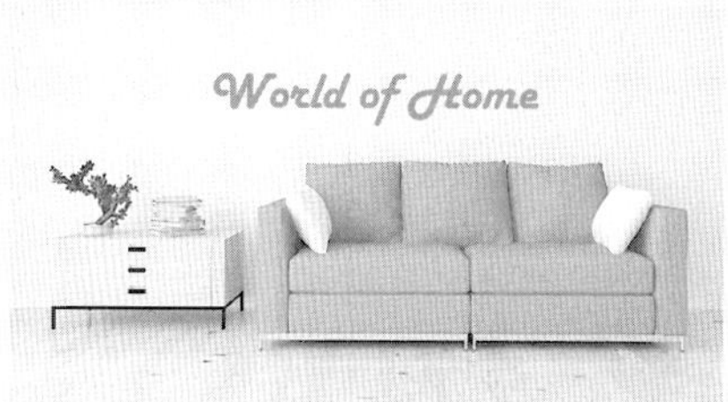

Angebot

Angebot NR. TK 234
Ablaufdatum: 26.03.20xx

AN

Trendkauf GmbH
Am Dorf 12
92637 Weiden
0961/541251551524

Kundennummer TK 1066

Verkäufer	Angebot	Versandart	Lieferbedingungen	Lieferdatum	Zahlungsbedingungen	Fälligkeitsdatum
Fr. Yürümez	TK 234	Spedition	Frei Haus	–	siehe Angebotsbedingungen	

Menge	Artikelnummer	Beschreibung	Einzelpreis	Rabatt	Summe der Positionen
30	2527	Dekoschale „Heidrun“	22,50 €	15 %	573,75 €
25	2445	Kerzenleuchter „Lux“	13,25 €	20 %	250,00 €
			Rabatt gesamt		
				Zwischensumme	838,75 €
				MwSt.	159,36 €
				Gesamtsumme	998,11 €

Angebot erstellt von: Hülya Yürümez

Dieses Angebot gilt für die genannten Produkte und unterliegt den nachstehend aufgeführten Bedingungen:

- Lieferung erfolgt am Tag nach Zahlungseingang
- Zahlbar innerhalb von 14 Tagen nach Rechnungseingang mit 3% Skonto, innerhalb von 30 Tagen ohne Abzug
- Lieferung erfolgt unter Eigentumsvorbehalt.
- Ware wird frei Haus geliefert
- Wenn Sie dieses Angebot annehmen möchten, bitte hier unterzeichnen und zurücksenden: ______________

Vielen Dank für Ihre Bestellung!

World of Home GmbH, Hubertusstraße 1, 90461 Nürnberg, Telefon 0911 4701515, Fax 0911 4701516, info@World-of-Home.de

Bild © PavelShynkarou. Shutterstock

9. Aufgabe

Unter welchen Bedingungen ist ein gültiger Kaufvertrag zustande gekommen?

1. Sie bestellen gemäß dem Angebot die Waren zu einem Preis von 958,17 €, weil Sie sowieso Skonto abziehen dürfen.
2. Da Ihnen der Kerzenleuchter „Lux" nicht gefällt, ändern Sie das Angebot zum Kerzenleuchter „Lucent" ab, der genauso viel kostet.
3. Die „World of Home" informiert Sie am 14.03., dass der Kerzenleuchter „Lux" wegen eines Transportschadens nicht mehr lieferbar ist. Sie bestellen aber trotzdem gemäß Angebot.
4. Sie bestellen die Waren gemäß Angebot vom 27.03.
5. Sie bestellen gemäß Angebot vom 16.03. die Waren. Die „World of Home" schickt Ihnen am 19.03. eine Bestellbestätigung.

10. Aufgabe

Die „World of Home" bietet Ihnen Skonto an. Welche Bedeutung hat dies?

1. Bei Verkäufen zwischen Gewerbetreibenden ist Skonto in Höhe von 3 % üblich.
2. Nach HGB muss ein Großhandel 3 % Skonto gewähren.
3. Wenn die Trendkauf die Rechnung innerhalb von 14 Tagen bezahlt, dürfen vom Rechnungsbetrag 3 % Skonto abgezogen werden.
4. Das Skonto bekommen Sie, da Sie bei der „World of Home" schon oft eingekauft haben.
5. Sie müssen das Skonto an die „World of Home" zahlen, wenn Sie die Rechnung nicht innerhalb von 30 Tagen bezahlen.

11. Aufgabe

Im Angebot befindet sich ein Eigentumsvorbehalt. Wie ist dies zu verstehen?

1. Die Trendkauf wird erst nach vollständiger Bezahlung der Eigentümer der Waren.
2. Die Trendkauf wird nicht Eigentümer der Waren. Das Eigentum liegt immer bei der „World of Home".
3. Die Trendkauf darf die Waren erst verkaufen, wenn sie Eigentümer der Waren ist.
4. Die Trendkauf wird nur Besitzer der Waren.
5. Nur der Käufer der Waren bei der Trendkauf kann Eigentümer werden.

12. Aufgabe

Die Lieferung der Waren erfolgt „Frei Haus". Wie ist diese Klausel zu verstehen?

1. Die Waren werden in ein freies Haus der Trendkauf geliefert.
2. Die Waren werden zur Trendkauf geliefert, ohne dass die Trendkauf dies bezahlen muss.
3. Die Waren werden zur Trendkauf geliefert, wobei die Trendkauf dies bezahlen muss.
4. Die Bezahlung der Lieferung wird zwischen der Trendkauf und der „World of Home" aufgeteilt.
5. Die Spedition trägt die Kosten für die Lieferung.

13. Aufgabe

Im Rahmen eines „Shops im Shop" werden hochwertige Designerartikel in Kommission bezogen. Welche Vorteile ergeben sich dadurch für die Trendkauf?

1. Die Personalkosten sinken, weil es ein eigener Laden ist.
2. Die Trendkauf muss sich nicht mehr um Nachbestellungen kümmern.
3. Designerartikel lassen sich nur schwer verkaufen.
4. Nicht verkaufte Ware kann ohne Probleme an den Lieferanten zurückgegeben werden.
5. Die Ware wird durch die Trendkauf selbst kommissioniert (= zusammengestellt).

Situation zur 14. bis 17. Aufgabe

Frau Simone Fenzl beginnt zum 1. September eine Ausbildung zur Kauffrau im Einzelhandel.

14. Aufgabe

Welche der angeführten Aufgaben gehört **nicht** zu den Pflichten der Ausbildenden?

1. Stellung von Ausbildungsmitteln
2. Anmeldung zur Prüfung
3. Aushändigung einer Ausbildungsordnung
4. Sorgepflicht für charakterliche Förderung
5. Sorgfaltspflicht für Werkzeug und Maschinen

15. Aufgabe

Frau Fenzl beginnt ihre Ausbildung zum 1. September. Im Ausbildungsvertrag wurde eine Probezeit von 3 Monaten festgelegt. Wann würde ihre Probezeit enden, wenn die Ausbildung ohne Unterbrechung fortgeführt wird? Schreiben Sie das entsprechende Datum (TT.MM) in den Lösungsbogen.

16. Aufgabe

Im Ausbildungsvertrag ist festgelegt, dass Frau Fenzl sich einer „überbetrieblichen Lehrlingsunterweisung" unterziehen muss. Was ist darunter zu verstehen?

1. Teile der Ausbildung, die von der Ausbildungsfirma nicht vermittelt werden können, werden an einem anderen Ort, der auf diese Bereiche spezialisiert ist, gelehrt.
2. Der theoretische Unterricht in der Berufsschule.
3. Der Unterricht in der überbetrieblichen Zentrale.
4. Die Ausbildung in einer anderen Filiale.
5. Vermittlung des Auszubildenden in einen anderen Betrieb, damit er auch andere Betriebsabläufe kennenlernt.

17. Aufgabe

Die Arbeitszeit für Auszubildende unter 18 Jahren ist genau festgelegt. Welche der Arbeitszeiten entspricht **nicht** den Vorschriften des Jugendarbeitsschutzgesetzes?

1. Frau Fenzl arbeitet an einem Tag 8 Stunden, die erste Pause findet nach 4 Stunden statt.
2. Frau Fenzl arbeitet jeden Tag 8,5 Stunden, damit sie am Freitag früher nach Hause gehen kann.
3. Die Arbeitszeit von Frau Fenzl ist von 11.00 Uhr bis 20.00 Uhr; um 15.00 Uhr macht sie eine Stunde Pause.
4. Am Freitag arbeitet Frau Fenzl nur von 8.00 Uhr bis 13.00 Uhr. Sie macht ihre halbstündige Pause um 12.30 Uhr, um früher gehen zu können.
5. Frau Fenzl arbeitet an einem Tag 8 Stunden; sie teilt ihre Pause in jeweils eine halbe Stunde nach 4 Stunden Arbeit auf.

Situation zur 18. bis 21. Aufgabe

Zusätzlich zu den gesetzlichen Bestimmungen können zwischen dem Betriebsrat und dem Arbeitgeber zusätzliche Absprachen getroffen werden (siehe Beispiel).

Benutzung des Internets und sozialer Netzwerke im Betrieb

...

§ 2 Umfang der Internetnutzung

(1) Die Nutzung des Internets (einschließlich des Verfassens, Versendens und Empfangens von E-Mails) während der Arbeitszeit ist nur zu betrieblichen Zwecken gestattet. In der Mittagspause darf das Internet auch zu privaten Zwecken genutzt werden.

(2) Dem Arbeitnehmer ist es verboten, pornografische, rassistische oder strafrechtlich relevante Inhalte aus dem Internet zu laden. Auch das Herunterladen von Software, Musik oder anderen Dateien unter Verletzung lizenz- oder urheberrechtlicher Bestimmungen ist verboten.

(3) Der Arbeitnehmer verpflichtet sich, keine urheberrechtlich geschützten bzw. strafrechtlich relevanten Daten aus dem Internet zu laden oder über die Firmen-EDV zu verbreiten. Sollte der Arbeitnehmer nachweislich hiergegen verstoßen, verpflichtet er sich, den Arbeitgeber von entsprechenden Schäden freizustellen.

...

§ 5 Umgang mit sozialen Netzwerken

Es wird auf die Unternehmensrichtlinie „Soziale Netzwerke“ und die dazugehörige „Nettiquette“ hingewiesen. Insbesondere bleibt aber festzuhalten:

- Der Arbeitgeber schult alle Mitarbeiter dahingehend, wie sie sich bei der Nutzung der Social Media verhalten sollen.
- Äußern sich Mitarbeiter ohne dienstlichen Auftrag in sozialen Medien und Netzwerken, ist klarzustellen, dass sie ihre persönliche Meinung vertreten und nicht für die Firma sprechen.
- Es ist nicht erlaubt, Betriebs- oder Firmengeheimnisse oder urheberrechtlich geschütztes Material nach außen zu geben.
- Geschäfts- oder Rufschädigungen, Drohungen, Beleidigungen sowie falsche Tatsachenbehauptungen, Äußerungen, die den Betriebsfrieden ernstlich gefährden und die weitere Zusammenarbeit mit Arbeitgeber und Kollegen unzumutbar machen, sind verboten. Ganz gleich, ob sich diese gegen Kollegen oder nur gegen die Firma richten.
- Der Arbeitgeber wird bei Verstoß zu Sanktionen wie Abmahnung und/oder Kündigung greifen.
- Mitarbeiter, die sich über ihr unmittelbares Arbeitsgebiet in sozialen Netzwerken äußern wollen, sind verpflichtet, dies vorab mit ihrem unmittelbaren Vorgesetzten abzustimmen.
- Es ist untersagt, die eigene Firma zu diskreditieren. Das Gleiche gilt für Mitbewerber oder deren Produkte.
- Alle Mitarbeiter sind verpflichtet, Respekt im Umgang mit Dritten zu zeigen.

...

18. Aufgabe

Zwischen welchen Parteien werden Betriebsvereinbarungen getroffen?

1. Zwischen Gewerkschaft und Betrieb
2. Zwischen Arbeitgeberverbänden und Gewerkschaften
3. Zwischen Arbeitgeberverbänden und Betrieben
4. Zwischen dem Betriebsrat und dem Arbeitgeber
5. Zwischen der IHK und dem Betrieb

19. Aufgabe

Bei welchen Bestimmungen handelt sich es um eine Betriebsvereinbarung und um **keine** gesetzliche Bestimmung?

1. Die Auszubildenden werden für die Berufsschulzeit vom Unterricht freigestellt.
2. Auszubildende bekommen einen Rabatt von 40 % auf Kleidung, damit sie entsprechend gekleidet sind.
3. Jugendliche unter 18 Jahren sollen nur zwischen 6.00 Uhr und 20.00 Uhr beschäftigt werden.
4. Leitende Angestellte dürfen nicht an der Wahl zum Betriebsrat teilnehmen.
5. Auszubildende müssen einen Ausbildungsnachweis führen.

20. Aufgabe

Die vorliegende Betriebsvereinbarung beschäftigt sich mit der Nutzung des Internets. Welche grundsätzlichen Aussagen werden getroffen? **2** Antworten sind richtig.

1. Die Nutzung des Internets ist nur zu betrieblichen Zwecken erlaubt.
2. Das Internet darf in der Mittagspause auch für private Zwecke genutzt werden.
3. In der Mittagszeit darf Musik heruntergeladen werden, da die Internetnutzung in dieser Zeit erlaubt ist.
4. In sozialen Netzwerken dürfen Kommentare jeglicher Art abgegeben werden.
5. Der Arbeitnehmer haftet für Schäden, die der Firma wegen missbräuchlicher Nutzung entstehen.

21. Aufgabe

Herr Müller nutzt das Internet in seiner Mittagspause, indem er in sozialen Netzwerken über Kollegen lästert. Mit welchen Konsequenzen hat er zu rechnen?

1. Gar keine, da er das Internet in seiner Mittagspause nutzt, was in der Betriebsvereinbarung ausdrücklich erlaubt ist.
2. Herr Müller muss gemäß der Betriebsvereinbarung mit einer Abmahnung oder Kündigung rechnen.
3. Es wird keine Konsequenzen haben, da er ja entsprechend der Betriebsvereinbarung im Umgang mit sozialen Medien geschult wurde.
4. Er erhält eine sofortige Kündigung, weil er soziale Medien nicht nutzen darf.
5. Er muss Schadenersatz gemäß § 2 (3) leisten.

Situation zur 22. bis 23. Aufgabe

Angestellte Arbeitnehmer in Deutschland müssen Rentenversicherung bezahlen.

22. Aufgabe

Welche Leistung wird **nicht** von der Rentenversicherung erbracht?

1. Zahlung von Altersrenten
2. Zahlung von Hinterbliebenenrente
3. Zahlung von Zuschüssen zur Krankenversicherung bei Rentnern
4. Durchführung von Rehabilitationsmaßnahmen
5. Zahlungen von Renten nach einem Arbeitsunfall

23. Aufgabe

Der Beitrag zur gesetzlichen Rentenversicherung beträgt 18,6 % (Stand 2018). Die Hälfte dieses Betrags muss der Arbeitnehmer bezahlen, den Rest begleicht der Arbeitgeber. Welchen Beitrag zur Rentenversicherung muss Herr Maier bezahlen, wenn er brutto 2 638,00 € verdient? Tragen Sie das Ergebnis kaufmännisch gerundet in den Lösungsbogen ein.

Situation zur 24. bis 26. Aufgabe

Durch einen elektrischen Defekt kommt es bei der Trendkauf zu einem Brand.

24. Aufgabe

Welches der Zeichen weist auf einen Fluchtweg hin?

1.

2.
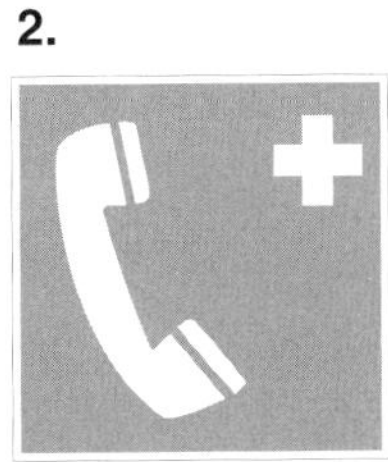

3.

4.
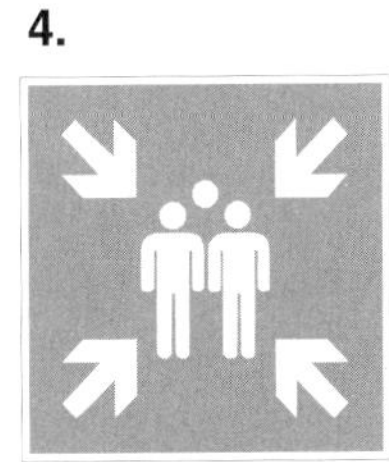

5.
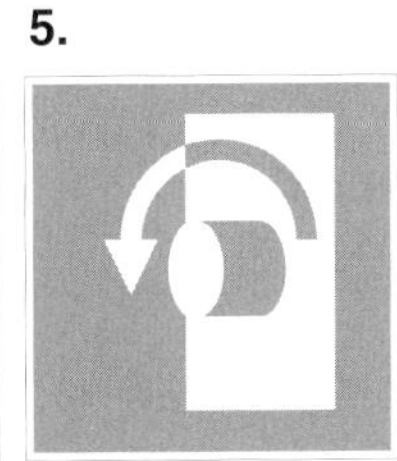

25. Aufgabe

Was gehört **nicht** zu den sofortigen Maßnahmen in einem Brandfall?

1. Brand bei der Einsatzleitstelle melden
2. Informieren der Geschäftsleitung über den Brand
3. Absicherung des Brandorts
4. Leisten von Erster Hilfe
5. Einweisen der Rettungsdienste

26. Aufgabe

Sie befinden sich mit einem Feuerlöscher am Brandort. Bringen Sie die **3** richtigen Schritte des Umgangs mit einem Feuerlöscher in die richtige Reihenfolge.
Tragen Sie diese Reihenfolge in den Lösungsbogen ein.

1. Die ganze Ladung des Feuerlöschers ohne Unterbrechung gezielt auf den Brand abgeben.
2. Sicherungsstift oder Sicherungslasche ziehen.
3. Den Feuerlöscher in den Brand werfen.
4. Schlagknopf betätigen, Druckflasche öffnen (je nach Ausführung des Feuerlöschers).
5. Feuer mit der Löschpistole stoßweise und gezielt löschen.

Situation zur 27. bis 28. Aufgabe

Umweltschutz ist eine wesentliche Aufgabe für den Einzelhandel.

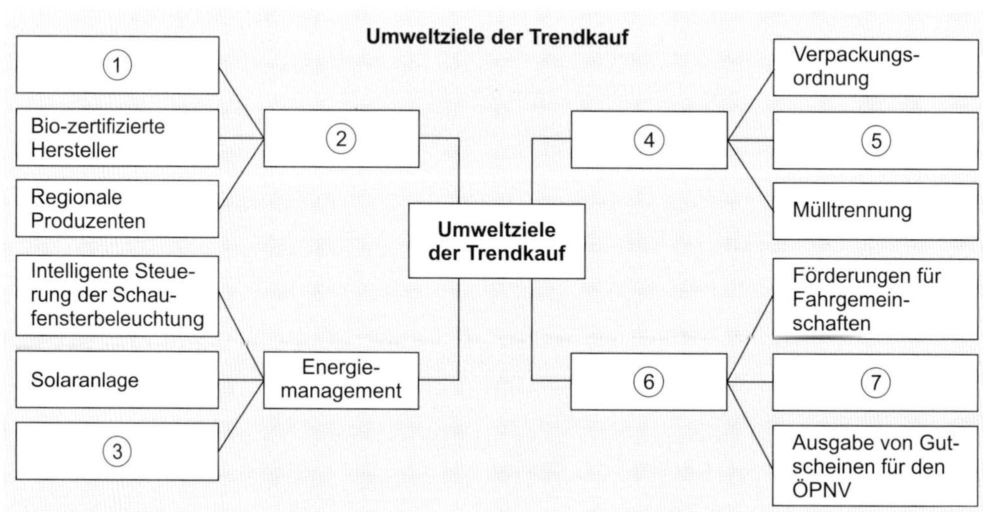

27. Aufgabe

Ordnen Sie die Begriffe den Umweltzielen der Trendkauf zu. Tragen Sie die passenden Ziffern von links nach rechts in den Lösungsbogen ein.

☐ Mitarbeiter
☐ Einsatz von Energiesparlampen
☐ Abfall
☐ Produkte mit Umweltzeichen
☐ Aufbau des Sortiments
☐ Recycling
☐ Schulungen für umweltgerechtes Verhalten am Arbeitsplatz

28. Aufgabe

Welche Maßnahme gehört **nicht** zur Mülltrennung/Müllvermeidung im Einzelhandel?

1. Aufstellen von verschiedenen Mülleimern für die verschiedenen Müllarten.
2. Verpackungsmüll wird sortenrein getrennt.
3. Alle Mülleimer werden in einem Müllcontainer entleert, der zu einer Mülldeponie gebracht wird.
4. Plastiktüten werden kostenlos zurückgenommen.
5. Anfallende Plastikverpackungen werden dem Dualen System Deutschland zugeführt.

Lösungsbogen

Aufgabe Nr.					
Seite 169	1 ☐	2 ☐, ☐	3 ☐, ☐		
Seite 170	4 ☐–☐–☐–☐–☐	5 ☐			
Seite 171	6 ☐	7 ☐	8 ☐		
Seite 173	9 ☐	10 ☐	11 ☐	12 ☐	
Seite 174	13 ☐	14 ☐	15 T T M M ☐☐☐☐	16 ☐	17 ☐
Seite 176	18 ☐	19 ☐	20 ☐, ☐	21 ☐	
Seite 177	22 ☐	23 € ☐☐☐ , ct ☐☐	24 ☐		
Seite 178	25 ☐	26 ☐–☐–☐			
Seite 179	27 ☐–☐–☐–☐–☐–☐–☐	28 ☐			

Lösungen

Teil 1: Verkauf und Werbemaßnahmen

Hinweis zur 1. Aufgabe: Die Situation und die folgenden Teilaufgaben stammen aus dem Themengebiet „Phasen des Verkaufsgesprächs". Nennen Sie immer nur so viele Aspekte/Punkte wie angegeben, auch wenn in der Lösung noch mehr Alternativen aufgeführt sind.

___ von 2 **1.1** z. B.: verschränkte Arme, abgewandter Blick oder Körper

___ von 4 **1.2** **indirekte Bedarfsermittlung:** dem Kunden wird ein Testangebot vorgelegt; geeignet für Produkte, die mit dem „Auge" gekauft werden

direkte Bedarfsermittlung: durch geschickte und gezielte Fragen wird der Kundenwunsch ermittelt

___ von 3 **1.3**
- einwandfreie Ware /
- 3–5 Artikel, die die Sinne des Kunden ansprechen /
- dem Kaufmotiv entsprechende Artikel, mittlere Preisklasse

___ von 6 **1.4** *Hinweis: Beachten Sie hier die Argumentationskette (3 Schritte). Die folgende Lösung ist ein Beispiel.*

„Dieser Schlafanzug ist aus reiner Baumwolle, daher ist er atmungsaktiv, und er hält Sie auch in warmen Sommernächten kühl."

___ von 3 **1.5**
- Warenvorteil nennen
- Preis nennen
- Kundennutzen nennen

} Preis „verpacken"

___ von 3 **1.6.1** „Verkleinerungsmethode": Preis auf Nutzungsdauer aufteilen

___ von 3 **1.6.2** „Zerlegungsmethode": Preis in Teilleistungen zerlegen

___ von 4 **1.7**
- Ja- Fragen: nur Fragen zum Produkt stellen, die der Kunde mit Ja beantworten kann. /
- Alternativfragen: fragen, welches Produkt besser gefällt. /
- Zusammenfassung: die wichtigsten Verkaufsargumente zusammenfassen. /
- Empfehlung: eine Kaufempfehlung hinsichtlich eines Produkts geben. /
- Einschränken der Auswahl: Produkte, die nicht infrage kommen, außer Sichtweite räumen. /
- direkte Kaufaufforderung: den Kunden/die Kundin zum Kauf animieren. /
- Schweigen des Verkäufers/der Verkäuferin: Zeit für die Kaufentscheidung geben.

___ von 2 **1.8** Der Kunde soll mit einem guten Gefühl das Geschäft verlassen und keinen „Kaufkater“ erleiden und es zu einem späteren Zeitpunkt bereuen, das Produkt gekauft zu haben.

___ von 3 **1.9** „Vielen Dank für Ihren Einkauf, Herr Melchner. Ich wünsche Ihnen noch einen schönen Abend und ein angenehmes Wochenende.“

Hinweis zur 2. Aufgabe: Die Situation und die folgenden Teilaufgaben stammen aus dem Themengebiet „Verkaufen bei Hochbetrieb“. Nennen Sie immer nur so viele Aspekte/Punkte wie angegeben, auch wenn in der Lösung noch mehr Alternativen aufgeführt sind.

___ von 3 **2.1** 109,00 € : 119 % · 19 % = 17,40 €

___ von 3 **2.2**
- verkleidete Weihnachtsmänner bieten Verkostung bzw. Warenproben an /
- Weihnachtsgewinnspiel /
- Produktvorführungen /
- Sonderaufbauten mit adventlichen Themen /
- Adventskalender mit Verlosung

___ von 3 **2.3** „Guten Tag, wie ich sehe, interessieren Sie sich für diese Funktionsjacke. Sie hält Wind und Regen stand und ist bei uns diese Woche im Angebot.“
(Ansprache über die Ware)

___ von 3 **2.4** „Entschuldigen Sie bitte, aber ich befinde mich gerade in einem Beratungsgespräch; warten Sie doch kurz in unserer Sitzecke oder schauen Sie sich gerne um. Ich werde meinem Kollegen Bescheid geben.“

___ von 2 **2.5**
- mehr Mitarbeiter/-innen einplanen /
- Mehrfachberatung (Beratung mehrerer Kunden/-innen gleichzeitig) /
- Kunden um Geduld bitten /
- Blickkontakt halten /
- ansprechbar bleiben

___ von 1 **2.6** *Hinweis: Wichtig sind hier offene Fragen, auf die nicht nur mit Ja oder Nein geantwortet werden kann.*
- „Welche Hobbys hat Ihr Freund?“
- „Wozu möchte er das Produkt hauptsächlich nutzen? Welche Funktionen soll es haben?“

Hinweis zur 3. Aufgabe: Die Situation und die folgenden Teilaufgaben stammen aus dem Themengebiet „Neugestaltung/Platzierungsstrategien in der Verkaufsform Selbstbedienung“. Nennen Sie immer nur so viele Aspekte/Punkte wie angegeben, auch wenn in der Lösung noch mehr Alternativen aufgeführt sind.

___ von 4 **3.1**
- Hinweisschilder anbringen, damit die Kunden aufmerksam gemacht werden. /
- Sonderangebote/Artikel aus der Werbung dort platzieren. /
- Suchartikel/Artikel des täglichen Bedarfs dort platzieren. /
- Besondere Präsentationsformen wählen, die einen Anziehungspunkt darstellen.

___ von 2 **3.2**
- Der Kunde/die Kundin muss die Ware leicht finden können. /
- Verbundplatzierung /
- Ergänzungsartikel dazu platzieren /
- Aspekte des Visual Merchandising beachten

___ von 2 **3.3**
- Vermeidung von unübersichtlichen Bereichen /
- keine hohen Regale /
- Spiegel /
- Warnschilder mit Konsequenzen /
- Sicherung hochwertiger Ware

___ von 3 **3.4**
- Blickkontakt mit dem Kunden/der Kundin halten /
- bei Verdacht Detektiv informieren /
- Einkaufswagen genau anschauen /
- ständige Präsenz signalisieren

___ von 3 **3.5** Werbeaufsteller für neues Spielzeug am Eingang der Spielzeugabteilung, ggf. ein Werbefilm, um auf das neue Produkt multimedial aufmerksam zu machen

___ von 3 **3.6** $69{,}99\ € : 100\ \% \cdot 95\ \% \approx 66{,}49\ €$

___ von 3 **3.7**
- höhere Kundenbindung
- Steigerung des Umsatzes u. a. durch Spontankäufe
- zielgruppenspezifische Werbung

___ von 3 **3.8**

Serviceleistung – Vorteile	**Beispiel**
bezüglich der Kunden/Kundinnen	Parkplätze / Toiletten / Wasserspender / Einkaufswagen
bezüglich der Zahlungsmodalitäten	Kartenzahlung / Kauf auf Rechnung / Finanzierung / Kundenkarte
bezüglich der Ware	Änderungsservice / Verpackungsservice / Lieferservice

Hinweis zur 4. Aufgabe: Die Situation und die folgenden Teilaufgaben stammen aus den Themengebieten „Teamarbeit" und „Reaktion auf rückläufige Umsatzzahlen". Nennen Sie immer nur so viele Aspekte/Punkte wie angegeben, auch wenn in der Lösung noch mehr Alternativen aufgeführt sind.

___ von 4 **4.1**
- festgelegte Redezeiten: keiner kommt zu kurz
- die Meinung des anderen akzeptieren: Wertschätzung des anderen

___ von 2 **4.2**
- zuhören /
- sachlich bleiben /
- ausreden lassen /
- Ich-Botschaften formulieren /
- ehrlich sein /
- Positives hervorheben

___ von 6 **4.3** **Maßnahme 1:**
Entscheidung: nicht sinnvoll
Begründung: Streugebiet zu groß und zu teuer
Verbesserung: regionaler Radiosender

Maßnahme 2:
Entscheidung: sinnvoll
Begründung: Streugebiet getroffen
Verbesserung: die Kundschaft evtl. noch zielgruppenspezifischer ansprechen

___ von 8 **4.4**

Element	Anforderung
äußeres Erscheinungsbild	saubere Kleidung, Äußeres/Hände gepflegt, kein übertriebenes Make-up oder starkes Parfum
Fachwissen	umfangreiches Wissen über das Produkt, verständliche Erklärung von Fachbegriffen
sprachliche Gewandtheit	klare, deutliche Aussprache, geschickte und gezielte Fragetechnik, Sprechtempo und Lautstärke angemessen
Verhalten gegenüber dem Kunden/ der Kundin	hilfsbereit, ehrlich, freundlich, wertschätzend, zuverlässig, empathisch

___ von 3 **4.5**
- Mitarbeiterbriefe,
- Informationen am Schwarzen Brett,
- (regelmäßige) Mitarbeiterbesprechungen

So viele Punkte habe ich erreicht: ________

So lange habe ich gebraucht: ________

Teil 2: Warenwirtschaft und Kalkulation

Details zu den Lösungen finden Sie auf den folgenden Seiten.
Pro Aufgabe werden 3,7037037 Punkte vergeben.

Aufgabe Nr.	Lösungen
Seite 156	**1** 5 — **2** 1 — **3** 2
Seite 157	**4** 4 – 3 – 1 – 2 — **5** 8,91 € Mio.
Seite 158	**6** 5 – 3 – 2 – 1 – 6 – 4 – 7 — **7** 25000 — **8** 0,62 kWh/m²
Seite 159	**9** 200 €
Seite 160	**10** 4 — **11** 729 € — **12** 343,00 € ct
Seite 161	**13** 401,76 € ct — **14** 41,30 %
Seite 162	**15** 5 — **16** 358,71 € ct — **17** 4 — **18** 3
Seite 163	**19** 1 — **20** 257,59 € ct
Seite 164	**21** 43 € — **22** 3
Seite 165	**23** 2 — **24** Kalkulationsfaktor 2,28 — **25** 4
Seite 166	**26** 310 Stück — **27** 4

So viele Punkte habe ich erreicht: ________

So lange habe ich gebraucht: ________

Ausführliche Lösungen

1. Aufgabe

5. richtig: Der Preis für eine Ware wird im zentralen Datenspeicher abgefragt und dann an der Kasse angezeigt.

2. Aufgabe

1. richtig: Bei einem Systemabsturz kann nicht mehr kassiert werden.

3. Aufgabe

2. richtig: Wenn neben dem regulären Etikett mit Barcode ein Preisaufkleber mit einem anderen Preis, z. B. wegen des Mindesthaltbarkeitsdatums, aufgebracht ist.

4. Aufgabe

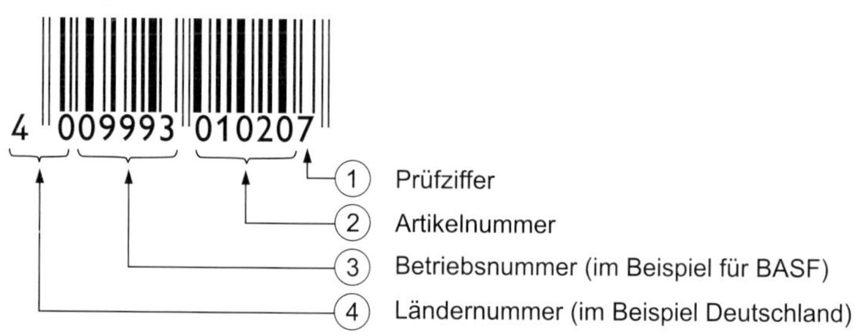

4 Ländernummer (im Beispiel Deutschland)

3 Betriebsnummer (im Beispiel für BASF)

1 Prüfziffer

2 Artikelnummer

5. Aufgabe

$$P = \frac{G \cdot p}{100} = \frac{13{,}5 \text{ Mio. €} \cdot 61}{100} = \mathbf{8{,}91 \text{ Mio. €}}$$

6. Aufgabe

5. Sie scannen die einzelnen Artikel ein und ermitteln so den Zahlungsbetrag.

3. Sie fordern den Kunden auf, seine Girocard in das Lesegerät einzustecken.

2. Der Kunde steckt seine Girocard in das Lesegerät.

1. Sie fordern den Kunden zur Eingabe und Bestätigung der persönlichen PIN auf.

6. Das System überprüft via Internetleitung die Legitimationsdaten des Kunden.

4. Das Gerät signalisiert die erfolgreiche Bezahlung durch die Anzeige „Zahlung erfolgt".

7. Ausdruck des Kassenbelegs und des Belegs für das Girocard-Verfahren.

7. Aufgabe

Hinweis: Der erzielte Umsatz muss durch die Anzahl der Mitarbeiter geteilt werden.

Textilien: 220 000 € : 12 ≈ 18 333 €
Uhren/Schmuck: 125 000 € : 5 = **25 000 €**
Tonträger: 130 000 € : 7 ≈ 18 571 €

8. Aufgabe

Hinweis: Zählen Sie zuerst die Verkaufsfläche aller drei Abteilungen zusammen und addieren Sie den gesamten Energiebedarf. Teilen Sie dann den Energiebedarf in kWh durch die Verkaufsfläche in m^2.

$1300\ m^2 + 750\ m^2 + 1700\ m^2 = 3750\ m^2$

980 kWh + 540 kWh + 800 kWh = 2 320 kWh

$2\,320\ kWh : 3\,750\ m^2 \approx \mathbf{0{,}62\ kWh/m^2}$

9. Aufgabe

Hinweis: Die Mitarbeiter erhalten eine Umsatzbeteiligung von 0,8 %. Zuerst muss berechnet werden, wie viel dieser Anteil am gesamten Umsatz der Abteilung ausmacht.
Da die 5 Mitarbeiter zu gleichen Teilen umsatzbeteiligt sind, muss der Anteil des Umsatzes anschließend durch 5 geteilt werden.

$$P = \frac{G \cdot p}{100} = \frac{125\,000\ € \cdot 0{,}8}{100} = 1\,000\ €$$

1 000 € : 5 = **200 €**

10. Aufgabe

4. richtig: Sie zeigen dem Fahrer des Speditions-Lkw die Beschädigung und informieren die Topmedia über die Beschädigung.

11. Aufgabe

Hinweis: Zuerst muss der Rabatt von 18 % auf einen Fernseher berechnet werden. Das Ergebnis muss dann mit 18 multipliziert werden, da 18 Fernseher bestellt wurden.

$$P = \frac{G \cdot p}{100} = \frac{225\ € \cdot 18}{100} = 40{,}50\ €$$

40,50 € · 18 = **729 €**

12. Aufgabe

Hinweis: Durch die verspätete Zahlung sind Verzugszinsen aufgelaufen. Sie werden in Höhe von 6 % vom Rechnungsbetrag aufgeschlagen. Wenn innerhalb von 14 Tagen gezahlt worden wäre, hätten 2,5 % Skonto abgezogen werden dürfen. Zählt man die Zinsen und den entgangenen Skonto zusammen, erhält man den Betrag, der mehr bezahlt werden muss bzw. der hätte gespart werden können, wenn innerhalb der Skontofrist gezahlt worden wäre.

Verzug:

$$P = \frac{G \cdot p}{100} = \frac{4\,035,29\,€ \cdot 6}{100} \approx 242,12\,€$$

Skonto:

$$P = \frac{G \cdot p}{100} = \frac{4\,035,29\,€ \cdot 2,5}{100} \approx 100,88\,€$$

Verteuerung:

$242,12\,€ + 100,88\,€ = \mathbf{343,00\,€}$

13. Aufgabe

$188,40\,€ \cdot 1,6 \cdot 1,12 \cdot 1,19 \approx \mathbf{401,76\,€}$

14. Aufgabe

$$p\,\% = \frac{P \cdot 100}{G} = \frac{165,00\,€ \cdot 100}{399,49\,€}\,\% \approx \mathbf{41,30\,\%}$$

15. Aufgabe

Hinweis: Nach der Rechnung der Topmedia wurden 18 Fernseher geliefert, aber nur 16 ins WWS eingetragen.

5. richtig: Der Warenzugang ist falsch eingetragen.

16. Aufgabe

Hinweis: Der Verkauf zum Selbstkostenpreis (Einkaufspreis · Handlungskosten · MwSt) ist der niedrigste Preis, den der Händler anbieten kann, ohne dass er Verlust macht.

$188,40\,€ \cdot 1,6 \cdot 1,19 \approx \mathbf{358,71\,€}$

17. Aufgabe

Hinweis: Nach § 355 BGB (Bürgerliches Gesetzbuch) wird dem Käufer ein Widerrufsrecht bei Verbraucherverträgen eingeräumt. Die Widerrufsfrist beträgt 14 Tage und beginnt mit Vertragsschluss, soweit nichts anderes bestimmt ist.

4. richtig: Der Kunde muss auf das 14-tägige Widerrufsrecht hingewiesen werden.

18. Aufgabe

3. richtig: Die Umsatzsteuer

19. Aufgabe

1. richtig: Gewinnung von Neukunden

20. Aufgabe

Hinweis: Der Preis der Schlittschuhe bleibt unverändert. Bei den Handschuhen muss noch der Rabattpreis ausgerechnet werden (80 % von 74,49 €). Der Preis der Schlittschuhe wird dann mit dem Rabattpreis der Handschuhe zusammengerechnet.

Kaufpreis Schlittschuhe: 198,00 €

Kaufpreis Handschuhe: $P = \frac{G \cdot p}{100} = \frac{74{,}49\,€ \cdot 80}{100} \approx 59{,}59\,€$

$198{,}00\,€ + 59{,}59\,€ = \mathbf{257{,}59\,€}$

21. Aufgabe

Anfahrt:	10 €
9.00–10.00 Uhr	12 €
10.00–11.00 Uhr	11 €
11.00–11.25 Uhr	10 €
Summe:	**43 €**

22. Aufgabe

3. richtig: Der Bestand im WWS und der tatsächliche Bestand stimmen bei beiden Artikeln nicht überein.

23. Aufgabe

2. richtig: Mit diesem Faktor wird der Bezugspreis multipliziert, um den Bruttoverkaufspreis zu berechnen.

24. Aufgabe

$$\text{Kalkulationsfaktor} = \frac{\text{Bruttoverkaufspreis}}{\text{Bezugspreis}} = \frac{285{,}00\,€}{125{,}00\,€} = \mathbf{2{,}28}$$

25. Aufgabe

4. richtig: Sie informieren die Versendefirma, dass Sie nichts bestellt haben und die CD-Rohlinge zur Abholung bereitliegen

26. Aufgabe

455 Stück – 370 Stück + 850 Stück – 690 Stück + 530 Stück – 465 Stück = **310 Stück**

27. Aufgabe

4. richtig: Der Artikel hat eine hohe Umschlagshäufigkeit, deshalb ist er ein Schnelldreher.

Teil 3: Wirtschafts- und Sozialkunde

Details zu den Lösungen finden Sie auf den folgenden Seiten.
Bei jeder Aufgabe können … Punkte erreicht werden.

Aufgabe Nr.	Lösungen			
Seite 169	1: 5	2: 1, 4	3: 2, 4	
Seite 170	4: 3 – 5 – 4 – 2 – 1	5: 4		
Seite 171	6: 2	7: 3	8: 4	
Seite 173	9: 5	10: 3	11: 1	12: 2
Seite 174	13: 4	14: 5	15: T T M M: 3 0 1 1	16: 1
	17: 4			
Seite 176	18: 4	19: 2	20: 2, 5	21: 2
Seite 177	22: 5	23: € 2 4 5 , ct 3 3	24: 3	
Seite 178	25: 2	26: 2 – 4 – 5		
Seite 179	27: 6 – 3 – 4 – 1 – 2 – 5 – 7	28: 3		

So viele Punkte habe ich erreicht: ________

So lange habe ich gebraucht: ________

Ausführliche Lösungen

1. Aufgabe

5. richtig: Einzelhandelsbetriebe steuern indirekt die Produktion von Gütern.

2. Aufgabe

Hinweis: Der zweite bzw. sekundäre Sektor umfasst die Industrie, die die Rohstoffe des ersten Sektors verarbeitet. Weiterhin gehören u. a. auch das Handwerk, die Energie- und Wasserversorgung und das Baugewerbe zu diesem Sektor. Der erste bzw. der primäre Sektor umfasst die ursprüngliche Produktion (Landwirtschaft, Fischerei, Forstwirtschaft und Jagd sowie die Gewinnung von Bodenschätzen, z. B. von Kohle). Der dritte bzw. tertiäre Sektor wird auch als Dienstleistungssektor bezeichnet. Hier werden die Güter verteilt und verbraucht. Alle Berufe und Branchen, die nicht den ersten beiden Sektoren zugeteilt werden können, fallen darunter.

1. richtig: Baufirma Müller
4. richtig: Brauerei Behringer

3. Aufgabe

2. richtig: Seit 1994 stagniert die Zahl der Beschäftigten im primären Sektor.
4. richtig: Die Anzahl der Beschäftigten im sekundären Sektor hat sich von 1950 bis 2014 fast halbiert.

4. Aufgabe

Hinweis: Abgebildet ist das Modell des einfachen Wirtschaftskreislaufs, das die Beziehung zwischen den privaten Haushalten und den Unternehmen darstellt. In diesem Schema sind die außenwirtschaftlichen Beziehungen und eine eventuelle staatliche Einflussnahme nicht berücksichtigt.

[3] Haushalte

[5] Konsumausgaben

[4] Unternehmen

[2] Arbeit/Boden, Kapital

[1] Entlohnung

5. Aufgabe

4. richtig: Die Nachfrage nach Tomaten ist höher als das Angebot.

6. Aufgabe

2. richtig: Die Fähigkeit, Geschäfte rechtswirksam (d. h. vor Gesetz gültig) abzuschließen.

7. Aufgabe

3. richtig: Ja, denn der Ratenkauf kann innerhalb von 14 Tagen schriftlich widerrufen werden.

8. Aufgabe

4. richtig: Die gesetzliche Widerspruchsfrist für Käufe im Internet beträgt 14 Tage.

9. Aufgabe

5. richtig: Sie bestellen gemäß Angebot vom 16.03. die Waren. Die „World of Home" schickt Ihnen am 19.03. eine Bestellbestätigung.

10. Aufgabe

3. richtig: Wenn die Trendkauf die Rechnung innerhalb von 14 Tagen bezahlt, dürfen vom Rechnungsbetrag 3 % Skonto abgezogen werden.

11. Aufgabe

1. richtig: Die Trendkauf wird erst nach vollständiger Bezahlung der Eigentümer der Waren.

12. Aufgabe

2. richtig: Die Waren werden zur Trendkauf geliefert, ohne dass die Trendkauf dies bezahlen muss.

13. Aufgabe

Hinweis: Beim Kommissionskauf wird der Händler zum Besitzer, aber nicht zum Eigentümer der Ware. Der Händler muss dem Lieferanten die Ware daher erst bezahlen, wenn er sie verkauft hat.

4. richtig: Nicht verkaufte Ware kann ohne Probleme an den Lieferanten zurückgegeben werden.

14. Aufgabe

5. richtig: Sorgfaltspflicht für Werkzeug und Maschinen

15. Aufgabe

30.11.

16. Aufgabe

1. richtig: Teile der Ausbildung, die von der Ausbildungsfirma nicht vermittelt werden können, werden an einem anderen Ort, der auf diese Bereiche spezialisiert ist, gelehrt.

17. Aufgabe

Hinweis: Frau Fenzls Pause muss mindestens eine Stunde vor Arbeitsende stattfinden.

4. richtig: Am Freitag arbeitet Frau Fenzl nur von 8.00 Uhr bis 13.00 Uhr. Sie macht ihre halbstündige Pause um 12.30 Uhr, um früher gehen zu können.

18. Aufgabe

4. richtig: Zwischen dem Betriebsrat und dem Arbeitgeber

19. Aufgabe

2. richtig: Auszubildende bekommen einen Rabatt von 40 % auf Kleidung, damit sie entsprechend gekleidet sind.

20. Aufgabe

2. richtig: Das Internet darf in der Mittagspause auch für private Zwecke genutzt werden.

5. richtig: Der Arbeitnehmer haftet für Schäden die der Firma wegen missbräuchlicher Nutzung entstehen.

21. Aufgabe

2. richtig: Herr Müller muss gemäß der Betriebsvereinbarung mit einer Abmahnung oder Kündigung rechnen.

22. Aufgabe

5. richtig: Zahlungen von Renten nach einem Arbeitsunfall

23. Aufgabe

$$P = \frac{G \cdot p}{100} = \frac{2\,638\,€ \cdot 9{,}3}{100} \approx \mathbf{245{,}33\,€}$$

24. Aufgabe

3. richtig:

25. Aufgabe

2. richtig: Informieren der Geschäftsleitung über den Brand

26. Aufgabe

2. Sicherungsstift oder Sicherungslasche ziehen.
4. Schlagknopf betätigen, Druckflasche öffnen (je nach Ausführung des Feuerlöschers).
5. Feuer mit der Löschpistole stoßweise und gezielt löschen.

27. Aufgabe

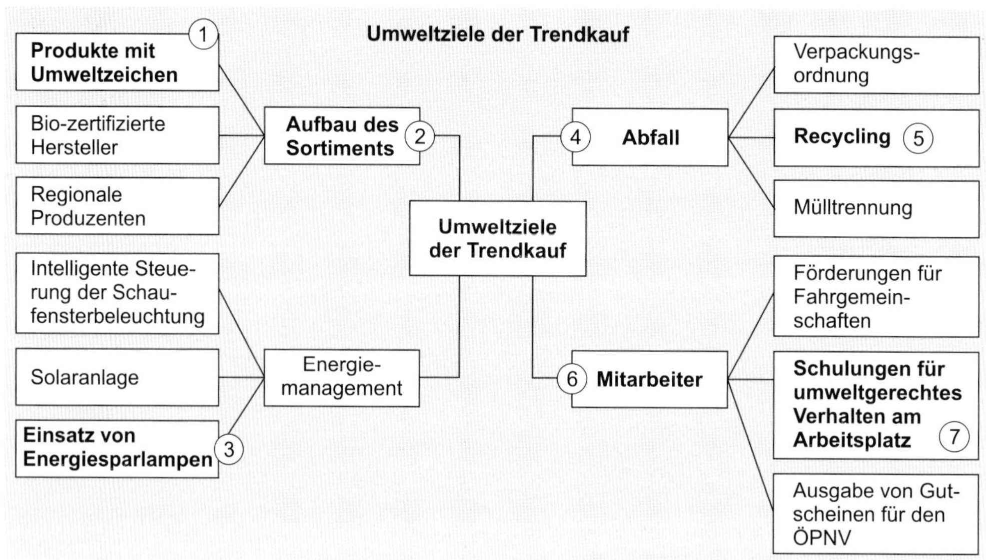

[6] Mitarbeiter
[3] Einsatz von Energiesparlampen
[4] Abfall
[1] Produkte mit Umweltzeichen
[2] Aufbau des Sortiments
[5] Recycling
[7] Schulungen für umweltgerechtes Verhalten am Arbeitsplatz

28. Aufgabe

3. richtig: Alle Mülleimer werden in einem Müllcontainer entleert, der zu einer Mülldeponie gebracht wird.